Rehabilitation und Prävention 14

Horst Gundermann

Einführung in die Praxis der Logopädie

Unter Mitarbeit von
E. Engl, G. Futterknecht, U. Heffter,
O. Kähne, H. Lorenzen, H. Mengewein,
U. Roggenkamp und G. Weeber

Mit 34 Abbildungen und 18 Tabellen

Springer-Verlag
Berlin Heidelberg New York 1981

Stiftung Rehabilitation
Heidelberg 1981

Professor Dr. Horst Gundermann
Stiftung Rehabilitation
Bonhoefferstraße
6900 Heidelberg 1

ISBN 3-540-10599-9 Springer-Verlag Berlin Heidelberg New York
ISBN 0-387-10599-9 Springer-Verlag New York Heidelberg Berlin

CIP-Kurztitelaufnahme der Deutschen Bibliothek
Gundermann, Horst:
Einführung in die Praxis der Logopädie / Horst Gundermann. Unter Mitarb.
von Engl, E. . . . – Berlin ; Heidelberg ; New York : Springer ; Heidelberg : Stiftung Rehabilitation 1981.
(Rehabilitation und Prävention ; 14)
ISBN 3-540-10599-9 (Berlin, Heidelberg, New York)
ISBN 0-387-10599-9 (New York, Heidelberg, Berlin)
NE: GT

Das Werk ist urheberrechtlich geschützt. Die dadurch begründeten Rechte, insbesondere die der Übersetzung, des Nachdruckes, der Entnahme von Abbildungen, der Funksendung, der Wiedergabe auf photomechanischem oder ähnlichem Wege und der Speicherung in Datenverarbeitungsanlagen bleiben, auch bei nur auszugsweiser Verwertung, vorbehalten. Die Vergütungsansprüche des § 54, Abs. 2 UrhG werden durch die „Verwertungsgesellschaft Wort", München, wahrgenommen.

© by Springer-Verlag Berlin · Heidelberg 1981

Printed in Germany

Die Wiedergabe von Gebrauchsnamen, Handelsnamen, Warenbezeichnungen usw. in diesem Werk berechtigt auch ohne besondere Kennzeichnung nicht zu der Annahme, daß solche Namen im Sinne der Warenzeichen- und Markenschutz-Gesetzgebung als frei zu betrachten wären und daher von jedermann benutzt werden dürften.

Herstellung: Triltsch, Würzburg
2121/3140-543210

Vorwort

Dies Buch ist für die Praxis geschrieben. Ein Bedürfnis liegt ohne Zweifel vor. Doch bleibt eine *praktische* Anleitung und Einleitung in das Gebiet der Logopädie problematisch. Sprechen ist in jedem Falle ein Vorgang, eine Handlung. Das beginnt mit der Anbahnung der Sprache und zieht sich bis zum Lebensende durch die Biographie jedes Sprechers und Hörers. Sprache kennt keinen Stillstand, nicht beim Individuum, nicht in der Sprachgemeinschaft. Sprache ist ein Augenblicksphänomen, sofern sie nicht schriftlich fixiert wird. Weil Sprache Handlung ist und Handlung Bewegung und Bewegung sich in der Zeit vollzieht, lassen sich korrigierende Anregungen und Übungen meist vergeblich schwarz auf weiß festschreiben.
Wir haben versucht, von der systematischen Einteilung fortzudenken und uns auf typische Störungsbilder, die im Rahmen von Fallbeschreibungen vorgestellt werden, zu konzentrieren. Wir hoffen, mit diesem verkürzten Ansatz einen Teil der Lebendigkeit, die der aktuellen Sprache und dem tätigen Sprecher anhaftet, für unser Konzept bewahren zu können.
Für diejenigen, die darüberhinaus wissen und erkennen wollen, sind die einschlägigen Kompendien zuständig und in erster Annäherung die von uns beigefügten allgemeinen, ergänzenden und erläuternden Beiträge, Bilder, Tabellen und statistischen Aufrisse.
Es geht nicht darum, für den besonderen Fall die besondere Diagnose und Art der Therapie herauszufinden. Wir möchten auf den Menschen aufmerksam machen, der mit einer Stimm-, Sprech- oder Sprachstörung behaftet, belastet ist und eben aus diesem Grunde das ganze Repertoire unserer „heilenden Sinne" herausfordert. Ausgangs- und Zielpunkt ist die aus Erfahrungen gewonnene Hypothese, wonach jedes Stimm-, Sprech- und Sprachproblem ein Problem der Person ist. Darum schenken wir dem psychologischen Anteil einer Kommunikationsstörung gehörige Beachtung.
Aber auch das muß eingangs klargestellt werden: Bei aller Berücksichtigung der psychologischen Basis kommunikativer Vorgänge und der daraus gezogenen Konsequenz, sozial engagierte Disziplinen bei der Aufklärung von Störungsbildern und Krankheitserscheinungen hinzuziehen, übersehen wir

nicht, daß die Übung, daß das Training muskulärer und nervaler Funktionsbereiche in der Logopädie eine bedeutende, keineswegs überholte Rolle spielt. Wir erwähnen das, um zu vermeiden, daß der psychologische Einstieg bei stimm- und sprachkranken Menschen verkennen läßt, wie eine einfache artikulatorische oder atemrhythmische Korrektur nicht selten, gewissermaßen als physiologischer Hebelarm, die Lösung seelischer Konflikte begünstigt. Die Trainierbarkeit der Stimm-, Sprech- und Sprachfunktionen steht in unserem therapeutischen Katalog weit oben.

Von alters her sind zwei sich ergänzende, aber auch häufig sich befehdende Schulen bekannt: die physiologische, die die Organsprache in den Mittelpunkt fachlicher Überlegungen rückt, wo die Übung das bevorzugte Heilmittel darstellt, und die psychologische, für die die psychischen Vorgänge beim Einzelsprecher während des Sprechaktes sowie der Kontakt mit der jeweiligen Bezugsperson, also der kommunikative Aspekt einer sprachlichen Verbindung, für die Diagnostik und Therapie ausschlaggebend ist. Ohne einen faulen Kompromiß schließen zu wollen oder Integration um jeden Preis zu erzwingen, kann man doch schlußfolgern, daß die Erfahrungen und Ergebnisse beider Schulen koordinativ und kooperativ zum Wohle der Patienten eingesetzt werden müssen. Dafür bietet sich uns der heute schon etwas abgegriffene Ausdruck Kommunikation an. Wir streben eine *kommunikative* Logopädie an. Was wir uns vornehmen, ist nicht eine isolierte Störungs- oder Krankheitsbeschreibung und -behandlung, sondern der Einblick und Ausblick vom Standpunkt der *Anthropokommunikation* aus.

Damit wenden wir uns gegen eine eindimensionale Logopädie. Biologischsomatische, lerngeschichtliche, psychosoziale, tiefenpsychologische, psycho-, sozio- und pragmalinguistische Faktoren, daneben Lebens- und Entwicklungsalter, Motivation, Stimmungsgrund und Intelligenz werden berücksichtigt. Insofern verschließen wir uns nicht dem Ruf nach einer „emanzipatorischen Logopädie".

Nicht von ungefähr entstand die Idee für das vorliegende Fachbuch aus den therapeutischen Erfahrungen und der gruppenorientierten Helferpraxis einer großen Rehabilitationseinrichtung. Immer mehr gewinnt die Vorstellung an Boden, daß auch in der Stimm- und Sprachheilkunde (Phoniatrie-Logopädie) die Zeit einsamer diagnostischer Entschlüsse vorüber ist. Die Zukunft gehört einem weitgefächerten Beratungs- und Betreuungsteam, das den Patienten, Klienten oder Rehabilitanden bei vollem Stimmrecht miteinbezieht. Damit wird nun keinesfalls ein überzogener Emanzipationsstandpunkt vertreten, sondern die einfache therapeutische Wahrheit, daß nur dem geholfen werden kann, der dazu auch bereit ist. Das ist Einschränkung, aber auch weit geöffnete

Chance, wie sie als Motiv der amerikanischen Sozialarbeit zum Ausdruck kommt: „Helfen, sich selbst helfen zu können."

In diesem aufgeschlossenen und aufschließenden Sinne wünschen wir *dem Buch eine fortdauernde Korrektur.*

Bedanken dürfen wir uns für Anregung und Beratung bei zahlreichen nicht ausdrücklich genannten Logopäden [1] und Logopädenschülern sowie bei unseren geduldigen Patienten, denen wir unsere Hilfe angeboten haben, die uns aber auch neue Einsichten in Störungsvorgänge und Leidenszustände vermitteln konnten.

Bei Namen müssen wir unsere bienenfleißige Sekretärin, Frau Edith Trumpfheller, nennen, ohne deren organisationsbegabte Mithilfe aus den Rohschriften nicht das druckfertige Manuskript geworden wäre.

Heidelberg, April 1981   HORST GUNDERMANN

---

[1] Wir verwenden als Berufsbezeichnung durchgehend den Terminus „Logopäde". Höflichkeitshalber und im Interesse der Mehrheit wäre es korrekter, von Logopädin zu sprechen. Ein Kompromiß wäre „Logopäde/in." Aus druckökonomischen Gründen haben wir uns zur Maskulinisierung des Berufsstandes entschlossen. Das unterstellt nicht, daß die Logopädinnen aus der Rippe eines Logopäden geschnitten wurden.

Inhaltsverzeichnis

1	**Einleitung** *3*	
1.1	Was ist Logopädie? *3*	
1.2	Mit wem arbeitet der Logopäde zusammen? *4*	
1.3	Logopädie und Rehabilitation *5*	
1.4	Gibt es eine besondere logopädische Terminologie? *7*	
1.5	Die Anamnese in der Logopädie *8*	
1.6	Wahrnehmung und Sprache *11*	
1.6.1	Materialien *12*	
1.7	Bibliographie *13*	

2	**SEV und Dyslalie** *17*	
2.1	Sprachentwicklungsverzögerung (SEV; auch Sprachentwicklungsstörung SES) *17*	
2.1.1	Sprachentwicklung *22*	
2.1.2	Ein Fall von verzögerter Sprachentwicklung *23*	
2.2	Dyslalie oder Stammeln *24*	
2.3	Beeinflußt die Zahnstellung den Sprechvorgang? Führen Gebißanomalien zu Sprachanomalien? *29*	
2.4	Elternberatung *31*	
2.4.1	Elternberatung bei Eltern stotternder Kinder *31*	
2.4.2	Vor- und Nachteile der Videomethode *31*	
2.4.3	Vorgehensweise *32*	
2.5	Pädaudiologischer Exkurs für Logopäden *33*	
2.6	Bibliographie *39*	

3	**Nasalität, Näseln, Lippen-Kiefer-Gaumen-Spalte** *40*	
3.1	Näseln und Nasalität *40*	
3.2	Angeborene Lippen- und Gaumenspalten *43*	
3.3	Bibliographie *48*	

4	**Das zerebralbewegungsbehinderte sprachgestörte Kind (CP-Kind)** *49*	
4.1	Fallbeschreibung *52*	
4.2	Wandlungen der Physiotherapie bei zerebralen Bewegungsstörungen *64*	
4.3	Bibliographie *65*	

5	**Minimale zerebrale Dysfunktion (MCD), Trisomie 21 und Sprachstörungen** *66*	
5.1	Die leichte frühkindliche Hirnschädigung oder die minimale zerebrale Dysfunktion (MCD) oder Teilleistungsschwächen *66*	
5.2	Wie kann der Logopäde den sprachgestörten mongoloiden Kindern helfen? Hinweis auf das Cri-du-chat-Syndrom *70*	
5.3	Bibliographie *72*	
6	**Stottern** *75*	
6.1	Der stotternde Erwachsene in der logopädischen Praxis *75*	
6.1.1	Fallbeschreibung *79*	
6.2	Die Vorteile der Gruppentherapie in der Stottererbehandlung *83*	
6.2.1	Die 1. Phase der Therapie: Identifikation und Akzeptieren *83*	
6.2.2	Die Leiden des erwachsenen Stotternden, die Auswirkungen einer frustrierenden Redeflußstörung *84*	
6.2.3	Die 2. Phase der Therapie: Das Sprechtraining *87*	
6.2.4	Die 3. Phase der Therapie: Generalisierung der Sprechhilfen, Aufbau selbstsicherer Verhaltensweisen *89*	
6.3	Die Selbsthilfebewegung von Stotternden *91*	
6.4	Anleitung zur Erstellung der Sprechangsthierarchie für Patienten (nach Wendlandt 1975) *91*	
6.5	Das stotternde Kind in der logopädischen Praxis *92*	
6.5.1	Das Alter der physiologischen Iterationen *92*	
6.5.2	Elternberatung und Kindergruppe *92*	
6.6	Die Behandlung des älteren Kindes *93*	
6.6.1	Fallbeschreibung *93*	
6.7	Zur Frage der medikamentösen Therapie beim Stottern *96*	
6.8	Bibliographie *97*	
7	**Aphasie und Dysarthrie** *99*	
7.1	Aphasie *99*	
7.1.1	Einteilung *100*	
7.1.2	Die Untersuchung des Aphasikers *104*	
7.1.3	Die Behandlung der Aphasie *105*	
7.1.4	Ein Fall von Aphasie bei einem Kind *107*	
7.1.5	Beratung von Angehörigen *111*	
7.2	Dysarthrie *112*	
7.2.1	Einteilung *112*	
7.2.2	Therapie *116*	
7.3	Die Aufgaben des Logopäden bei neurologischen und psychiatrischen Störungen und Erkrankungen *116*	
7.4	Bibliographie *119*	

8　Stimmstörungen　*120*
8.1　Puberphonie　*120*
8.1.1　Fallbeschreibung　*121*
8.2　Hormonell bedingte Stimmstörungen　*122*
8.2.1　Ein Fall von hyperfunktioneller Dysphonie (Berufsdysphonie)　*127*
8.2.2　Ein notwendiges Wort zur Behandlungskontrolle　*133*
8.2.3　Behandlung　*134*
8.3　Was ist eine Berufsstimmstörung (Berufsdysphonie)?　*138*
8.4　Stimmstörungen infolge (krankhafter) organischer Veränderungen und Kehlkopflähmungen　*141*
8.4.1　Lähmungsarten　*143*
8.5　Die psychogenen Stimmstörungen　*144*
8.6　Welche Arzneimittel helfen bei Stimmstörungen?　*145*
8.7　Stimmhygiene im Alter　*146*
8.8　Bibliographie　*147*

9　Ösophagusstimme　*148*
9.1　Der Laryngektomierte (Kehlkopflose) und die Einübung der Ösophagusstimme (Speiseröhrenstimme)　*148*

10　Über den Krankheitsbegriff in der Logopädie und die Erwartungschancen therapeutischer Erfolge　*155*
10.1　Der Beitrag der Logopädie zur Verbesserung der Kommunikation (Anthropokommunikation)　*155*
10.2　Sind „Sprachdefekte" als Störungen oder Krankheiten einzuordnen?　*156*
10.3　Patienten-Compliance oder die Psychologie des Therapieerfolges bzw. -mißerfolges　*158*
10.4　Bibliographie　*161*

11　Untersuchungstechniken　*162*
11.1　Was der Logopäde über die instrumentellen Untersuchungsmethoden in der Stimm-, Sprech- und Sprachheilkunde wissen muß　*162*
11.2　Psychodiagnostische und psychotherapeutische Aufgaben in der Logopädie　*164*
11.3　Bibliographie　*165*

12　Zusammenarbeit mit anderen Fachgebieten　*166*
12.1　Wann ist bei einem Kind der Besuch des Kindergartens und der Schule für Sprachbehinderte notwendig　*166*
12.2　Das geistig behinderte Kind　*167*
12.2.1　Der Personenkreis geistig Behinderter　*167*

12.2.2　Die Sprache bei geistig Behinderten　*168*
12.2.3　Die Mitarbeit des Logopäden bei der Frühspracherziehung geistig behinderter Kinder　*168*
12.2.4　Die Sprachanbahnung bei geistig Behinderten　*169*
12.2.5　Der weiterführende Sprachaufbau　*170*
12.3　Legasthenie (Leseschwäche, LRS)　*171*
12.3.1　Erscheinungsbild und Begriffsbestimmung　*171*
12.3.2　Ursachen　*172*
12.3.3　Häufigkeit　*172*
12.3.4　Vorbeugende und therapeutische Maßnahmen　*172*
12.3.5　Einsatzmöglichkeiten logopädischer Unterstützung　*173*
12.4　Linguistik in der Logopädie　*174*
12.4.1　Was versteht man unter Linguistik?　*174*
12.4.2　Was kann die Linguistik dem Logopäden nützen?　*175*
12.5　Stimmbildung für Logopäden　*176*
12.6　Bibliographie　*177*

13　Zu Fragen der logopädischen Praxis　*179*
13.1　Wer eignet sich zum Logopäden?　*179*
13.1.1　Vorgang bei der Vergabe von Ausbildungsplätzen　*181*
13.2　Wie ist die Logopädie entstanden und wie hat sie sich organisiert?　*182*
13.3　Welche Bücher und Zeitschriften sollen Logopäden lesen?　*186*
13.4　Wie richtet man zweckmäßig die logopädische Praxis ein?　*188*
13.5　Bibliographie　*189*

14　Berufs- und Rechtskunde, Begutachtungsfragen　*190*
14.1　Berufsausbildung　*190*
14.2　Berufsausübung　*190*
14.2.1　Zulassung　*190*
14.2.2　Form　*191*
14.2.3　Zusammenarbeit mit Ärzten　*191*
14.2.4　Zulassung zu Krankenkassen　*192*
14.2.5　Abrechnung　*192*
14.2.6　Werbung　*192*
14.2.7　Praxiskosten　*192*
14.2.8　Haftung für Behandlungsfehler　*193*
14.2.9　Meldepflichten, Verschwiegenheitsgebot und Zeugnisverweigerungsrecht　*193*
14.2.10　Berufsverbände　*194*
14.2.11　Soziale Sicherung　*194*
14.3　Rechtskunde　*195*
14.3.1　Bedeutung des Rechts für die logopädische Praxis　*195*

14.3.2	Bürgerliches Recht	*195*
14.3.3	Strafrecht	*195*
14.3.4	Sozialrecht	*196*
14.3.5	Sonstiges	*198*
14.4	Begutachtungsfragen	*199*
14.5	Bibliographie	*201*

15	Anhang A: Mainzer Kinder-Sprachtest	*202*
16	Anhang B: Die Rehabilitation im phoniatrisch-logopädischen Bereich	*203*
17	Anhang C: Balbutiogramme	*205*
18	Anhang D: Dysarthrie-Untersuchungsbogen	*208*
19	Anhang E: Untersuchungsbogen für Stimmstörungen	*211*
20	Anhang F: Tests zur intelligenz- oder persönlichkeitsdiagnostischen Abklärung	*213*
21	Anhang G: Namen und Anschriften der Lehranstalten für Logopädie	*214*
22	Anhang H: Vorschlag für Mobiliar und Therapiematerial in einer logopädischen Praxis	*216*
23	Anhang J: MdE-Prozentsätze	*218*
24	Anhang K: Empfehlung zur Tauglichkeitsuntersuchung für Sprechberufe (Pahm)	*219*
25	**Sachverzeichnis**	*221*

Mitarbeiterverzeichnis

Evamaria Engl
Elisabethstraße 23, 6900 Heidelberg 1

Gabriele Futterknecht,
Ostpreußenring 26, 6832 Schwetzingen

Ursula Heffter
Im Lebküchel 1, 6906 Leimen

Otto Kähne
Kirchheimerstr. 21, 6901 Eppelheim

Hilde Lorenzen
Kuno-Fischer-Straße 4, 6900 Heidelberg

Heiner Mengewein
Roquettestraße 51, 6100 Darmstadt

Ursula Roggenkamp
Ladenburger Str. 88, 6900 Heidelberg

Gerhard Weeber
Schauinslandweg 9, 6905 Schriesheim

„Gäbe es keine Sprache, so wäre uns weder
das Gute noch das Böse bekannt,
noch das Wahre und das Falsche,
noch das Angenehme und das Unangenehme.
Die Sprache ermöglicht es uns, alles das zu begreifen.

Denkt über die Sprache nach."

Upanischaden

1 Einleitung

1.1 Was ist Logopädie?

Wir haben uns eingangs darauf festgelegt, ein praktisches Lehrbuch zu schreiben. Dies impliziert, auf ermüdende Debatten über Selbst- und Fremdverständnis zu verzichten. Wir brauchen uns in dem gesteckten Rahmen nicht auf die Frage einzulassen, ob die Logopädie ein medizinisches Hilfsfach, ein Anhängsel der Pädagogik oder eine sprachpathologische Sektion der Linguistik darstellt.

Die Logopädie versteht sich als ein eigenständiges, medizinisch fundiertes, psychologisch und pädagogisch orientiertes Fach, das sich in Zusammenarbeit mit Ärzten (vornehmlich Phoniatern, HNO-Ärzten, Kinderärzten, Allgemeinpraktikern) mit der möglichst frühen Erkennung, Erfassung, Diagnostizierung und Behandlung von Störungen und Krankheiten befaßt, die sich im Bereich der Anthropokommunikation (Stimme, Sprechen, Sprache und Hören) ereignen.

Da man es mit Menschen zu tun hat, kann man nicht umhin, in die therapeutischen Bestrebungen auch die Lernfähigkeit, die Konditionierungschancen miteinzubeziehen. Der Mensch ist lernfähig, das heißt aber nicht, daß für diese Kompetenz nur der pädagogische Fachmann zuständig ist. Jeder Korrektur- oder Heilvorgang löst eo ipso einen Lernvorgang im Organismus aus. Dies ist zu betonen, weil immer wieder versucht wird, Heilen und Lernen in einen unversöhnlichen Gegensatz zu stellen. So vergeblich wir bei der frühen kindlichen Entwicklung den Lern- und Reifeprozeß auseinanderdividieren können, so töricht ist es beim therapeutischen Einsatz, den Gesundungs- vom Lernvorgang zu trennen. Wir nehmen den Vorwurf der unzulässigen Vereinfachung hier gern in Kauf. In einer wissenschaftstheoretischen Abhandlung wüßten wir Tiefer- und Weiterführendes darüber zu sagen. Entschlossen, bei unseren Fragen und Antworten pragmatisch zu verfahren, können wir uns gelassen vom Chor der Streitenden: hie Medizin – hie Sprachheilpädagogik – hie Logopädie, fernhalten.

Die Logopädie wird auf die medizinische Grundlage nicht verzichten, so wesentlich sie auf pädagogische, insbesondere heilpädagogische Prinzipien zurückgreift. Dies ist auch der Grund für die Bindestrich-Benennung Phoniatrie-Logopädie, die bereits von Froeschels in Zusammenarbeit mit dem Heilpädagogen Rothe eingeführt worden ist. Durchgesetzt hat sich der Doppelbegriff nicht.

Die *Phoniatrie* ist das ärztlich besetzte Partnerfach der Logopädie. Es umfaßt, über die Namensbedeutung hinausgehend, nicht nur krankhafte Stimmphänomene, sondern gleichgewichtig die Pathologie des Logos, d. h. die Krankheiten der Sprachkompetenz und Sprachperformanz.

Wenn wir gesagt haben, daß sich die Logopädie als *eigenständiges* Fach begreift, so ist das auch im Zusammenhang mit der zunehmenden Professionalisierung der Berufe des Gesundheitswesens zu sehen. Es wäre aber töricht, bei dem Streben nach Identität zu vergessen, was man den benachbarten Fächern schuldig ist.

1.2 Mit wem arbeitet der Logopäde zusammen?

Die Freude an der Arbeit ist eine der Voraussetzungen für das Erreichen der Zielsetzungen des Logopäden. Der Enthusiasmus wächst bei kommunikationsbewußten Menschen durch den Kontakt zu anderen mit dem Sprachlichen befaßten Gebieten. Der freundschaftliche Konnex sollte ausgebaut und ständig gepflegt werden.

Will man für die Zusammenarbeit Prioritäten setzen, dann muß man mit der *Sprachbehindertenpädagogik* beginnen. Es soll nicht verschwiegen werden, daß bei dieser fachlichen Begegnung mitunter Spannungen auftreten, die ein fruchtbringendes Verhältnis entgegen den Interessen sprachkranker Patienten stören oder trennen können. Beide Partner der Sprachheilkunde sollten aber Kooperation nicht nur wünschen, sondern praktizieren. Es ist versucht worden, die Geschwisterdisziplinen miteinander ins reine zu bringen, indem man ihre Aufgaben abgrenzte. Leider aber ist, wie oft auf dem wissenschaftlichen Feld, eine exakte Grenzziehung gar nicht möglich, es kommt nolens volens zu Überschneidungen der Arbeitsbereiche und Zielvorstellungen.

Eines sollte für eine gedeihliche Zusammenarbeit klar sein. Es kommt wie in jedem Beruf vorrangig auf das Können und nicht auf die durch ein Diplom mehr oder weniger dokumentierte Wissenserwerbung an. Wichtig bleibt, die eigenen Fähigkeiten klug und richtig einzuschätzen. Andererseits soll sich keiner scheuen, aus den Erfahrungen anderer zu lernen. Diese hier vertretene versöhnliche Haltung darf nicht als fauler Kompromiß gedeutet werden. Sie soll dazu ermuntern, sich einander besser kennzulernen und zu begreifen, wie sich die eigenen Möglichkeiten steigern, wenn man sich wechselseitig im Interesse der Patienten informiert.

Übrigens gibt es von der Logopädie her längst förderliche Beziehungen zu Sonderschullehrern in Hörbehindertenschulen und Einrichtungen für geistig-, lernbehinderte und verhaltensgestörte Schüler, denn häufig sind diese Störungen mit sprachlichen Defiziten behaftet.

Das Verhältnis zur *Phoniatrie* als medizinische Schwester-Spezialisation hat bereits Erwähnung gefunden. Die Logopädie sollte bei fortschreitender Professionalisierung im Interesse ihrer Selbständigkeit die medizinische Basis nicht aufgeben. Sprache, das ist prinzipiell festzuhalten, ist immer auch und nicht zuletzt ein biologisches Phänomen. Hier steckt die Wurzel aller kommunikativen Zusammenhänge. Auch die Sprachtheorie kommt an der Organabkunft des sprachlichen Ausdrucks nicht vorbei. Herder hatte bereits erkannt, daß der leise Hauch eines Windes, der menschliche Atem, alles bewegt – das Wort und die Menschengeschichte.

Unter den anderen Ärzten steht der Logopäde von der Sache her dem *Neurologen* am nächsten, zuweilen dem Psychiater, dem *Neuropädiater,* sofern in dieser Spezialisation vorhanden, gar nicht selten benötigt er für seine Patienten die psychiatrische Konsultation.

Gefragt ist auch der *Stomatologe* in seiner Eigenschaft als Kieferorthopäde oder -chirurg, übrigens nicht nur zur Beratung und Hilfe bei Gaumenspaltlern und seltenen Stammelfehlern, sondern auch bei der Anpassung von Zahnprothesen für ältere Menschen, die eine veränderte Sprechweise zu vermeiden wünschen.

Sehr erfolgreich hat sich die Teamarbeit mit den *Psychologen* angebahnt. Die Sprache ist nicht nur ein Bewußtseinsphänomen, sondern eine Verhaltensweise. Bei den Redeflußstörungen (Stottern) – und nicht nur dort – sprechen die „Seelenkundler" ein unüberhörbares Wort mit.

Der multifaktorielle und mehrdimensionale Charakter der heutigen Therapie hat zum Einstieg der *Linguisten* geführt. In der Aphasietherapie haben sie sich mit diagnostischen Tests und Therapievorschlägen Respekt verschafft. Sicher sind für die zukünftige Entwicklung von psycho-, sozio- und pragmalinguistischer Seite her zahlreiche Anregungen und Konstrukte zu erwarten.

An dieser Stelle darf nicht der Hinweis fehlen, daß das erste grundständige *Musiktherapie*studium auf Fachhochschulebene 1980 in Heidelberg an der Akademie für Fachkräfte der Rehabilitation bei der Stiftung Rehabilitation Heidelberg begonnen hat. 1978 ist der „Deutsche Berufsverband der Musiktherapeuten e. V." (DBVMT) gegründet worden und das erste Heft der „Musiktherapeutischen Umschau" ist im Januar 1980 erschienen (Fischer, Stuttgart). Die Logopäden sollten die weitere Entwicklung der Musiktherapie aufmerksam verfolgen. Es ist gar keine Frage, daß sich bei dem Anspruch der Musiktherapeuten auf Neurosentherapie und -prophylaxe, auf psychosomatische Medizin, auf Arbeit mit Verhaltensgestörten und Randgruppenkindern Beziehungen zur Logopädie anbahnen werden. Erste Eindrücke lassen erkennen, daß die beidseitig unterschiedlichen Arbeitsmethoden sich keinesfalls ins Gehege kommen müssen, sondern einander sehr gut ergänzen.

Wenn wir das kollegial helfende Umfeld der Logopädie beleuchten, dann müssen wir auch die Ärzte nennen, die als *Allgemeinpraktiker* oder Fachärzte stimm-, sprech- und sprachkranke Patienten überweisen; falls sie es noch nicht tun, sollten sie durch gesundheitserzieherische Aufklärung auf diese Überweisungsmöglichkeiten hingewiesen werden.

Andererseits muß der Logopäde wissen, falls ein Kind oder ein Erwachsener mit einer nicht in den Fachbereich Logopädie passenden Störung oder Krankheit vorgestellt wird, wohin dieser Patient weiter zu übermitteln ist. Institutionen der Gesundheitsfürsorge, -vorsorge und Rehabilitation müssen geläufig sein.

Die unmittelbare Bezugsperson bei der Zusammenarbeit mit Ärzten bleibt der Phoniater und der HNO-Arzt mit der Zusatz- bzw. Teilgebietsbezeichnung Stimm- und Sprachstörungen, Phoniatrie-Pädaudiologie. Es ist Pflicht für Logopäden, den Befund bei heiseren Patienten vorab durch diese Fachärzte abklären zu lassen, um eine bösartige Erkrankung auszuschließen. Bei Problemkindern muß man wissen, wo die entsprechenden Betreuungsstellen einschließlich Elternberatung zu erreichen sind. Die weiterführenden Maßnahmen sind auch bei logopädischer Basisbehandlung von Bedeutung.

Das gilt ebenso für die Fälle, wo die logopädische Praxis nur unterstützend wirksam werden kann: Hör-, Lernbehinderte, geistig Behinderte, Verhaltensgestörte. Es ist unklug und verstößt gegen die Standesethik, wenn man versucht, bei ungenügenden Vorkenntnissen und fehlendem Ausbildungsgrad eine psychologische Zusatzbehandlung, und sei es nur in Form der beliebten Gesprächspsychotherapie, durchzuführen. Hier kann man viel Porzellan zuungunsten der Logopädenzunft zerschlagen. Ein guter Therapeut kennt seine Grenzen. Eine nüchterne Bilanzierung des Wissens und Wirkens schon zu Beginn der Logopädenlaufbahn bekommt dem Therapeuten und dem Patienten besser als ein überzogener Heiloptimismus und eine ausufernde Helfereuphorie.

1.3 Logopädie und Rehabilitation

Obwohl nicht wenige Logopäden in Rehabilitationseinrichtungen arbeiten, ist der Begriff Rehabilitation noch nicht in dem Maß und in der Auswirkung, wie er es verdient, in der Sprachtherapie bekannt geworden. Das kommt in einer maßgeblichen Veröffentlichung zum Ausdruck [Jochheim KA, Scholz JF (Hrsg) (1975) Rehabilitation, Bd I–III. Thieme, Stuttgart]. Wir finden dort unter der Rubrik „Nichtärztliche Fachkräfte der Rehabilitation" zwar knappe Hinweise auf die Berufe: Logopäde, Sprachheillehrer, Sprachtherapeut, Assistent in der Sprachheilkunde, sprachtherapeutischer Assistent sowie Audiometrist, Audiologieassistent, audioneurologischer Assistent und über Rehabilitationsmaßnahmen im Rahmen der Stimm- und Sprachheilkunde gibt es ein besonderes Kapitel bei der Besprechung der Sinnesbehinderungen. Aber dieses bleibt dem kurativen medizinischen Bereich verhaftet und geht kaum auf die integrativen

Aufgaben und Leistungen der modernen Rehabilitation ein.

Bei dieser handelt es sich nicht mehr um eine Armenfürsorge für verkrüppelte und seelisch zerstörte Menschen. Auch ist die Medizin für den Ablauf und die Entwicklung der Rehabilitation nicht allein verantwortlich. Der Behinderte selbst ist nicht Objekt, sondern Subjekt der körperlichen, geistigen und sozialen „Umerziehung". In einem Rehabilitationsteam befinden sich heute neben Ärzten, Psychologen, Pädagogen, Rehabilitationsberatern und Sozialarbeitern auch Berufsausbilder, die möglichst nahtlos versuchen, einen Verunfallten wieder arbeits- bzw. berufsfähig zu machen, im Einverständnis und im Interesse des Rehabilitanden. Mit dessen aktiver Teilnahme leitet und überwacht eine Expertengruppe die Rehabilitation. Dabei bleibt der medizinische Anteil hoch und die Leistungsmöglichkeiten des Behinderten müssen immer wieder neu am ärztlichen Maßstab des Zumutbaren gemessen werden.

Wenn wir dies alles vor Augen haben, dann hat auch der Logopäde einen Anspruch darauf, bei Bedarf in ein solches Team aufgenommen zu werden. Das hat sich auf vielen Gebieten, wie z. B. bei der Betreuung von Aphasikern, Dysarthrikern, Stotterern, bewährt.

Zwei Aspekte sind vorrangig zu berücksichtigen:

1. Neben den durch Unfall oder chronische Krankheiten Behinderten müssen wir uns um die kommunikativ behinderten *Alten* kümmern, u. a. die Schlaganfallpatienten.
2. Untrennbarer Teil der Rehabilitation ist die Vorsorge: Früherkennung, Früherfassung, Frühdiagnostik und frühe Therapie. Hier steht der Logopädie – man denke an die Sprachtherapie bei zerebralparetischen Kindern – ein weites Feld offen.

Auf dem Gebiet der Rehabilitation beobachten wir eine Tendenz zur Professionalisierung von Fachkräften der Rehabilitation. Ursprünglich medizinische Assistenzberufe entwickeln sich aufgrund der Daten- und Faktenexplosion zu eigenständigen Berufsbildern mit spezifischem Curriculum und Lernzielen.

So auch der Logopädenstand, dessen anfängliche Ausbildungsdauer von 2 Jahren auf 3 Jahre erhöht worden ist. Gerade im Ausbildungskatalog des Logopäden sollte der Begriff Rehabilitation groß geschrieben werden. Wer Aphasien, Dysarthrien, Stottern behandelt, steckt mitten im Aufgaben- und Problemkreis der Rehabilitation. Dazu gehört nicht zuletzt das Wissen um den Nutzen der Gesundheitserziehung. Ein Logopäde muß seine Klientele darauf aufmerksam machen, daß hygienische Regeln und Verhaltensweisen für die gesunde Entwicklung der Sprache während des ganzen Lebens so wichtig sind wie die tägliche Körperpflege. Von der Kindheit über das Erwachsenen- bis ins Greisenalter hinein sollte „sprachliches Jogging" betrieben werden. Leibliche und seelische Gesundheit bedürfen der stimmlichen, stimmungshaften Resonanz.

Darum ist bei der Einrichtung von Rehabilitationsstätten die Forderung zu stellen, neben Ergotherapeuten, Gymnasten, Rehabilitationsberatern, Psychologen, Sozialarbeitern und Ärzten auch Logopäden in das Team aufzunehmen.

Hier sei eine Bemerkung von genereller Bedeutung hinzugefügt: Nahezu jeder Beruf heute muß vom Erfahrungs- und Wissensstand her ständig überprüft werden. Die moderne Wissenschaft und Technologie legt ein scharfes Tempo vor. Damit gilt es Schritt zu halten. Jeder muß sich weiterbilden. Logopäden sind von dieser Aufgabe nicht suspendiert.

Daß die Fachliteratur nach neuen Methoden und Erkenntnissen durchforstet werden muß, ist bereits an anderer Stelle gesagt worden. Hier soll vorgeschlagen werden, daß sich auch die Logopäden, ähnlich wie Ärzte und Psychologen, zu Gruppengesprächen versammeln. Der Sinn der Sitzungen ist, banale oder problematische Fälle mit anderen Kollegen durchzusprechen. Dies befreit und klärt das mitunter blindgewordene Engagement in der Patient-Therapeuten-Beziehung.

In der kollegialen Diskussion wird besser und objektiver erkannt, wo die Schwachpunkte im therapeutischen Verhalten liegen. Therapie ist eine besondere Art von Interaktion. Wir bewirken nicht nur etwas – wir reagieren auch auf die Aktionen des Patienten, widergespiegelt in seiner Mimik, Gestik und seinen vokalen Äußerungen. Dieser wechselseitige Informationsaustausch, im Kollegenkreis nachvollzogen, bietet die Chance, Glück und Unglück in der Behandlung bis zu einem gewissen Grade zu rationalisieren. Balint-Gruppen sollten von einer erfahrenen Logopädin oder einem Phoniater supervisiert werden.

Einführung und Methodik der *Balint-Gruppen* geht auf den Londoner Psychoanalytiker Michael Balint zurück. Es handelt sich dabei nicht um Selbsthilfegruppen oder auch Explorationsgruppen, in denen die Selbstfindung bzw. ein Wahrnehmungstraining angestrebt wird. Balint-Gruppen haben kein therapeutisches Ziel, sie sind keine Selbsterfahrungsgruppen sensu strictiori. Erkannt und „geschult" werden sollen die unbewußten Interaktionen zwischen Therapeut und Patient. Die „relationalen Störungen" versucht man zu verhindern bzw. zu beseitigen. Es geht um Beziehungen zwischen Partnern einer therapeutischen Aktion: Was denkt der Therapeut über den Patienten? Wie nimmt er ihn an? und umgekehrt: welche Empfindungen und Gedanken bewegen den Patienten im Hinblick auf seinen mutmaßlichen Helfer? Es sind jene Prozesse, die Freud mit Übertragung und Gegenübertragung umschrieben hat. Das emotionale Engagement richtet sich immer auf die Analyse konkreter Fälle. In diesem Sinne können wir die Arbeit in der Balint-Gruppe als eine Beziehungsdiagnostik umschreiben. Die Balint-Gruppen-Bewegung hat sich besonders in den letzten Jahren über ganz Europa ausgedehnt. Dabei ist der interdisziplinäre Aspekt stärker in den Vordergrund getreten. Nicht nur Medizinstudenten, auch Physiotherapeuten und Krankenpfleger beginnen, sich für diese auf psychosomatischen Erkenntnissen basierende Gruppendynamik zu interessieren. Man rechnet jetzt bereits mit etwa 200 Balint-Gruppen in der Bundesrepublik Deutschland.

Die durchschnittliche Balint-Gruppe hat etwa 10 Teilnehmer. Wenn sich Logopäden zu solchen Interaktionen zusammenschließen, tun sie gut daran, sich von einem psychosomatisch orientierten Arzt beraten und ggf. leiten zu lassen.

1.4 Gibt es eine besondere logopädische Terminologie?

Die Bemühungen um eine einheitliche und verständliche Nomenklatur auf dem Gebiet der Stimm- und Sprachheilkunde sind so alt wie das Fach selbst. Erste Ansätze zu einer fachlichen Systematik wurden im Mittelalter versucht. Aber erst um die Mitte des vergangenen Jahrhunderts sind Begriffe wie Stottern, Stammeln und Aphasie, in ihrer Verschiedenartigkeit erkannt, etikettiert und kategorisiert worden. Dies ist der Grund dafür, daß das Fachvokabular mitunter zweideutige Ausdrücke und Erklärungen beinhaltet, die aus anderen Fachgebieten übernommen wurden. Über die Notwendigkeit einer einheitlichen Nomenklatur (Begriffsetzung und Namensgebung) für die Physiologie, Pathologie und Pädagogik der Stimme und Sprache war man sich schon länger klar gewesen. Das geht auf die kooperativen Bemühungen von Froeschels und Rothe in Wien zurück und spiegelt sich im Referat des Phoniaters Hugo Stern anläßlich des 1. Kongresses der Internationalen Gesellschaft für Logopädie und Phoniatrie im Jahre 1924 in Wien wider. Es ist der Versuch, das unübersichtliche Begriffssystem in eindeutigere, medizinisch vertretbare und benennbare Formen zu fassen. Diese frühe Bemühung ist ohne Wirkung geblieben, sicher auch weil Stern den Fehler gemacht hat, eine zu weitgegliederte Subsystematik einzuführen, die mehr Verwirrung als Plausibilität stiftete.

In unseren Tagen richtete die Zeitschrift „Sprache – Stimme – Gehör" eine Sparte für den „Fachausdruck" ein. Dort sollte über Begriffsfelder diskutiert werden. Infolge spärlicher Mitarbeit von seiten der Logopäden zerrannen jedoch die Hoffnungen auf eine aktuelle terminologische Klärung. Um so bemerkenswerter und verdienstvoller ist es, daß kürzlich ein „Logopädisches Handlexikon" von einer Logopädin zusammengestellt und veröffentlicht wurde. Es ist der kühne Versuch, die beim täglichem Umgang mit Patienten anfallenden und in der Fachliteratur unterschiedlich angewendeten Begriffe kurz und prägnant zu erklären und festzuschreiben. Hier sollte angeknüpft und die Mitarbeit benachbarter Fachsparten gesucht werden.

Abwegig aber ist die Tendenz von Rehabilitationspädagogen in der DDR – einige ihrer westdeutschen Kollegen scheinen dies aufzugreifen – in die medizinische Begriffswelt eingebürgerte lateinische oder griechische Ausdrücke und Wortprägungen unbekümmert ins Deutsche zurückzuübersetzen, um auf diese Weise Eigenständigkeit herauszukehren. Solange wir kein besseres, standardisiertes, einheitliches Fachvokabular zur Verfügung haben, sollten wir auf Bewährtes und Altgewohntes nicht verzichten.

Im übrigen könnte sich jeder Logopäde dazu anhalten, für die Praxis ein selbst erprobtes Vokabularium konsequent zu benutzen. Wer sich beispielsweise entschlossen hat, Stottern als Balbuties zu bezeichnen, sollte bei dieser Benennung bleiben und nicht abwechselnd von Spasmophemie, Redeflußstörung, spastischer Koordinationsneurose oder gar desynchronisierter Kybernetopathie sprechen. (Im Grunde ist gegen den weitverbreiteten Gebrauch der Bezeichnung „Stottern" auch nach Meinungen von Psychologen nichts mehr einzuwenden. Einige Behandlungsmethoden fordern ja die Konfrontation mit diesem Sprachleiden geradezu heraus.)

1.5 Die Anamnese in der Logopädie

Bekanntlich gehört die Erhebung der Anamnese, die gründliche Erforschung der biographischen und situativen Daten und Momente bei einem Patienten zu den unabdingbaren, aber nicht einfachen Aufgaben in den Berufsfeldern Medizin, Psychologie, Sozialarbeit und Pädagogik. Die Befragung der Kranken oder organisch bzw. funktionell Gestörten ist außerdem ein wichtiges und erstes diagnostisches Instrument. Auch geht es nicht allein um die Fixierung einer Krankengeschichte, sondern um die Beschreibung der allgemeinen und aktuellen Zustände und Befindlichkeiten von Individuen. Wir versuchen durch eine eingehende Exploration die Interaktionen zwischen den Personen und ihrer Umwelt aufzudecken, um auf diese Weise aus Vergangenheit, Gegenwart und Zukunft unserer Klienten aufklärendes und die Therapie befruchtendes Material zu erhalten.

Es ist keine Frage – entgegen der Meinung verschiedener Autoren –, daß die Befragung eines Erkrankten immer bereits auch Teil der therapeutischen Technik ist, und daß wir mit der Informationsübermittlung synchron Direktiven für unser Behandlungsvorgehen erhalten.

Für die Erhebung der „Krankengeschichte" ist es nicht leicht, verläßliche, standardisierte Kriterien zu finden. Man muß sogar vor dem voll strukturierten Anamnesebogen warnen, weil bei der Abzeichnung bestimmter Fragen das intime Verhältnis zwischen Explorator und Befragtem gestört wird. Es muß also unser Bemühen bleiben, im Gespräch mit dem Patienten keine mechanische Handhabung erkennen zu lassen, selbst wenn wir einige feststehende Fragen vorbringen müssen. Aus diesem Grunde ist es günstiger, wenn wir nicht unmittelbar während der Gesprächsführung Notizen machen, sondern warten, bis der Patient den Raum verlassen hat.

Oft wird die Frage gestellt, ob man die allgemeinen wissenschaftlichen Gütekriterien Objektivität, Reliabilität und Validität auch bei diesem exploratorischen Verfahren fordern kann.

Man versteht bekanntlich unter *Reliabilität* die Zuverlässigkeit bei der Erfassung eines

Merkmals unabhängig von der Absicht, die der Messung zugrunde liegt. Man könnte den Begriff grob mit „Meßgenauigkeit" bestimmen. In diesem Zusammenhang muß auf die Möglichkeit der subjektiven Beeinflussung bei der Befragung hingewiesen werden. Es sind ganz allgemein die Vorurteile des Befragers in Rechnung zu stellen. Schließlich ist an Patienten zu denken, die überangepaßt, d. h. ohne jeden Widerspruch auf Befragungen reagieren.

Ähnliches gilt für die Validität. Hier geht es um die Gültigkeit eines Tests, d. h. um die Frage, ob er auch dasjenige Persönlichkeitsmerkmal oder die Verhaltensweise mißt, die er zu messen vorgibt.

Noch stärker ist bei der Befragung der Begriff *Objektivität* in Gefahr, in die subjektive Abhängigkeit sowohl des Explorators als auch des Befragten zu geraten.

Alle genannten Gütekriterien beeinflussen sich gegenseitig. Auf welche Weise das geschieht, verdeutlicht Abb. 1. Sie läßt erkennen, daß ein Sachverhalt durch die Optik des Befragten bei der Wahrnehmung, Interpretierung, aber auch beim Behalten oder bei der Wiedergabe verändert werden kann. Sie zeigt, wie die Gegebenheiten vom Explorator verzerrt gesehen werden können, so daß sich zuletzt der wirkliche Sachverhalt von der Niederschrift des Explorators im Wahrheitsgehalt erheblich unterscheidet.

Dennoch sollte uns diese skeptische Betrachtung nicht davon abhalten, eine gründliche und genaue Anamnese aufzunehmen, vor allem im Hinblick auf die therapeutische Bedeutung des Erstinterviews. Man muß nur wissen, daß in diesem Gespräch die situativen und kommunikativen Bedingungen eine deutliche Mitsprache haben, daß wir in dieser Begegnung die freudianischen Begriffe „Übertragung" und „Gegenübertragung" im lebendigen Gegenüber erfahren werden.

Ein Teil des Verstehens bzw. des Nichtverstehens bei der anamnestischen Befragung hängt mit dem unterschiedlichen Niveau der Sprachsysteme von Frager und Befragtem zusammen. Es sind jene verbalen Hindernisse, die in die Linguistik unter dem Namen Sprachbarrieren – restringierter bzw. elaborierter Code – Eingang gefunden haben. Die Beachtung der Schichtzugehörigkeit und die möglicherweise entstehende, mehr oder weniger distanzierte Haltung der Kommunikationspartner ist ohne Zweifel von jedem, der eine Krankenbefragung durchführt, zu beachten. Beispielsweise wurde festgestellt, daß Angehörige der Unterschicht seltener in die Rolle des Krankseins hineinschlüpfen, weil ihre Verbalisierungsunfähigkeit geringer entwickelt ist.

Um so mehr werden wir bei der Deutung unserer Befragung die *nonverbalen* Kommunikationselemente beachten. Es bleibt Logopäden kaum verborgen, welche tragende Rolle die *nichtverbale* Kommunikation im Gesamtablauf der Anthropokommunikation spielt.

Es ist nicht unsere Absicht, die Anamnesetechnik, ob voll oder teilstrukturiert, darzustellen. Das wird in den einzelnen Schulen unterschiedlich gelehrt und ausgeübt, und das unterscheidet sich auch im persönlichen Stil.

Rufen wir uns die wichtigsten Voraussetzungen und Prinzipien einer anamnestischen Befragung ins Gedächtnis zurück:

– Beachtung von Übertragung und Gegenübertragung.
– Einschätzung der gegebenen Situation einschließlich der günstigsten Interaktionsform.
– Selbsteinschätzung der Fähigkeit, geäußerte Erlebnisinhalte im Gedächtnis behalten und möglichst darstellungsgetreu wieder aufzeichnen zu können.
– Schulung der eigenen Gesprächsführung, Kenntnis der wichtigsten Interviewstile und -techniken.
– Einübung ergiebiger Fragestellungen und konditionierender Verstärkungsmöglichkeiten im Rahmen des anamnestischen bzw. therapeutischen Dialogs.
– Die Einschätzung und Eingruppierung der erhobenen anamnestischen Daten in das Gesamtbild der Störung bzw. Krankheit.

Diese Kriterien sollten bereits während der Ausbildung Beachtung finden; Explorations-

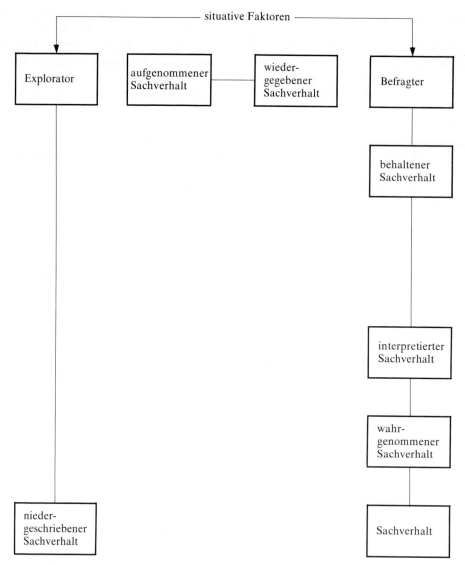

Abb. 1. Möglichkeiten der Beeinträchtigungen anamnestischen Materials vor, während und nach der Anamnese. (Schmidt u. Keßler 1976)

techniken einschließlich Interaktionsanalysen sollten in den Lehrplan eingegliedert werden.

Soll die Anamnese bei der Bildung eines diagnostischen Urteils einen Part übernehmen, dann werden wir im Interesse einer korrekten Einschätzung uns nicht darauf verlassen, im Einmal-Gespräch die diagnostischen Daten zu sammeln, sondern eine „fließende Anamneseerhebung" einführen. Das bedeutet, daß wir bei jeder therapeutischen Sitzung neu erkundete anamnestische Elemente als Bausteine zur Gesamtstruktur der Patientenpersönlichkeit hinzufügen.

Natürlich unterscheidet sich die Anamnese in den verschiedenen Disziplinen. Wir werden bei der Erhebung der *sprachlichen* Daten nicht versäumen, den kommunikativen Hintergrund und das kommunikative Ziel in unsere Fragen einfließen zu lassen. Das bedeutet, sich nicht mit den üblichen Erkundungen nach der Familie, der Eigenperson und ihren Krankheiten zufriedenzugeben, sondern die Sprachentwicklung, das Sprachmilieu in der Familie, im Kindergarten oder in der Schule mit einzubeziehen. Sehr bedeutsam ist es auch, sich Aufschlüsse über die Stimmwechsel-Periode zu verschaffen. (Ein bekannter Phoniater forderte bereits in den 30er Jahren, in Analogie zu den Krankengeschichten „Stimmwechselgeschichten" zu führen.) Wir müssen uns orientieren über den Beginn der Stimm- und Sprachstörung und erspüren, welche Belastung durch die Sprachstörung für den Patienten, sei er Kind oder Erwachsener, gegeben ist. Bei aller Detailerfassung geht es stets um das Erfassen der Person im sozialen Umfeld.

Anamnese, Aufzeichnung des Behandlungsverlaufes und Katamnese, (abschließender Bericht), sind als eine Einheit zu sehen. Wir erheben die Anamnese mit Zielrichtung auf die Therapie. Und wir fragen danach, ob der Therapieerfolg stabil geblieben ist, weil wir uns Gewißheit verschaffen wollen über die Exaktheit unserer früheren Erhebungen. Ein eingeschränkter Therapieerfolg deutet immer auch in gewisser Hinsicht auf eine unausgeleuchtete Ecke im persönlichen Raum des Patienten hin. Es bedarf wohl nach den bisherigen Ausführungen keines besonderen Hinweises, daß wir selbstverständlich vermeiden, beim Erstinterview, bei der Anamneseerhebung, die uns dunkel erscheinenden Ecken mit einem grellen Scheinwerferstrahl aufzuhellen. Die Erhebung der Anamnese erfordert Feingefühl und Takt. Dieser Satz hätte ebenso gut am Anfang unserer Ausführungen stehen können.

1.6 Wahrnehmung und Sprache

Es ist inzwischen eine unumstrittene Tatsache geworden, daß Wahrnehmung und Sprache eng miteinander gekoppelt sind. Graichen 1978 hat diesen Zusammenhang in folgendem Erklärungsmodell verstehbar gemacht. Er ordnet den Ablauf der Sprachproduktion in ein zeitlich-rhythmisches und kinästhetisch-auditives Regelungssystem ein. Er leitet daraus ab, daß wir das sprachgestörte Kind auf Teilleistungsschwächen bezüglich der auditiven, kinästhetischen und motorischen Wahrnehmung hin überprüfen und behandeln müssen.

In diesem Zusammenhang sind auch die Forschungsergebnisse von Affolter und Mitarbeitern zu nennen, die am Kinderaudiologischen Zentrum in St. Gallen Untersuchungen zur primären Wahrnehmungsentwicklung durchführen und den Zusammenhang von Spracherwerb und Sprachentwicklung untersuchen, und zwar auf der Grundlage der genetischen Entwicklungstheorie von Piaget. Ihre Ergebnisse zeigen, daß ein hoher Prozentsatz von Sprachstörungen auf Störungen der primären Wahrnehmungsprozesse zurückzuführen ist (s. dazu die Zusammenfassung von Bauer 1977). Wie wichtig die Diagnostik und Therapie der visuellen Wahrnehmung bei sprachgestörten Kindern ist, zeigt die Untersuchung von Seidel und Biesalski (1973). Die Autoren referieren über ihre Erfahrung mit dem Frostig-Test und -Therapieprogramm bei sprachbehinderten Kindern und kommen zu dem Ergebnis, daß „eine Verbesserung visomotorischer und visuell-perzeptiver Funktionen zu einer tatsächlichen Steigerung geistiger Funktionen führt und sich gleichzeitig positiv auf die sprachliche Entwicklung auswirkt" (S. 14). Zu ähnlichen Ergebnissen kommen Steffen u. Mitarb. (1978), die 35 Erstkläßler aus zwei Sonderschulen für Sprachbehinderte untersuchten.

Wir sind in der Diagnostik der Wahrnehmung häufig noch auf Verhaltensbeobachtungen angewiesen. Testmaterialien, die wir routinemäßig verwenden, sind im Bereich der auditiven Wahrnehmung der Schilling-Schäfer-Test zur Lautagnosieüberprüfung, und für die visuelle Wahrnehmungsfähigkeit der FEW (Frostig-Entwicklungstest der visuellen Wahrnehmung). Der Frostig-Test ist in 5 Bereiche gegliedert:

1. Visomotorische Koordination (Koordination zwischen Auge und Hand)

2. Figur-Grund-Unterscheidung (Wahrnehmung von Figuren auf zunehmend komplexerem Grund)
3. Form-Konstanz-Beachtung (Wiedererkennen geometrischer Figuren unterschiedlicher Größe und Lage von ähnlichen geometrischen Figuren)
4. Erkennen der Lage im Raum (spiegelbildliche oder gedrehte Objekte müssen unterschieden und identifiziert werden)
5. Erfassen räumlicher Beziehungen (vorgegebene Formen müssen analysiert und abgezeichnet werden).

Der Frostig-Test gilt für die Altersgruppen von 4,0 bis 7,11 Jahren. Nach denselben Bereichen ist das Trainingsprogramm von Frostig (1975) gegliedert. Es besteht aus drei Trainingsheften mit einem ausführlichen Anweisungsheft. Die Autorin betont, daß bei der richtigen Anwendung Bewegungsspiele zu jeder Übung durchgeführt werden sollen, da dieses zweidimensionale Programm zur visuellen Förderung beim wahrnehmungsgestörten Kind nicht ausreicht. Das Kind muß auch im taktilen und kinästhetischen Wahrnehmungsbereich gefördert werden, nicht zu vergessen im grobmotorischen Bewegungsbereich.

Dreidimensionales Trainingsmaterial auf der Basis der fünf Wahrnehmungsbereiche nach Frostig ist der Pertra (Perzeptionstraining)-Spielsatz. Mit ihm können jüngere Kinder und auch Körperbehinderte visuell gefördert werden. Es hat den großen Vorteil, daß seine Anwendung nicht mehr im Papier- und Bleistiftbereich liegt. Als weitere wichtige Trainingsmaterialien seien noch genannt:
– BWL (Bewegen-Wachsen-Lernen, Bewegungserziehung) von Frostig, hrsg. von Anton und Erika Reinartz
– Hören-Auditive Wahrnehmungsförderung von Fritze, Probst u. A. u. E. Reinartz.

Eine umfassende Sammlung von Materialien zum Training der auditiven Fähigkeiten fanden wir bei Walther (1978). Viele weitere Spiel- und Übungsmaterialien finden wir z. B. in der Strukturierten Materialiensammlung (SMS) von Teumer u. Walther im Verlag Wartenberg & Söhne, Hamburg.

1.6.1 Materialien

1. Visuelle Wahrnehmungsförderung, Übungs- und Beobachtungsfolge für den Elementar- und Primarbereich, 2. überarbeitete Auflage „Wahrnehmungstraining" (The Developmental Program in Visual Perception)
Für deutsche Verhältnisse bearbeitet und herausgegeben von Anton und Erika Reinartz,
3 Arbeitshefte und 1 Anweisungsheft,
W. Crüwell Verlag, Dortmund 1974, 2. überarbeitete Aufl. 1977,
Best.-Nr. 70.001 bis 70.004
2. Bewegen-Wachsen-Lernen (BWL) Bewegungserziehung
(Move-Grow-Learn, Movement Education)
Deutsche Ausgabe herausgegeben von Anton und Erika Reinartz,
181 Übungskarten (DIN A 5) und 1 Anweisungsheft,
W. Crüwell Verlag, Dortmung 1974,
Best.-Nr. 70.020
3. Individualprogramm zur visuellen Wahrnehmungsförderung (Program for the Development of Visual Perception)
Für deutsche Verhältnisse bearbeitet und herausgegeben von Anton und Erika Reinartz
Dieses Therapieprogramm besteht aus 378 Matrizen für die Übungsblätter und einem Anweisungsheft.
W. Crüwell Verlag, Dortmund 1974,
Best.-Nr. 70.005 und 70.006
4. Frostigs Entwicklungstest der visuellen Wahrnehmung – FEW
(Developmental Test of Visual Perception),
Deutsche Bearbeitung von Oskar Lockowandt,
Beltz Test Gesellschaft, Weinheim 1974
5. Hören – Auditive Wahrnehmungsförderung
Übungs- und Beobachtungsfolge für den Elementar- und Primarbereich von Ch. Fritze, W. Probst, A. u. E. Reinartz,
Anweisung, Arbeitsheft, Tonband,

W. Crüwell Verlag, Dortmund 1976,
Best.-Nr. 70.021 bis 70.024

Pertra – Trainingssatz
Spastikerzentrum der Hessingstiftung
Frau H. Treml
Butzstraße 19 a
8900 Augsburg 22

1.7 Bibliographie

Bauer H (1977) Die Entwicklung der primären Wahrnehmungsprozesse und ihre Bedeutung für die Sprachentwicklung bei Körperbehinderten nach Affolter und Mitarbeitern. In: Fröhlich AD (Hrsg) Wahrnehmungsstörung und Wahrnehmungstraining bei Körperbehinderten. Schindele, Rheinstetten, S 67–88

Franke U (1979) Logopädisches Handlexikon. Reinhardt, München

Frostig M (1975) Bewegungserziehung. Reinhard, München

Graichen J (1978) Teilleistungsschwächen in den hierarchisch-sequentiellen auditiven, kinästhetischen und rhythmischen Regulationssystemen der Sprachproduktion. In: Lotzmann G (Hrsg) Aspekte auditiver, rhythmischer und senso-motorischer Diagnostik, Erziehung und Therapie. Reinhardt, München, S 9-32

Schmidt LR, Keßler BH (1976) Anamnese. Beltz, Weinheim Basel

Seidel C, Biesalski P (1973) Psychologische und klinische Erfahrungen mit dem Frostig-Test und der Frostig-Therapie bei sprachbehinderten Kindern. In: Praxis der Kinderpsychologie und Kinderpsychiatrie. Vandenhoeck & Ruprecht, Göttingen, 1:3-15

Steffen H, Lessel D, Kiefer B, Schwarz N, Seidel CH, Zimmermann V. (1978) Die perzeptive und kognitive Entwicklung sprachlich retardierter und sprechgestörter Kinder – Interdisziplinäre Studie an 35 Erstkläßlern aus 2 Sonderschulen für Sprachbehinderte. In: Lotzmann G (Hrsg) Aspekte auditiver, rhythmischer und sensomotorischer Diagnostik, Erziehung und Therapie. Reinhardt, München, S 32-40

Stern H (1928) Die Notwendigkeit einer einheitlichen Nomenklatur für die Physiologie, Pathologie und Pädagogik der Stimme. Monatsschr Ohrenheilkd 12:1389-1432

Walther T (1978) Überlegungen zur Schulung der auditiven Fähigkeiten – mit Darstellung von Übungs- und Arbeitsmitteln. In: Lotzmann G (Hrsg) Aspekte auditiver, rhythmischer und senso-motorischer Diagnostik, Erziehung und Therapie. Reinhardt, München, S 84-102 (insbesondere 94-98)

Im Prinzip ...

Wir haben bei unserer Falldarstellung bewußt nur die Leitlinien der Behandlungsführung aufgezeichnet, wohlwissend, daß auch in der Sprachtherapie der Teufel im Detail stecken kann. Niemand täusche sich über die scheinbare Leichtigkeit der vorgestellten, wie selbstverständlich verlaufenden sprachlichen und allgemeinen „Umerziehung". Was wir auf wenigen Seiten aufgezeichnet haben, ist das Ergebnis zahlreicher angestrengter therapeutischer Sitzungen, die vom Behandler oft das Äußerste an Konzentration und Frustrationstoleranz abfordern.

Auf keinen Fall geht es uns bei den Demonstrationen typisierter Störungsbilder um die Festschreibung eines spezifischen methodischen Verfahrens, weder in der Diagnostik noch in der Therapie. Methoden wechseln bekanntlich sehr häufig.

Wir möchten damit einem immer wieder aufflammenden Vorwurf von Auszubildenden in einem Fachgebiet entgegentreten (Logopädenschüler sind nicht davon ausgenommen): Die Ausbildung sei zu wenig praktisch ausgerichtet. So verständlich dieser Vorwurf ist – unser Konzept versucht dem auch in Teilen abzuhelfen – so muß doch von erfahrener Ausbilderseite geantwortet werden, daß auch die logopädische (spätere) Praxis nur gedeihen kann, wenn sie auf einem reichen theoretischen Boden angesiedelt worden ist. Ein wurzelloser Praktizismus bringt keine therapeutischen Erfolge hervor, oder beispielhaft gewendet: Der noch so gekonnte Einsatz von Ableitungsmethoden bei der Anbildung eines gelispelten „s" enthebt uns nicht der Anstrengung, darüber nachzudenken, warum gerade dieser Patient ein Lispler ist.

So sehen wir auch unsere „bildende" Aufgabe: Gedanken und Kritik zu provozieren, aber nicht Schemata einzuhämmern.

2 SEV und Dyslalie

2.1 Sprachentwicklungsverzögerung (SEV; auch Sprachentwicklungsstörung SES)

In seiner Arbeit „Sprachliche Spezialisierung des menschlichen Gehirns" schreibt Huber (1978): „Bereits der neugeborene Mensch ist mit spezifischen sprachlichen oder – sagen wir vorsichtiger – vorsprachlichen Fähigkeiten ausgestattet, die Voraussetzungen für den erst 12 Monate später beobachtbar werdenden Spracherwerbsprozeß sind. Wo diese angeborenen Fähigkeiten im Gehirn repräsentiert sind, ist bisher nicht bekannt. Vielleicht spiegeln sie die Anfänge sprachlicher Spezialisierung der linken Hemisphäre wider."

Daß dies ab dem dritten Lebensjahr zutrifft, belegen Untersuchungen zum dichotischen Wahrnehmen von Konsonant-Vokal-Abfolgen bei Kindern. Die vollständige Lateralisierung der sprachlichen Funktionen in einer der beiden Hirnhälften scheint erst ab einer bestimmten Altersstufe zuzutreffen. Lenneberg (1972) geht davon aus, daß diese sog. kritische Periode spätestens mit der Pubertät erreicht ist, während Krashen das schon für das Alter von fünf Jahren annimmt.

Während der gesamten Sprachentwicklung zeigt das kindliche Gehirn ein hohes Maß an Plastizität, d. h. sprachliche Leistungen sind weniger fest an bestimmte neuronale Strukturen gebunden als bei Erwachsenen. Diese Plastizität wird durch die in der Regel schnelle und vollständige Rückbildung einer Aphasie bei Kindern belegt. Man geht davon aus, daß das gesunde Kind die Sprache zunächst in beiden Hemisphären erwirbt, daß aber die sprachliche Performanz, also das aktive Sprechen und Verstehen, Aufgabe der späteren dominanten Hemisphäre sei.

Wir Erwachsenen können uns nicht mehr an die lang zurückliegende eigene Sprachentwicklung erinnern, darum will dieses Kapitel deutlich machen, was in mehrjähriger logopädischer Arbeit und in zahlreichen Elternseminaren in Kindergärten zum Thema „Sprachentwicklung bei Kindern" als wichtig erkannt wurde. Gerade in diesen Kreisen erlebt man, daß sich nur wenige Eltern Gedanken zur Sprachentwicklung ihrer Kinder machen. Sie gehen einfach davon aus, daß sich die Sprache von selbst entwickelt. Daß sie dabei als Eltern eine wichtige Aufgabe als Vorbild und Vermittler übernehmen sollten, ist den wenigsten bewußt.

Es sollte angestrebt werden, daß jeder, der Logopäde werden will, noch vor seiner Ausbildung unter Anleitung eine Zeit lang die Sprachentwicklung eines Kindes beobachten muß. Es ist unumgänglich, daß angehende Logopäden und Sprachheillehrer aus eigener Anschauung darüber etwas erfahren. Diese Erfahrung wird das Verständnis und das Einstimmen auf Störungen der kindlichen Sprachentwicklung stärken.

Die Faszination des Logopädenberufes liegt sicher für viele Bewerber darin, Fähigkeiten und Fertigkeiten erwerben zu können, mit denen man anderen Menschen – seien es Kinder oder Erwachsene – helfen kann, ihre *sprachlichen* Anlagen und Möglichkeiten besser zu entfalten.

Als ich meine Logopädenausbildung begann, war meine Tochter drei Jahre alt. Wichtige Phasen ihrer Sprachentwicklung hatte sie schon durchlaufen; von den einzelnen Schritten habe ich nur wenige mitverfolgt. Ähnlich geht es vielen Vätern. Die berufliche Tätigkeit und die damit verbundene Abwesenheit von der Familie läßt sie lediglich zu Randbeobachtern der körperlichen und sprachlichen Entwicklung ihrer Kinder werden. Mir war damals aufgefallen, daß der passive Sprachbesitz erheblich größer war als der aktive. Erst als während meiner Logopädenausbildung über die kindliche Sprachentwicklung gesprochen wurde, erklärten sich mir nachträglich einige Abläufe. Manches von dem, was ich nur am Rande erlebt hatte, konnte ich nun in ein Bezugssystem setzen und gedanklich nachvollziehen. Auf die unmittelbare Erfahrung und Beobachtung der Sprachentfaltung bei einem gesunden Kind sollte kein angehender Logopäde verzichten.

Aber nicht nur die angehenden Fachleute, sondern auch die jungen Eltern sollten mehr über die Sprachentwicklung eines Kindes wissen, um dieses Geschehen nicht als einen gewöhnlichen Vorgang hinzunehmen, zu dem sie als Erwachsene nichts beizutragen haben.

Nur wer mit seinem Kind gemeinsam eventuelle Mängel in der Sprachentwicklung aufarbeitet, hilft wirklich. Dies ist bei vielen „Sprachschwächetypen" eine mühevolle Aufgabe, die sich aber im Interesse des Kindes lohnt. Denn nur auf diese Weise geben wir dem Kind die Möglichkeit, sich seiner Umwelt zu bemächtigen.

Jedem Therapeuten ist einsichtig, daß eine wöchentlich einmalige Behandlungssitzung nur punktuell ansetzt, daß auf die verständnisvolle Mitarbeit der Mütter nicht verzichtet werden kann.

Dabei ist es nicht das Ziel, die Mütter zu „Ko-Therapeuten" heranzubilden, denen von Woche zu Woche ein frisches Bündel „Hausaufgaben" aufgebürdet wird, das bis zur nächsten Sitzung geschafft sein muß. Wesentlicher ist, sie für das Sprechen-lernen-Wollen und -Können ihres Kindes anzuregen, sie zum sinnvollen Mitgestalten und zu einer verständnisvollen Einstellung anzuleiten, ohne daß sich dies als Druck auf das Kind auswirkt.

Den Kindern soll es nicht so wie Johannes ergehen, einem Jungen mit einer Lippen-Kiefer-Spalte. Seine Mutter kam wohl jedes Mal zur Behandlung mit den Worten: „So, Johannes, nun zeig man, was wir in dieser Woche gelernt haben." Der Knabe war aber keineswegs gewillt, etwas zu zeigen. Er versuchte, die beherrschende Mutter durch passives Verhalten zu unterlaufen. Daß diese korrekt sprach, stand außer Frage. Aber deren ständige Anmahnung überging ziemlich rigoros den Wunsch und das Bedürfnis des Jungen, eigenes zu zeigen. Er wollte schließlich allein „beurteilt" werden.

Eine andere Mutter erzählte mir auf einem Elternabend, sie nehme mit ihrer kleinen Tochter am „Sprachunterricht" teil, weil diese für ihr Alter so schlecht spreche. Jeden Abend vor dem Schlafengehen überlege sie, was man am nächsten Tag ihrer Tochter zum Sprechen anbieten könne. Dabei sei es ziemlich ärgerlich, daß das Kind bei den Übungen, die sie zu zweit machten, kaum den Mund aufbekommt, während es am Abend, wenn die ganze Familie – Vater, Mutter, ältere Schwester – zusammenspiele, recht sprechfreudig sei.

Bei beiden Müttern hatte ich den Eindruck, daß sie stark unter den sprachlichen Mangelleistungen ihrer Kinder litten.

Ebenso war es bei der Mutter von Nicole (3,5 Jahre, Lippenspalte). Das Mädchen sprach so gut wie nichts. Die Mutter begann das Gespräch: „Jetzt habe ich beinahe drei Monate ‚Mama' geübt, aber das Kind denkt nicht daran, auch nur eine Silbe nachzusprechen. Die Verständigung läuft nur über Deuten und Gestik." In dieser Familie gab es noch eine Schwester, die ein oder zwei Jahre älter war und altersgemäß sprach. Bei einer zufälligen Begegnung vertraute mir der Vater an, er könne mit beiden Kindern nichts anfangen, denn man könne mit ihnen nicht vernünftig reden, sie seien einem Gespräch noch nicht gewachsen. Väter verkennen immer noch ihre sprachschöpferische Rolle in der Familie.

Doch auch Mütter sind mir begegnet, die ihr Kind wegen einer SEV vorstellten, sich aber selten über die Tragweite des Zustandes im klaren waren. Sie lebten in der Vorstellung, die Sprachmängel seien nicht so schlimm und würden sich eines Tages geben. In dieser Meinung wurden sie nicht selten durch Freunde und Verwandte, aber auch durch Ärzte bestärkt. Die gängige Beschwichtigungsfloskel lautet, das Kind sei eben ein „Spätentwickler". Aber durch solche „Ratschläge" verstreicht oft wertvolle Zeit.

Viele Ärzte wissen noch zu wenig über die medizinische Relevanz der Sprachentwicklung. Im Studium wird dies kaum oder nur am Rande berührt. Es ist nicht zuletzt eine Aufgabe der Logopädie, die Ärzte zu einer engen Zusammenarbeit bei der Früherkennung von Stimm-, Sprech- und Sprachstörungen zu gewinnen.

Oft werden erst im Kindergarten die Mütter auf die mangelhafte, unverständliche Sprechweise ihrer Kinder hin angesprochen. Das kann der Anstoß sein, eine Beratungsstelle aufzusuchen. Die erste Begegnung mit dem „Sprachlehrer" ist für den weiteren Verlauf von großer Bedeutung. Wir sollten anerkennen, daß sich die Mutter aufgemacht hat, für ihr Kind etwas zu tun. Vorwürfe über versäumte Zeit sind fehl am Platz. Bei der Mutter mögen sich inzwischen Schuldgefühle eingestellt haben, weil ihr Kind mit Gleichaltrigen sprachlich nicht mithalten kann. Hoffnungen, es werde eines Tages von allein richtig reden, sind zerronnen. Das sprachliche Unvermögen des Kindes wird zunehmend als Makel empfunden, was sich scheinbar auch in den Reaktionen des sozialen Umfeldes widerspiegelt.

Wenn die Mutter nach der Erstberatung den Eindruck gewinnen konnte, daß ihr keine Vorwürfe gemacht wurden und sie sich verstanden fühlte, sind für die weitere verständnisvolle Auseinandersetzung mit dem Kind wichtige Weichen gestellt worden. Mit der Mehrzahl der Mütter sprachgestörter Kinder habe ich so arbeiten können.

Es gibt aber auch Mütter, die mehr oder weniger teilnahmslos bei der Beratung und Vorbereitung der Behandlung verharren, deren Notwendigkeit sie nicht einsehen können oder wollen, weil sie der Meinung sind, ihr Kind spreche aus lauter Boshaftigkeit und Trotz nicht ordentlich. Auch diesen Müttern muß der Sinn der Behandlung aufgeschlossen werden.

Eine Übersicht erläutert uns, wie sich Sprache im allgemeinen normal entwickelt (Abb. 2).

Rufen wir uns noch einmal in Erinnerung, was eine Sprachentwicklungsverzögerung ist und folgen dabei der Definition von Luchsinger u. Arnold (1970):

„Das Ausbleiben der Sprachentwicklung bis zum Ende des 3. Lebensjahres ist die Folgeerscheinung einer auf verschiedenen Ursachen beruhenden und mit einem vielfältigen Krankheitsbild einhergehenden allgemeinen Verzögerung der körperlichen und geistigen Entwicklung ... Zur weiteren Abgrenzung muß man Hörstörungen, Schwachsinn und die kindliche Schizophrenie ausschließen."

Zu den Einflüssen der Umwelt auf die sich entwickelnde Sprache eines Kindes schreibt Wurst (1973):

„Herkunft und Bildung offenbaren sich in der Sprache auch heute noch meist deutlicher als in der Intelligenz, so ist die Sprache im Leben eine Art Visitenkarte der Herkunft."

Er führt einige Untersuchungen zum Thema „Sprache und Milieu" an und fährt fort:

„Kinder aus sozial und wirtschaftlich schlecht gestellten Berufen, aber auch Bauernkinder, sind benachteiligt. Auffallend ist, daß die größere Geschwisterzahl nicht im Sinne der Sprachanregung wirkt. Einzelkinder beginnen am frühesten zu sprechen. Die Mutter kann mehr Zeit für sie aufbringen. Ungesicherte soziale und wirtschaftliche Verhältnisse, ungünstige Wohnbedingungen sind besonders deutliche Minusfaktoren für die Entwicklung."

Die beiden Zitate geben uns die Ausgangssituation für die Erhebung der Anamnese. Diese darf auf keinen Fall in ein schematisches Abfragen, eine Art von Verhör, abgleiten. Nach folgenden Faktoren sollte gefragt werden:

– Wie verlief die Schwangerschaft und Geburt?
– Hatte das Kind besondere Erkrankungen seit der Geburt?
– Körperliche, motorische und sprachliche Entwicklung
– Liegt die Erziehung des Kindes vorwiegend in der Hand der Mutter, der Eltern, der Großeltern oder anderer Personen?
– Wie verhält sich das Kind gegenüber anderen, fremden Personen?
– Hat das Kind ältere oder jüngere Geschwister?
– Mit wem, wie und wo spielt das Kind?
– Näßt das Kind ein, wie oft, wie reagiert das Kind darauf, wie reagiert die Mutter darauf?

Praktische Hinweise Dr. Kramer, Bregenz (Vorarlberg)

Monat	Motorik	Wahrnehmung	Sprache, soziales Verhalten	
1 bis 3	hebt Kopf in BL dreht Kopf nach beiden Seiten strampelt kräftig	fixiert lauscht nach Geräuschen betrachtet seine Hände	lächelt beginnt zu plaudern differenziertes Weinen	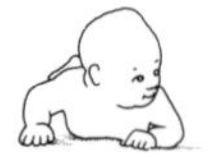
3 bis 6	beginnt zu greifen stützt auf Hände stemmt sich auf die Beine	ergreift Gegenstände steckt alles in den Mund blickt in Richtung einer Schallquelle	quietscht, lacht laut plappert weint, wenn allein gelassen	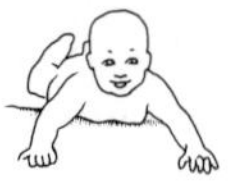
6 bis 12	sitzt kriecht geht und steht gehalten	ergreift Spielzeug und wirft es weg räumt gerne aus zieht Auto nach oder heran	deutliches Fremdeln sagt Mama, Papa, ata versteht Gebote wie nein	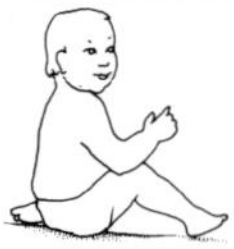
12 bis 18	steht, geht frei steht auf ohne Halten klettert auf Stuhl	stellt 3 Klötze übereinander unterscheidet Eßbares blättert Seiten im Buch	macht bitte, winke trinkt aus der Tasse spricht 6 Worte	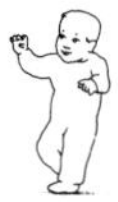
18 bis 24	springt hüpft steigt Stiegen frei	baut Turm aus 5 Klötzen ahmt manuelle Tätigkeit nach setzt Quadrat und Dreieck in richtiger Stellung ins Formenbrett	ist tagsüber rein hilft beim Aufräumen nennt seinen Namen	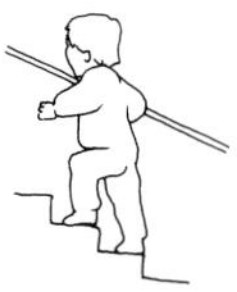
Jahre				
2 bis 3	fährt Dreirad schiebt Ball mit Fuß weg fällt wenig	zeichnet Kreuz zeichnet Kreis ordnet Farben zu	spricht Sätze bis drei Worte Fragealter was ist das ist völlig rein	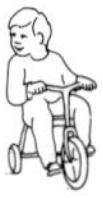
3 bis 4	steht kurz auf einem Bein bevorzugt eine Hand kann sich selbst anziehen	erkennt eine Farbe unterscheidet 1, 2 und viele zeichnet Viereck	versteht kalt, müde, hungrig spricht in Kindersprache spricht kleine Verse auswendig	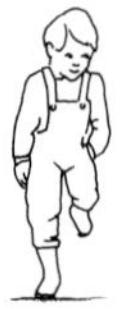
4 bis 5	kann Rollerfahren steht auf einem Fuß über 10 Sekunden kann Ballspielen	erkennt 3 Farben zeichnet Haus und Männchen zählt bis 5	beginnt grammatikalisch zu sprechen Fragealter wann und warum spielt gerne mit anderen Kindern	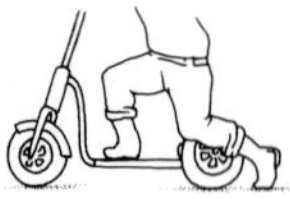
5 bis 6	Grätsch-Seitsprung hüpft vom Stuhl fährt Schi	unterscheidet rechts/links rechnet bis 4 zählt bis 10 zeichnet Buchstaben nach	spricht ohne Sprachfehler kann Begriffe erklären kann Aufgaben übernehmen, z. B. einkaufen	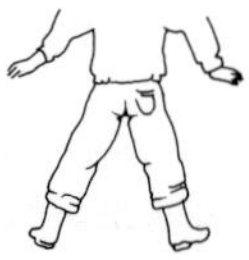

Abb. 2. Praktische Hinweise auf die normale Entwicklung von Motorik, Wahrnehmung und Sozialverhalten beim Säugling

– Setzt sich der Vater mit den sprachlichen Leistungen des Kindes auseinander?
– Gibt es besondere Ereignisse, die einen nachhaltigen Eindruck auf das Kind gemacht haben? (Diese Frage ist oft zunächst für die Mütter kaum verständlich, wenn wir nicht erklären, was wir erfahren wollen: Trennungserlebnisse, Klinikaufenthalte, Krankheit von Familienangehörigen u. ä.)

Wenn es sich vermeiden läßt, sollten anamnestische Fragen nicht in Gegenwart des Kindes gestellt werden. Ist eine zweite Begleitperson mitgekommen, bitten wir sie, mit dem Kind im Wartezimmer Platz zu nehmen, oder spazierenzugehen. Im Aufenthaltsraum sollten Kinder eine Wandtafel, Bilderbücher, Spielsachen und Malutensilien vorfinden. Bleibt das Kind im Behandlungszimmer, ist zu bedenken, daß es, auch wenn es durch Spielsachen abgelenkt zu sein scheint, die Unterhaltung der Erwachsenen mitverfolgt.

Die Gegenwart des Kindes kann das Anamnesegespräch erheblich „hemmen". Wie Mutter und Kind zu Hause gemeinsam den Tag verleben, wird sich durch noch so gezielte Fragen kaum klären lassen. Aber aus der Art, wie die Mutter mit dem anwesenden Kind während des Gesprächs umgeht, lassen sich vorsichtig Schlüsse ziehen. Engt die Mutter den Aktionsradius des Kindes durch ständiges Mahnen ein. Legt sie übertriebenen Wert auf Sauberkeit („mach dich nicht schmutzig, rutsch' nicht mit der guten Hose auf dem Boden rum!"); ist sie ungehalten, weil das Kind Spielsachen oder andere Gegenstände in oder an den Mund nehmen will? Viele Mütter wissen nicht, daß es hier um eine praktikable Art des Begreifens geht. Man hat beobachtet, daß Kinder mit spastischen Lähmungen, die ihre Hände und Arme nicht voll bewegen können, später sprechen lernen als jene, deren Beweglichkeit nicht eingeschränkt ist.

Bei der Behandlung sollten wir uns in erster Linie als Anwalt des Kindes verstehen, der sich engagiert für dessen Bedürfnisse und Erfordernisse einsetzt. Dies muß aber behutsam geschehen, damit die Mutter nicht den Eindruck gewinnt, wir würden gemeinsam etwas gegen sie einfädeln. Es geht letztlich um das Vertrauen von Mutter *und Kind*.

So sagt Rett in seinem Buch „Linkshänder": „Sowohl für den Psychotherapeuten wie für den Logopäden gilt eine alte heilpädagogische Erfahrung, daß die Persönlichkeit des Therapeuten und seine Kontaktfähigkeit entscheidenden Einfluß auf den Therapieeffekt haben. Es bedarf eines großen Maßes an Wissen, Einfühlungsvermögen und Autorität, um solche Therapiewege erfolgreich zu gestalten."

Abgesehen von den körperlichen Ursachen einer SEV spielen die Verhaltensformen der Mutter zu ihrem Kind für Diagnostik und Therapieansatz eine erhebliche Rolle.

Nicht ohne Grund fragen wir nach der Geschwisterstellung des Kindes. Die Mutter hat vielleicht ohne „böse" Absicht den nachgefolgten Geschwistern mehr Aufmerksamkeit geschenkt, so daß die Sprachmängel nicht beachtet wurden und sich das ältere Kind noch mehr zurückgesetzt fühlte.

Oder im anderen Falle ist das Problemkind ein Nachzügler. Die Mutter glaubte, ihre ganze Kraft und Liebe dem „Nesthäkchen" zuwenden zu müssen. Übertriebene, ungesteuerte Zuwendung kann aber mehr schaden als nützen. Diese übergroße Verwöhnungshaltung kann so weit führen, daß sich das „Nesthäckchen" bei seinem Kommunikationsverhalten nur noch mit Nicken und Deuten begnügt und auf sprachliche Äußerungen kaum noch Wert legt. Diesen „Übermüttern" müssen wir helfen, die richtige Erziehungsdosis finden zu lernen. Sie müssen es wagen, ihren Kindern Forderungen zu stellen, an denen sie wachsen können. Müttern dagegen, die zum Perfektionismus neigen, sollten wir zeigen, wie Fehlleistungen von Kindern toleriert werden können. Sie dürfen nicht fortwährend korrekturwütig hinter den Kindern herlaufen, wenn diese z. B. statt „Gib mir ein Stück Kuchen!" – „Dib ma tüt tuchen!" – sagen.

Wyatt (1973) hat uns das alles eindrucksvoll beschrieben. Es ist anregend, wenn das Kind mit seiner noch unvollkommenen Sprache verstanden wird und die Mutter ihm dies durch Rückmeldung zu erkennen gibt. Schließlich wehren wir uns auch als Erwachsene gegen ständige Bevormundung. Kinder dagegen sind den verbessernden Eingriffen von Erwachsenen oft hilflos ausgeliefert. Nicht alle Kinder sind so „standhaft" wie die 21 Monate alte Tochter eines englischen Psychologen. Er wollte eines Tages der Kleinen das Wort Kaffee beibringen. Nach mehrmaligen Versuchen reagierte sie sehr unwirsch und sagte unvermutet: „Nein, Tee!"

Mütter mit einem sprachentwicklungsverzögerten Kind brauchen nichts von Seitendominanz oder ähnlichen Fachbegriffen wissen. Sie sollten aber erfahren, wie ihre Kinder Spaß am Sprechen bekommen können. Unsere Behandlung soll spielerisch geschehen. Das klingt einfach und plausibel. Doch führt es zuweilen zu Mißverständnissen. Wer Therapie mit Lernen oder Unterricht verwechselt, mag sich schon wundern, wenn sich Logopäde und Kind tatsächlich „spielerisch tummeln". Nicht wenige Mütter erwarten auch, daß der Logopäde aus seinem Schrank mit vielen Schubladen das Wundermittel Logopädie herauszieht, um es dem Kind zu verabreichen. Die „Heilung" vollzieht sich dann gewißermaßen von selbst etwa nach der bequemen Verabreichungsweise von 3 × 20 Tropfen Hustensaft.

Therapeuten sind keine Wunderheiler, das sollten sie selbst und auch ihre Patienten voraussetzen. Sie wissen nur etwas mehr über die Zusammenhänge von kindlicher Entwicklung und Sprechenlernen und den damit verbundenen Schwierigkeiten. Sie sind auch nicht Anhänger einer Geheimlehre und eben deshalb jederzeit bereit, ihre Kenntnisse weiterzugeben und ihre Grenzen einzugestehen.

2.1.1 Sprachentwicklung

1. Monat	Schreiperiode
5.–6. Woche	Beginnende vokale Differenzierung (Emotionalisierung)
6. Woche	Primäres Lallen (babbling)
2. Monat	Kehllaute: g..g..g.., che, gr-che, e-rrhe Gurrlaute: egu, ukchu
3.–6. Monat	Beginn der Lallphase (lalling): Umweltklänge und -geräusche werden in die Lautproduktion eingearbeitet. Das rhythmische Sprechelement wird „entdeckt"
6. Monat	Silbenproduktion (plauderähnliche Sprechfolgen), Tonhöhenvariation und Lautstärke-Wechsel
9. Monat	Beginnendes Sprachverständnis
10. Monat	Nachahmungsperiode (Echolalie)
Wende vom 1. zum 2. Lebensjahr	Der Symbolcharakter der Sprache – Einwortsatz – wird erkannt
18. Monat	Zweiwortsätze. Noch keine geformte grammatische Struktur
2. Lebensjahr	Mehrwortsatz (3–4 Wörter). Neben bereits seit längerem verwendeten Substantiven werden Adjektive, Pronomen und Adverbien benutzt
2½ Lebensjahre	Vokale sollen richtig ausgesprochen werden
3. Lebensjahr	Wörter werden in Satzverbindungen korrekt eingegliedert, Personalpronomen verwendet, Adverbien gesteigert. Noch seltener Benutzung von Präpositionen und Konjunktionen. Unter Einsetzung von Hilfswörtern können kompliziertere Satzgefüge konstruiert werden
5. Lebensjahr	Konsonanten sollen richtig artikuliert werden
Vom 4.–6. Lebensjahr	Fertigung von Nebensatzkonstruktionen

Im Schulalter erwartet man realitätsbezogene Berichterstattung und an der Wirklichkeit gemessene Schilderungen.

Die Entwicklung der Sprache geht aber weiter und findet im strengen Sinne genommen im Erwachsenenalter kein Ende. Auch der ältere Mensch nimmt ständig sprachliche (und selbstverständlich nonverbale) Informationen aus seiner Umwelt auf. Er wird durch andere Sprachvorbilder im eigenen Sprachverhalten geprägt bis an sein Lebensende. Die Alterswerke bedeutender Schriftsteller geben Zeugnis von der unversiegbaren, verwandelnden Kraft der Sprache.

2.1.2 Ein Fall von verzögerter Sprachentwicklung

Eines der ersten Kinder, die ich selbständig zu behandeln hatte, war Norbert (5 Jahre alt) mit einer erheblich verzögerten Sprachentwicklung. Bei der bisherigen Behandlung verschiedener stammelnder Kinder war mir klar geworden, wie unterschiedlich sich diese den Ansprüchen der Therapie stellten. Ebenso verschieden waren die Erwartungen der Mütter an die logopädische Therapie.
Mit Norbert stellte sich mir eine neue, noch unvertraute Aufgabe. Theoretisch schien alles einleuchtend. In den Vorlesungen waren wir auf die Behandlung einer SEV hingewiesen worden, ich hatte auch bei erfahrenen Logopäden hospitieren können, aber selbständig zu arbeiten war neu für mich.

Norbert wird von seiner Mutter begleitet, die auf den ersten Blick eigentlich zu alt für den Jungen wirkt. Norbert fremdelt, er will keinen Gruß erwidern, auch als ihn die Mutter ihn dazu mehrmals auffordert. Er atmet sichtlich auf, als ich ihm zeige, daß ich wenig Wert auf das übliche Begrüßungszeremoniell lege. Er setzt sich an den kleinen Tisch und blättert in den Bilderbüchern, die ich ihm gebe. Er ist nicht bereit, allein im Wartezimmer zu warten.
Seine Mutter erzählt folgendes:
Norbert hat noch zwei ältere Geschwister, eine Schwester, die 10 Jahre und einen Bruder, der 12 Jahre älter ist. Man lebt am Rande der Großstadt in einem eigenen Haus, in dem auch die Großmutter mütterlicherseits in einer eigenen Wohnung lebt. Nach einer normalen Geburt hat sich der Junge gut entwickelt, bis er im Alter von einem Jahr Keuchhusten bekam, der fast 8 Wochen dauerte; auch 3 Wochen Klinikaufenthalt haben nicht helfen können. Damals machte man sich große Sorgen um den Jungen. Nach der Krankheit war der Junge sehr verändert. Erst nach einem halben Jahr machte er wieder Anstrengungen, sich zu bewegen. Gleichaltrige waren damals körperlich wesentlich weiter. Mit zwei Jahren war so etwas Ähnliches wie „Mama" zu verstehen, aber das war für lange Zeit die einzige Äußerung. Zwischen zwei und drei Jahren stellte sich eine babyhafte Sprechweise ein, auf die sich die Familie einhörte. Mit 3¾ Jahren wurde ein erster Kindergartenversuch gemacht, der aber schon bald abgebrochen werden mußte, weil die anderen Kinder Norbert nicht verstanden. Langsam und allmählich bildete er dann Laute. Nur wußte niemand, wie man dem Jungen helfen sollte. Die Großmutter nahm sich der Aufgabe an, aber es zeigten sich kaum Erfolge. Lediglich zu dem großen Bruder ergab sich eine gute Beziehung, weil dessen Motorrad das Interesse des Kleineren weckte. Beim Putzen und Reparieren kam es zu kurzen Satzandeutungen. Gegenüber anderen Erwachsenen war Norbert sehr zurückhaltend.
Mit 4¾ Jahren wurde der zweite Anlauf zum Kindergartenbesuch unternommen. Dort wurde nun zur logopädischen Beratung angeregt. Soweit die Mutter.
Sie kommt jetzt mit dem Jungen von der audiologischen Untersuchung, bei der kein Hörschaden festgestellt wurde. Auf meine Frage, wie der Junge von der Familie behandelt wird, räumt die Mutter ein, daß sich jedermann zu Hause mit dem „Nesthäkchen" viel Mühe gibt. Allerdings spricht er kaum, sondern begnügt sich mit Gesten, um seine Wünsche erfüllen zu lassen. Ihr Wunsch ist es, aus dem fast stummen endlich einen munteren, sprechenden Jungen zu machen.

Während unseres Gesprächs sieht sich Norbert einige Bilderbücher an, wobei es ihm Mitgutschs „Meine Stadt" besonders angetan hat. Ich versuche also über dieses Buch und die Bilder ein Gespräch zu beginnen. Norbert soll mir erzählen, was er sieht. Viel kommt da nicht: „Mann Fahrrad sitzen tut – Kinder laufen tun – Straße Baum steht – Häuser groß – Lauft Hund klein."

Die Mutter lächelt; es scheint sie zu wundern, daß wenigstens so viel zu hören ist. Ich frage nun, was die eine oder andere Figur macht. Norbert antwortet nur: „Laufen tun, sitzen tut." Auf den ersten Blick scheint die Lautbildung in Ordnung zu sein; bei der anschließenden gezielten Lautprüfung ergeben sich einige wenige Schwierigkeiten bei Konsonantenverbindungen, die aber nicht durchgängig sind.

Das war die Anfangsvorstellung. Beim Abschied kommt die Frage, die ich befürchtet habe: „Glauben Sie denn, daß noch etwas werden kann mit der Sprache?" Ich sage nur, daß wir abwarten müßten.
In den nächsten Sitzungen versuche ich, das Vertrauen des Jungen zu gewinnen, indem ich vorwiegend anhand des Mitgutsch-Buches Fragen nach

den Tätigkeiten bestimmter Figuren stelle. Ich frage beispielsweise: „Sitzt der Mann oder fährt er, weint das Kind oder lacht es?" Erstaunlicherweise kommen die Antworten recht zügig mit richtiger Zuordnung: „Mann fährt, Frau redet." Nach diesem Erfolg erweitere ich die Fragen und frage nach dem Objekt: „Hat die Frau einen Hut auf oder einen Mantel an; fährt das Mädchen Fahrrad oder Roller?" Auch dies wird richtig zugeordnet. Allerdings benutzt Norbert keine Artikel und keine Verhältniswörter. Und ganz plötzlich will er von seinen Spielsachen zu Hause erzählen. Das Eis scheint gebrochen!

Die Mutter sitzt als stiller Beobachter dabei. Sie hilft nur, wenn ich etwas von dem, was Norbert sagt, nicht verstehe. Doch zu Beginn jeder Sitzung gibt sie ihre Enttäuschung zu erkennen, weil der Junge daheim noch immer fast nichts redet. Das ist ihr unverständlich, da sie die Fortschritte hier während der Behandlung verfolgt.

Im Gespräch unter vier Augen lege ich der Mutter dar, daß man zu Hause keine zu großen Erwartungen an den Jungen stellen darf, auch wenn er altersmäßig besser sprechen müßte. Er soll langsam lernen, daß Nicken und Gesten keine ausreichenden Verständigungsmittel sind, daß er sprachlich gefordert werden wird und muß. Doch wird er nicht über Nacht fließend reden lernen. Ich frage nach den Übungsversuchen bei der Großmutter. Sie geht nach dem Belohnungsgrundsatz vor, wenn Norbert etwas richtig nachspricht, erhält er ein Stück Schokolade. Ob Norbert zu Hause malen darf, will ich wissen. Bisher hätte er wenig Interesse gezeigt, allerdings würde ihm auch selten Gelegenheit gegeben.

Ich ermuntere die Mutter, das Malen zu fördern. Sie solle aber nichts vormalen. Wenn sie sich vorsichtig nach seiner malerischen Gestaltung erkundige, werde er vielleicht etwas zum Bildinhalt sagen. Diesen Rat nimmt die Mutter mit zweifelndem Blick an, will aber den Versuch wagen.

Zur nächsten Sitzung kommt er mir ungewohnter Norbert: er zerrt an der Handtasche seiner Mutter, will etwas herausholen, noch ehe diese sich hat setzen können. Ungeduldig zieht er ein Blatt Papier heraus, auf dem er gemalt hat. Das zeigt er mir und berichtet in seinem verkürzten Redestil: „Da Kuh steht, großes Haus ist, Wiese bunte Blumen, Fenster auf!" Ich höre mir alles an und wiederhole die einzelnen Aussagen. Dabei sieht er mich stolz an und posaunt heraus: „Ich malt haben!"

Von nun an kommt er jedesmal mit einem neuen Bild und die Bilder werden von Mal zu Mal inhaltsreicher. Da ihm die Flexionen der Verben noch schwerfallen, versuche ich einen anderen Weg. Ich nehme von einigen Hilfsverben wie „wollen" und „können" die dritte Person Singular und Plural. Dies scheint Norbert zu gefallen, denn er bildet schnell eigene Beispiele. „Mann will trinken, Frau soll kochen usw."

Während der achten Sitzung, frage ich ob er sich Fernsehsendungen ansieht. Es ist, als habe er auf die Frage gewartet, denn prompt teilt er mit, daß er „Tarzan sehn tu". Jeden Samstag genieße ich nun meinen Tarzan im Regionalprogramm, und montags diskutieren Norbert und ich über Tarzans Abenteuer. Es scheint, daß ich seine ureigenen Interessen getroffen habe, denn er erzählt, wenn auch noch sprachlich verkürzt, den Handlungsablauf der jeweiligen Folge. Verblüffend ist seine Beobachtungsgabe. Als das erste Mal über diese Fernsehserie gesprochen wird, kann es die Mutter kaum fassen, daß ihr Junge mehr als drei Sätze hintereinander sagt. Es erscheint ihr wie ein Wunder.

Auf einmal ist es auch für mich leichter geworden, Norberts Interesse für Grammatik zu steigern. Er scheint es selbst nicht zu bemerken, wie er allmählich kurze, regelrechte Sätze formuliert. Wenn ich etwas nicht verstanden habe oder von der Handlung vergessen habe, antwortet er auf meine Fragen mit ganzen Sätzen.

Nach der ersten Überraschung kommt es zu einer Unterredung mit der Mutter. Sie will wissen, was eigentlich passiert sei. Warum der „Bengel" in der Behandlungsstunde spricht, aber die Familie noch ohne Ansprache läßt?

Ich kann ihr darlegen, daß wir über einen zufälligen Umweg Zugang zu seinen Interessen gefunden haben. Er kann nun über Dinge sprechen, die ihn intensiv beschäftigen. Auch die Mutter hat beobachtet, daß er sich jetzt genau die Filmhefte ihrer großen Tochter ansehe und das Bild des Tarzandarstellers herausgetrennt und ihn über sein Bett gehängt habe. Im übrigen schauen sie sich jetzt zusammen in der Familie Kindersendungen an; dadurch haben sie einen gemeinsamen Gesprächsstoff, zu dem auch Norbert zunehmend seinen Teil beisteuert.

Nach zwanzig Sitzungen kommt die Mutter freudestrahlend zu mir und sagt, die Schulärztin habe den Jungen für schulreif erklärt; er habe sich sogar mit der für ihn fremden Frau unterhalten. Die Großmutter habe sich auch in ihrem „Übungsstil" umgestellt. Norbert spricht noch nicht alles, wie es sich für einen beinahe Sechsjährigen gehört, aber er hat seine Redescheu abgelegt, da er merkt, daß man ihm zuhört, ohne ihn ständig zu verbessern.

Nach einem halben Jahr bekam ich eine Postkarte, auf der sich die Mutter noch einmal bedankte und mir mitteilte, sprachlich sei inzwischen alles in Ordnung, sie bedaure nur, daß sie nicht früher in logopädische Betreuung gekommen sei.

2.2 Dyslalie oder Stammeln

Bei der Besprechung der verzögerten Sprachentwicklung sind bereits die Ursachen genannt worden, die auch für die Entstehung von Stammelfehlern in Betracht zu ziehen sind. Überhaupt ist ohne begriffliche oder systematische Schwierigkeit das Störungsbild, die Sprechauffälligkeit oder die Artikulationsstörung, die wir gemeinhin als Stammeln bezeichnen, in den größeren Rahmen der verzögerten Sprachentwicklung einzufügen. Wenn die Geläufigkeit der Sprache nach Beendigung des 2., 3. oder gar 4. Lebensjahres nicht richtig in Fluß kommen will und wenn es zum Fehlen einzelner Laute oder zu Umstellungen im Silben- und Lautverband kommt, dann pflegen wir von einem stammelnden Kind zu sprechen.

Wir haben eine sehr einfache diagnostische Methode zur Verfügung, um diese „Sprechbehinderung" prompt zu erkennen. Wenn die Mutter mit ihrem Kind in die Sprechstunde kommt, und wir ihm die Hand entgegenstrecken, „Guten Tag" sagen und als Antwort die Lautfolge erhalten: „Duten Dat", dann können wir sicher sein, daß es sich um einen Stammelfehler handelt.

Es kann ein Laut vollständig fehlen, wenn beispielsweise statt Gabel nur „Abel" gesagt wird, oder ein Laut wird durch einen anderen ersetzt; dieser Ersatzlaut ist an sich richtig gebildet, wird aber an verkehrter Stelle eingerückt. So hört man anstelle von Gabel „Dabel" oder für Schule „Dule". Schließlich findet man auch falsch artikulierte Laute, die in der Umgangssprache sonst nicht vorkommen, etwa bei den verschiedenen Formen des häufiger auftretenden Sigmatismus; dies ist eine fehlerhafte, der Norm nicht gerecht werdende Aussprache des s-Lautes.

Je nach dem Umfang des Stammelns – ob es sich nur auf einzelne Laute erstreckt oder ob viele Laute mangelhaft oder falsch ausgesprochen werden bzw. fehlen – spricht man von einem partiellen, multiplen oder, wenn fast alle Laute betroffen sind, universellen Stammeln. Der Linguist Roman Jakobson (1942) hat in „Kindersprache, Aphasie und allgemeine Lautgesetze" dargelegt, daß sich die Laute in einer ganz bestimmten feststehenden Reihenfolge entwickeln und die späteren Laute auf den früheren aufbauen. Es ist uns von der eigenen Entwicklung oder von der Beobachtung bei Kindern bekannt, daß zu den frühen Lauten das m, b und t zählen und daß später g, k, f, w oder ch und schließlich die schwierigsten Laute s oder sch sowie r oder l gebildet werden. Bei einem Stammler fehlen diese späten Laute, sie haben sich von den sie fundierenden Lauten noch nicht völlig abgesetzt oder sind durch Störeinflüsse zur Fehlentwicklung gelangt. Darum auch finden wir sehr häufig s-Fehler. Da alle Kinder bei der phasenhaften Entwicklung des Sprechenlernens Perioden der Stabilität und der Instabilität durchmachen, d. h. auch sprechgesunde Kinder weisen mitunter für eine bestimmte Zeit Stammelfehler auf, hat man früher den Begriff „physiologisches Stammeln" eingeführt. Man sollte ihn aber ersetzen durch den treffenderen Terminus „Entwicklungsstammeln".

Ohne noch einmal die Einzelheiten der Verursachung von Dyslalie aufzuzählen, soll eine entscheidende Möglichkeit der Entstehung von Stammeln erwähnt werden, nämlich ein *Hörfehler*. Es gibt den Begriff der *audiogenen Dyslalie*. Daher muß, um ein *otogen bedingtes Stammeln* auszuschalten, die Hörprüfung in das Standarduntersuchungsinstrumentarium eingefügt sein.

Erwähnt werden muß auch, daß bei Kindern die Unterscheidungsfähigkeit für Laute schlecht entwickelt sein kann. Infolge einer geringeren sprachlichen Auflösungs- und Differenzierungsfähigkeit kann eine Störung des phonematischen Gehörs vorliegen, so daß die Betroffenen nicht imstande sind, die für sie zum Verständnis ihres Sprechens richtigen Phoneme herauszuhören. Man kann von den *motorischen Stammelfehlern*, die gewissermaßen durch artikulatorische Ungeschicklichkeit hervorgerufen werden, als Gegensatz die *sensorischen Stammelfehler* unterscheiden. Gerade bei diesen ist wichtig, daß man eine genaue Lautbestandsaufnahme vornimmt, um festzustellen, ob nicht überhaupt eine Störung der Wahrnehmung für akustische Eindrücke aller Art, nicht nur der phonematischen, vorliegt. Man spricht in diesen Fällen von einer *verbalen Dysgnosie* oder *Worttaubheit*. Sie ist in die diagnostische Erwägung einzubeziehen, wenn die Sprache bis in das Schulalter hinein ausbleibt, die Unfähigkeit, Klänge oder Geräusche zu erkennen, weiterbestehen bleibt, Wortklangbilder nicht aufgenommen, gespeichert oder produziert werden können und ein gestörtes Richtungs- und Entfernungsgehör vorliegt, dagegen meist eine gute optisch räumliche Orientierung besteht. Diagnostisch relevant ist auch, daß die Kinder oft bei Klängen, die uns als angenehm erscheinen, ohne Reaktion bleiben, dagegen bei einem leisen Knistern oder Rascheln reagieren.

Diagnostisch bedeutungsvoll ist für uns, daß eine *partielle Lautagnosie*, eine Forme fruste der akustischen Dysgnosie oder Agnosie vorliegen kann.

In solchen Fällen bemerken wir eine Schwächung des Unterscheidungsvermögens für feinere akustische Details, ohne daß eine periphere Schwerhörigkeit nachzuweisen ist. Die Auffassung bzw. die Diskrimination für phonematische Klanggestalten ist abgeschwächt oder ungenügend entwickelt. Auch wenn Kinder mit einer solchen Störung im Verlauf der logopädischen Behandlung gelernt haben, die Laute richtig zu verwenden, bleiben immer noch Schwierigkeiten bestehen, Klänge zu differenzieren und es kommt immer noch zu Verwechslungen von Lauten. Es ist selbstverständlich, daß hier zunächst eine Hörübungsbehandlung durchgeführt werden muß.

An anderer Stelle wurde darauf aufmerksam gemacht, daß Mehrfachschädigungen nicht selten mit Sprach- und Sprechstörungen einhergehen. Wir werden also bei einer frühkindlichen Hirnschädigung beispielsweise auch ein sog. zentrales oder enzephalopathisches Stammeln vorfinden. Hier liegen Schädigungen infolge eines Geburtstraumas in den Sprachzentren und in den perzeptiven bzw. expressiven Leitungsbahnen vor. Es ist nicht einfach, die zentralen Dyslalien von den anderen Stammelformen abzugrenzen. Das gilt für die motorischen Dyslalien, wo wir oft einen Rückstand der gesamten Körpermotorik bemerken, ebenso wie für die sensorischen Dyslalien, wo als Extrem eine akustische Lautagnosie imponiert. Wir erkennen nicht selten bei zentralen Dyslalien einen Dysgrammatismus und auch neurologische Ausfallerscheinungen. Wir sprechen, wenn sich über die Stammelstörung hinaus ein neurologisches Krankheitsbild abzeichnet (spastische Parese, Athetose, Ataxie), von einer Dysarthrie oder, wenn überhaupt keine Laute produziert werden, von Anarthrie.

Differentialdiagnostisch zu trennen ist auch der Stammelfehler bei Kindern mit faziobukko-lingualer Apraxie, eine koordinative oder assoziative Innervationsstörung. Es gelingt diesem Patientenkreis nicht, durch eigene Willensanstrengung oder auf Aufforderung, gezielte Bewegungen mit der Lippe oder mit der Zunge auszuführen, während sich dieser Bewegungsvollzug im Affekt regelrecht zeigt.

In seltenen Fällen kann das Stammeln auch das Symptom einer neurotischen Verhaltensweise sein. So kann beispielsweise die Sprache aufgrund von Konfliktsituationen im Elternhaus aus- oder zurückbleiben. Es versteht sich von selbst, daß dann eine psychotherapeutische Beratung und Behandlung angeordnet werden muß.

Man hat bei allgemeiner körperlicher Ungeschicklichkeit, die eine mangelhafte Koordinationsfähigkeit der Sprechwerkzeuge mit sich bringt, von einem mechanischen Stammeln, einer mechanischen Dyslalie, gesprochen. Ebenso findet man bei erheblichen organischen Veränderungen, beispielsweise Zahndefekten oder Zahnstellungsanomalien, sprachliche Störungen. Man muß aber hinzufügen, daß diese Abnormitäten in der Regel nur die Rolle einer Disposition spielen. Sie können, aber sie müssen nicht eine Störung verursachen.

Bei der Diagnosestellung ist darauf zu achten, ob der Stammelfehler konstant, d. h. ob er ständig auftritt oder inkonstant ist: einmal wird der Laut falsch und ein anderes Mal richtig ausgesprochen. Ebenso können Stammelfehler konsequent oder inkonsequent sein, d. h. die Art der Fehlbildung bzw. die

Bildung des Ersatzlautes wechselt mit der entsprechenden Redesituation. Wenn der Laut völlig fehlt, spricht man von Mogilalie, wenn der Laut durch ein Phonem aus der Muttersprache ersetzt wird, von Paralalie. So ergeben sich Bezeichnungen wie Paragammazismus, Parakappazismus, Paralambdazismus und dgl.

Unsere Fallbesprechung sollte klar machen, daß wir bei der Überprüfung des Lautbestandes (Artikulationsprüfung), wobei es sich meist um die erste Kontaktaufnahme im Beisein der Mutter oder anderer Bezugspersonen handelt, möglichst nicht zu erkennen geben sollten, daß es sich um eine Untersuchung handelt. Wir verzichten anfänglich auf eine gründliche ärztliche Durchuntersuchung, um die Kinder nicht *vor* der engeren Kontaktaufnahme zu erschrecken. Die Erstuntersuchung wird in eine Spielhandlung umgewandelt. Wir sehen uns gemeinsam ein Bilderbuch an, wir lassen eine Bildbeschreibung vornehmen, wir beginnen zu zeichnen oder zu basteln. Wir tun nichts, was nach Prüfung oder Übung aussieht.

Wie man auch im einzelnen vorgehen mag und welches Untersuchungsschema der Logopäde für sich aufstellen wird, die folgenden Faktoren sollten zur Pflicht gemacht werden: Überprüfung des Gehörs, Feststellung einer einwandfreien Sehfähigkeit, Prüfung der Taktilität, der rhythmischen Ansprechbarkeit, der Konzentration, des Gedächtnisses, der Aufmerksamkeit. Schließlich müssen wir eine Vorstellung über den Zustand der Motorik des Kindes gewinnen – das betrifft sowohl die Grob- als auch die Feinmotorik, einschließlich Sprechmotorik – und wir sollten uns eine Aussage über den Sprechantrieb und den Sprechimpuls verschaffen (Motoskopische Untersuchung).

Die Überprüfung des Lautbestandes muß sorgfältig vorgenommen werden.

Als Prüfmittel sind zu nennen:

– M. Cervenka: Phonetisches Bilder- und Wörterbuch
– H. Möhring: Lauttreppe
– P. Lüking: Lautstreifen zur Registrierung des Stammelns, Merkblatt zum Lautstreifen
– H. Schäfer: Bildwortserie zur Lautagnosieprüfung und Schulung des phonematischen Gehörs

(Testmittel zu Sprachbehandlung und Lautprüfbogen für Stammler kann man vom Verlag Wartenberg & Söhne, Hamburg 50, erhalten.)

Wenn wir daran denken, daß in allen Sprachen Dialekte vorkommen, daß wir eine Konversationssprache, Umgangssprache und Hochsprache unterscheiden, dann wird verständlich, daß eine genormte, einheitliche Artikulationsprüfung kaum durchführbar, und sogar wenig sinnvoll ist. Wir müssen uns mit Annäherungen bescheiden. Es muß auch gesagt werden, daß es keinesfalls die Absicht eines Logopäden sein kann, mit lautlichen und anderen Mitteln eine reine Hochlautung anzuerziehen.

Wir haben keinen sprecherzieherischen Ehrgeiz. Wir sind Helfer, die eine von der Norm breit abweichende Auffälligkeit so anzugleichen versuchen, daß keine die Person gefährdende Konsequenz, etwa die Entwicklung einer neurotischen Verhaltensweise infolge einer Sprachbehinderung, eintreten kann. Darum sollte man auch bei standardisierten Tests mit Wortlisten, Bildstreifen oder Gegenständen als Prüfmittel, die Laute prüfen, die häufig gebraucht werden und für Kinder angemessen sind.

Ein Wort zur *Behandlung*. Das Ziel ist, den richtigen Laut anzubilden. Der tschechoslowakische Phoniater Seeman (1965) faßt die Grundsätze der Übungsbehandlung beim Stammeln wie folgt zusammen:

Durch wiederholtes Üben bilden und festigen sich die bedingten Reflexe zwischen dem richtigen Klang des Lautes und den erforderlichen korrespondierenden Artikulationsbewegungen. Das ist der Grundsatz häufiger kurzzeitiger Übungen.

Das Einüben neuer Laute oder die Beseitigung der fehlerhaften besteht vordringlich in der Übung des phonematischen Gehörs. Das

ist der Grundsatz der Rückkopplung über die eigene Hörkontrolle.
Über artikulatorisch benachbarte oder ähnlich klingende Hilfslaute soll der zu erreichende fehlerhafte Laut angebildet werden. Das ist der Grundsatz der Anwendung von Hilfslauten.
Alle Übungen werden mit minimaler Aktion durchgeführt, das ist der Grundsatz der minimalen Aktion.
Schließlich schreibt Seeman, daß bei einigen Lauten, besonders bei den Zischlauten, die Aussprache so leise eingeübt wird, daß sie kaum hörbar ist.
Prinzipiell ist hinzuzufügen, daß die moderne Stammlerbehandlung auf mechanische Hilfsmittel meist verzichtet. Es ist aber nicht auszuschließen, daß mitunter Sonden und andere Hilfsgeräte gebraucht werden, um so die richtige Zungen- oder Lippenstellung zu erreichen (passive Anbahnungsmethode). Den größten Behandlungsraum nimmt die *aktive* Methode ein. Der falsch artikulierte oder der fehlende Laut muß neu entwickelt werden. Als Hilfslaut dient oft ein topisch benachbarter Laut. So sucht man etwa das gestörte (gelispelte) s über das f oder vordere (Gaumen-) ch anzubilden. Dabei spielt die Hörerziehung als einleitender Schritt eine wichtige Rolle. Man muß sich davon überzeugt haben, daß das Kind ein phonematisch korrektes Gehör besitzt. Man kann dieses intensivieren und trainieren über Fremd- und Eigenhörübungen.
Schwierigkeiten bei der Stammlerbehandlung können auftreten, wenn bei dem Sprachgestörten emotionale Hemmungen oder Konfliktsituationen vorliegen. Ähnlich wie beim Stottern sind Artikulationsstörungen nicht immer allein durch Lernversagen zu erklären. Das gilt für die therapieresistenten Fälle. Hier liegt zuweilen ein infantiles Fehlverhalten vor, das auch plötzlich nach einer familiären Auseinandersetzung auftreten kann. Die Kinder wollen durch ihre Sprechanomalie ihren Protest zum Ausdruck bringen. Die infantil bedingten Stammelfehler (regredierenden Artikulationsmängel) können auch mit anderen regressiven Verhaltensweisen, wie Daumenlutschen, Enuresis, Affektlabilität u. a., zusammen auftreten. Die Kinder versuchen demonstrativ die Aufmerksamkeit auf sich zu lenken, sie wollen ernstgenommen werden.
Es gibt sehr viele Verfahren zur Stammlerbehandlung. Van Riper war bemüht, für den Korrekturvorgang wissenschaftliche Grundlagen zu schaffen. Nach seiner Vorstellung kann die Sprache als ein Prozeß angesehen werden, der durch automatische Kontrollen gesteuert wird. Nach der Feedbacktheorie muß der Artikulationsgestörte den taktilen Anstoß und auditiv-artikulatorischen Rücklauf der Laute erfahren lernen. Dies geschieht mit Hilfe des Abtastens. Die Abtastfunktion ist als Regulator zu verstehen, der die Leistung der Artikulation überprüft. Durch den Rückfluß von Informationen kann man sich eine Meinung darüber bilden, wie das automatische Kontrollsystem funktioniert. Nachdem man abgetastet hat, folgt als zweiter Schritt der Vergleich. Nach dem Vergleich kommt als dritte Maßnahme die Korrektur. So kann jede Abweichung vom Normalen abgetastet, verglichen und korrigiert werden. Als Lernziel gilt, die neu erworbenen Laute auch unter Emotions- und Zeitdruck korrekt zu gebrauchen. Der ungewohnte Laut muß stabilisiert werden.
Dazu van Riper: „Wenn ein moderner Nachtjäger sein Ziel im Dunkel abschießen soll, muß er erst starten und dann mittels Radar weit ausgreifend das Ziel suchen, den Himmel abtasten. Die Zunge muß sich auf ähnliche Weise zu neuen Zielen aufmachen. Ihr muß geholfen werden, sich auf der Suche nach dem verlangten Ziellaut in neuartiger Weise zu bewegen. Sie muß im Abtasten und Erkunden geübt werden. Es ist deshalb durchaus nicht falsch, daß in Anlehnung an die Übungen, die Demosthenes in der Antike bereits durchgeführt hat, unübliche Mundstellungen eingenommen werden, daß man bei weit geöffnetem Mund spricht oder ein Röhrchen zwischen die Lippen klemmt, daß man die Zähne aufeinander stellt, daß man versucht, beim Einatmen zu sprechen und dgl. Alles das ist dazu da, damit der

Mund einmal die Möglichkeit neuer Artikulationsmuster ertastet. Für dieses Suchen nach dem neuen Laut wurde der Begriff ‚hunting' geprägt. Wir müssen dem Patienten mit unseren Ableitungsmethoden beibringen, den Laut so lange zu suchen, bis er ihn gefunden hat. Es ist oft kritisiert worden – und auch ich gehöre zu diesen Kritikern, daß bei der Anwendung sinnloser Wörter zu wenig Transfer in einer sinnvollen Kommunikation auftritt."

Darum fordert van Riper, sinnlose Silben derart zu verbinden, daß sie in ihrer Lautfolge wie sinnvolle Wörter wirken. Er empfiehlt, sinnlose Wörter als Namen für Gegenstände oder abstrakte Gestalten zu verwenden und so in sinnvolle Sätze einzugliedern. Wichtig ist und das scheint mir bemerkenswert, daß ein neuer Laut, der in einem sinnlosen Material enthalten ist, *gedehnt* gesprochen werden soll, *laut* gesprochen werden soll und *mit Lebendigkeit gestaltet* werden muß. Praktikabel ist auch der Ratschlag, bei Artikulationsbehandlungen zunächst die gewünschten Lautfolgen still üben zu lassen, bevor sie lauthaft ausgesprochen werden (Van Riper u. Irwin 1976).

Es bedarf wohl keiner Erwähnung, daß therapeutisches Vorgehen bei Kindern nicht streng methodisch oder gar „exerziermäßig" durchgeführt werden kann und darf. Der geringe Erfolg bei einem rein mechanischen Vorgehen würde Therapeut und zu behandelndes Kind recht bald entmutigen. Dennoch liegt auch in der sog. „Spieltherapie" Methode. Was dem Zuschauer oft allzu simpel erscheint, hat eine wohl geordnete zweckbestimmte Richtung, die vom Solo-Spiel ausgeht – und über das „tangentiale Spiel" (der Therapeut nimmt vom Rand her allmählich Kontakt mit dem kindlichen Partner auf), schließlich in die „kooperative" Spielphase einmündet – dem Therapeuten ist der Eintritt in die kindliche Betätigungswelt gelungen!

2.3 Beeinflußt die Zahnstellung den Sprechvorgang? Führen Gebißanomalien zu Sprechanomalien?

Dies ist eine Frage, die häufig diskutiert wird. Beim Lispeln scheint ein abnormes Gebiß die s-Abweichung mitzuverursachen. Allerdings bestehen auch Meinungen, die simple Wechselwirkungen zwischen Funktion und Form ablehnen. Die Antworten sind also uneinheitlich. Nach der Statistik kommt es bei Kiefer- und Zahnstellungsanomalien vermehrt zu fehlerhaften s-Bildungen, doch ist dies keine Regel.

Zum Verständnis der Zusammenhänge muß die regelrechte Zahnentwicklung bekannt sein. Bei der Geburt eines Kindes liegt eine physiologische Rücklage des Unterkiefers vor, die sich unter normalen Verhältnissen bis zum Durchbruch der Milchzähne durch Vorentwicklung des Unterkiefers wieder ausgleicht, so daß sich die Milchzähne auf ihre Positionen regelrecht einstellen können. Voraussetzung dafür ist das Stillen an der Mutterbrust. Infolge des ständig wechselnden Vorgangs von Saugen und Auspressen der Brustwarze wird der physiologische Vorschub des Unterkiefers angeregt. Anders bei der Flaschennahrung. Die Progression des Unterkiefers kann durch Lutschgewohnheiten des Kindes gehemmt werden.

Schon beim Durchbruch am Ende des 1. oder 2. Lebensjahres können Fehlbildungen am Gebiß auftreten, die für das Erlernen des Sprechens ein Hindernis darstellen. Beim lutschoffenen Biß im Gebiet der Frontzähne wird die Zunge dazu verleitet, sich ständig zwischen die Zahnreihen zu legen. Das behindert nicht nur die Lautung, sondern führt wechselwirkend dazu, daß das Ausmaß des offenen Bisses erweitert wird. Man erkennt am frontal offenen Biß die Korrelation zwischen Sprechbildungsfehler und Gebißanomalie. Das Lutschen ist mit großer Wahrscheinlichkeit bei der Entstehung von Gebißfehlbildungen, insbesondere Kompressionsformen, beteiligt.

Im Alter etwa von 2½ Jahren haben sich die Milchzähne eingestellt. Die Zahnärzte sprechen von der Nutzperiode des Milchgebisses. Die Milchzähne können sehr eng aneinander gestellt oder lückenhaft nebeneinander gereiht sein. Als günstig für die bleibende Gebißposition, als Platzreserve für die kommenden Schneidezähne, hat sich die lückige Form erwiesen. Wichtig ist, daß die Milchzähne genutzt werden, weil dies für die Wachstums- und Entwicklungsvorgänge im Kauorgan von Vorteil ist. Die Abrasio der Milchzähne, d. h. die Einebnung des Kauflächenreliefs, begünstigt die Umbauvorgänge. Im Alter von 6 Jahren brechen in der Regel mit dem Ausfall der Milchzähne die bleibenden größeren Frontzähne durch. Nach Meinung der Zahnärzte gibt es zwischen der Breite der Schneidezähne des Milchgebisses und des bleibenden Gebisses keine verläßliche Größenbeziehung. Man muß einfügen, daß das Auftreten und die Häufigkeit von Gebißanomalien nicht zuletzt familiär bedingt ist und den Mendelschen Vererbungsgesetzen folgt. Auch kommt es in der Regel mit dem Zahnwechsel nicht zum Ausgleich der Fehlbildungen des Milchgebisses, sondern die Abweichungen verstärken sich sogar. Aus Milchgebißanomalien können ausgeprägte, die Funktionstüchtigkeit des Kauorgans in starkem Maße beeinträchtigende Fehlbildungen des bleibenden Gebisses hervorgehen.

Zu den Abweichungen in der Zahnstellung gehört der frontale Engstand, bei extremer Ausprägung als Kulissenstellung bekannt. Die Ursache ist vermutlich eine zu geringe Breite des Zahnbogens, eine Kieferkompression. Ebenso entsteht die frontale Protrusion, d. h. vorstehende Schneidezähne bei spitzbogenartiger Gestalt des Frontzahnbogens, auch Prognathie genannt, wenn der gesamte Oberkieferkörper vorgelagert ist.

Eine Lückenbildung zwischen den oberen mittleren Schneidezähnen bezeichnet man als ein Diastema mediale. Dies kann ein Störungsfaktor beim Sprechen, insbesondere bei der Lautung des s sein.

Bei Störungen der Okklusionsbeziehungen, d. h. des Aufeinanderbeißens der oberen und unteren Zähne, kann es infolge Rückwärtsverlagerung des unteren Zahnbogens zum Rückbiß oder bei Seitwärtsverschiebung zum Distalbiß kommen. Die Rücklage des Unterkiefers zeichnet sich auch am Gesichtsprofil ab. Durch die fehlende Okklusion zwischen oberen und unteren Schneidezähnen bildet sich eine mehr oder weniger große frontale Stufe. Kommt es dagegen zum Vorstehen des Unterkiefers (Mesialbiß), dann spricht man von der Progenie. Treffen die Schneidekanten der oberen und unteren Frontzähne aufeinander, resultiert der Kopfbiß. Beim Tiefenbiß beißen die oberen Frontzähne zu weit über die unteren. Das Gegenteil ist die Hemmung der vertikalen Okklusionsbeziehung, der offene Biß. Der Kreuzbiß schließlich ist die transversale Okklusionsanomalie, also eine Seitwärtsverschiebung der Zähne. Eine Kreuzbißverzahnung kann einzelne oder mehrere Zähne einschließen.

Wenn man auch davon ausgehen kann, daß bei bestimmten Gebißfehlern der Sigmatismus interdentalis und der Sigmatismus lateralis häufiger vorkommen als bei einem normal geformten Gebiß, so ist doch nicht auszuschließen, daß andere Ursachen für die Stammelfehler in Frage kommen können, beispielsweise Ungeschicklichkeit. Auch hyperplastische Tonsillen vermögen mitunter den funktionellen Spielraum in der Mundhöhle einzuengen. Aber gerade hinsichtlich der Mandelvergrößerung ist Zurückhaltung am Platze. Nicht wenige Eltern neigen dazu, die Mandeln herausnehmen zu lassen, weil sie glauben oder ärztlicherseits beeinflußt wurden, dadurch auf Sprech- und Sprachfehler korrigierend einwirken zu können.

Über den Zusammenhang zwischen Mandelgröße und Lispeln liegt eine interessante Beobachtung vor: Bei der Bildung des addentalen oder interdentalen s wird weniger Luft benötigt als beim regelrecht gebildeten s. Man könnte daraus folgern, daß der durch die Tonsillengröße verkleinerte Luftraum dazu zwingt, das in der Luftverwendung sparsamere addentale oder interdentale s zu werden. Ebenso wenig darf die psychologische Einsicht fehlen, daß das Lutschen und die daraus resultierenden Sprechfehler einen Rückfall (Regression) in die Kleinkindhaftigkeit demonstrieren sollen. Der Lispler möchte in die Schutzzone des Kleinkindes benutzen. (Ähnliches wird von der hyperfunktionellen Dysphonie berichtet: Infolge spastischer Verengungen im Glottisbereich kommt es zum verminderten Atemstrom, in dessen Gefolge eine addentale oder interdentale s-Abweichung (Devianz) auftreten kann. So könnte man sich allenfalls die älteren Angaben von Seeman (1965) erklären, wonach nach Tonsillektomie (Mandelherausnahme) oder Adenotomie (Entfernung der Rachenmandel) ein addentaler oder interdentaler Sigmatismus verschwindet.)

Bei der Lautüberprüfung darf grundsätzlich nicht die Kontrolle des Gehörs vergessen zurückschlüpfen, er scheut die Rolle des Erwachsenwerdens.

Wir halten fest: Gebißanomalien können das Sprechbild auffällig und nachteilig beeinflussen. Eine fließende, ausreichende Mundatmung ist zu gewährleisten. Das erfordert die Zusammenschau von Laryngologen, Rhinologen und Kieferorthopäden.

2.4 Elternberatung

Mit allen Eltern, deren Kinder wir behandeln, müssen wir besprechen, wie sie mit der Sprech- oder Sprachstörung ihres Kindes umgehen sollen. Intensiveren Einsatz verlangen all jene Fälle, in denen wir die Eltern darüber hinaus beeinflussen müssen, einzusehen, daß ihr Verhalten mitbedingend für die Entstehung und Aufrechterhaltung der Sprechschwierigkeiten ist. Besonders beim kindlichen Stottern, aber auch bei vielen Fällen multipler Dyslalie ohne Sprachentwicklungsverzögerung ist eine umfassende Elternberatung notwendig.

Keiner von uns kann eine Ausbildung in Familientherapie aufweisen, deshalb überweisen wir an geeignete Institutionen weiter, wenn wir einem massiv gestörten Familiensystem gegenüberstehen. Besteht die Hauptproblematik in der Beziehung der Eltern, so raten wir zunächst zu einer Partnertherapie.

Elternarbeit in Fällen kindlicher Dyslalie

Es gilt zunächst einmal, diese Eltern über die normale Sprachentwicklung, dann über die verzögerte Sprachentwicklung ihres Kindes und weiterhin über die Art der intendierten logopädischen Therapie zu informieren.

Anschließend sollen gemeinsam die Sprachentwicklung fördernde Verhaltensweisen erlernt werden. Zusätzlich werden die Eltern über sprachförderndes Material, Spiele, die dem Entwicklungsstand des Kindes angemessen sind und auch die Sprechfreudigkeit fördern, beraten.

Häufig erleben wir in der Praxis bei Eltern stammelnder Kinder eine fordernde und kritisierende Haltung („Sags noch einmal; wie heißt das richtig; wiederhole es noch einmal") und ein überforderndes mütterliches Sprachverhalten, das in Wortwahl und Satzkonstruktion zu schwierig für den Sprachentwicklungsstand des Kindes ist. Seltener können wir eine Anpassung an das gestörte kindliche Sprechen im Sinne der Übernahme der kindlichen Stammelfehler beobachten.

Wir haben ein Modellband aufgenommen, welches in exemplarischen Sequenzen solche problematischen Verhaltensweisen von Müttern zeigt; es gibt sowohl Positiv- als auch Negativbeispiele. Als positiv betrachten wir ein ruhiges, lobendes, angemessenes Gesprächsverhalten, das stammelndes Sprechen mit korrektivem Feedback nach Wyatt erwidert[1].

Mit Eltern stammelnder Kinder hören wir gemeinsam dieses Modellband. Wir erarbeiten die unterschiedliche Wirkung dieser Verhaltensweisen auf das Sprechen und die Befindlichkeit des Kindes heraus und üben im Rollenspiel korrektives Feedback und positives Verhalten.

---

1 Unter korrektivem Feedback verstehen wir ein beiläufiges korrektes Wiederholen eines vom Kind falsch gesprochenen Wortes oder Satzes (vgl. Wyatt 1973).

2.4.1 Elternberatung bei Eltern stotternder Kinder

Wie oben schon erwähnt, reicht aber diese Vorgehensweise bei Eltern der genannten Störungsgruppen nicht aus. Hier filmen wir, auch angeregt durch Literatur, elterliches und kindliches Verhalten in einer Interaktionssituation und nehmen diese Aufnahme zur Grundlage unserer Elternberatung. So erschien uns am ehesten die Möglichkeit einer objektiven Verhaltensbeobachtung gegeben.

2.4.2 Vor- und Nachteile der Videomethode

Wir filmen Eltern und Kind im Spiel miteinander, um die Interaktionen kennenzulernen und abrufbereit zu dokumentieren. Dabei erschien es uns wichtig, uns aus der Situation herauszuziehen, uns gewissermaßen als Verfälscher herauszuhalten. Man kann natürlich einwenden, daß sich Eltern, die sich in einer Phoniatrisch-Logopädischen Ambulanz unvermittelt vor einer Videokamera finden, unnatürlich verhalten, und die Verhaltensbeobachtung somit starken Verfälschungstendenzen unterworfen ist. Unserer Erfahrung nach vergessen aber die Beteiligten oft schon nach kurzer Zeit, daß sie aufgenommen werden. Bleiben sie aber befangen, verhalten sie sich häufig so, wie sie es für besonders gut erachten, und auch das ist für uns aufschlußreich. Eltern haben hierbei meist zum erstenmal Gelegenheit, ihr eigenes Verhalten mit ihren Kindern von außen beobachten zu können.

2.4.3 Vorgehensweise

Im allgemeinen machen wir die Aufnahme beim zweiten Kontakt, nachdem die Anamnese erhoben wurde, und wir uns ein wenig kennen. Wir versuchen nach Möglichkeit, jeweils die ganze Familie aufzunehmen. Ist aber ein Vater überhaupt nicht zu motivieren, oder kann ein anderes Familienmitglied um keinen Preis kommen, so müssen wir uns auf den verfügbaren Teil der Familie beschränken. Wir machen zur Aufgabe, mit dem Kind (oder den Kindern) so wie zu Hause zu spielen und bieten eine Anzahl Spiele an (Lernspiele, Gesellschaftsspiele, Puzzles, Bauklötze usw.), und zwar *auch* solche, die zu schwer oder zu einfach für den jeweiligen Entwicklungsstand des symptomtragenden Kindes sind. Wir filmen Sequenzen von etwa 30–45 min.

Wenn wir dann das Band im Team mehrmals gemeinsam ansehen, analysieren wir das verbale und nonverbale Interaktionsgeschehen nach folgenden Kriterien:

– Wer bestimmt, welches Spiel wie lange gespielt wird?
– Wer strukturiert und bestimmt wie stark das Geschehen?
– Wer spricht wie lange und wie häufig?
– Wer hat mit wem Blickkontakt?
– Wer nimmt mit wem Körperkontakt auf?
– Wer hilft wem wie oft und wie?
– Wie häufig und welcher Art sind Belohnungen und Bestrafungen?
– Wie oft und in welcher Situation produziert das Kind sprachliche Symptome?
– Wie reagieren die anderen darauf?
– Wie werden Konflikte bewältigt?
– Werden Gefühle offen geäußert?
– Ist die sprachliche Ebene der Eltern kindgemäß?
– Findet wirklich *gemeinsames* Spiel statt?
– Welcher Freiheitsspielraum besteht für die Beteiligten, eigene Ideen einzubringen, und wessen Ideen werden ausgeführt?
– Wie ist die Atmosphäre insgesamt (ruhig, fröhlich, leistungsbetont, konkurrenzbetont, frei oder gezwungen)?

Nachdem wir so für uns eine Strukturierung des Interaktionsgeschehens vorgenommen haben, setzen wir uns gemeinsam mit den Eltern vor das Band. Diese würden bestimmt in eine Verteidigungshaltung gedrängt werden, würden wir sie nun mit Kritik überfallen. Aus den Lerntheorien wissen wir, daß Lernen (auch bei Eltern) sich eher durch positive Verstärkung als durch Bestrafung vollzieht. So ist es uns wichtig, daß die Gespräche in einer entspannten und akzeptierenden Atmosphäre verlaufen. Wir versuchen zunächst, die positiven Verhaltensaspekte herauszuarbeiten. Oft sind Eltern zu dem Videoband auch wesentlich selbstkritischer, als wir angenommen haben. Und ihre eigenen Beobachtungen und Überlegungen sind für uns Einstieg zum eigentlichen Elterngespräch. Es ist günstig, mit den Eltern beim Betrachten des Bandes die Verhaltensbeobachtung und -beschreibung zu üben und von der Interpretation der Ereignisse abzuheben. Dadurch finden wir gemeinsam einen objektiveren Zugang zum Geschehen. Alte eingefahrene Interpretationsmuster können aufgebrochen werden.

Natürlich drehen sich die Elterngespräche im wesentlichen um das Stottern des Kindes. Gerade beim beginnenden Stottern ist es besonders wichtig, die Reaktionen der Familie auf das Stottern zu diskutieren und die Eltern und Geschwister zu beraten: Sie sollen keinesfalls weder negativ noch positiv auf das gestörte Sprechen eingehen. Sie sollen unbedingt auch solche wohlgemeinten Ratschläge wie „Sprich langsamer" oder „Atme doch tief ein, bevor du sprichst" unterlassen. Sie sollen mit dem stotternden Kind ruhig und geduldig, aber konsequent sein. Sie sollen gute Sprechmodelle und aufmerksame Zuhörer sein und ihre Aufmerksamkeit eher noch steigern, wenn das Kind flüssig spricht. An schlechten Tagen soll ganz besonders darauf geachtet werden, daß kein Zeitdruck und keine großen Belastungen noch zusätzlich auf das Kind einwirken. Dagegen soll das Kind an guten Sprechtagen angeregt werden, viel zu sprechen. Das Kind braucht Ermutigung und Trost. Es hilft aber gerade dem älteren Kind nichts, wenn man sein Vermeidungsverhalten unterstützt und ihm Sprechsituationen abnimmt.

Eine wichtige zusätzliche therapeutische Möglichkeit bei der Elternberatung liegt in der Methode des Rollenspiels. Es ist oft sehr hilfreich, Eltern im Rollentausch die Rolle ihres Kindes spielen zu lassen, und sie als „Eltern" mit den problematischen Aspekten ihres eigenen Verhaltens zu konfrontieren.

Wir möchten nur an das Belohnungs- und Bestrafungsspiel von Innerhofer erinnern (vgl. Innerhofer 1977, S. 29 ff.), in dem Eltern mit belohnendem und strafendem Gesprächsverhalten direkt konfrontiert werden. Durch dieses Spiel können Eltern in kurzer Zeit wichtigere Erfahrungen machen, als in langen Gesprächen und Diskussionen. Auch zum Einüben neuer Verhaltensweisen (negierendes, z. B. Nichtbeachten des Stotterns, belohnendes Gesprächsverhalten usw.) ist das Rollenspiel eine wesentliche Hilfe.

Zusätzliche Anregungen erhalten die Eltern durch Literaturempfehlungen, wie z. B. Gordon „Die Familienkonferenz", Innerhofer „Kleine Psychologie für Eltern", Stengel „Sprachschwierigkeiten bei Kindern", Dreikurs und Soltz „Kinder fordern uns heraus", Dreikurs und Blumenthal „Eltern und Kinder – Freunde oder Feinde".

Gegenseitiges Akzeptieren, Offenheit und Ehrlichkeit im Umgang miteinander und eine wechselseitige positive Einstellung werden neben der Verbesserung oder Beseitigung der Sprechstörung immer oberstes Ziel unserer Beratung sein. Es soll die Kommunikationsfähigkeit und die Qualität der Kommunikation verbessert werden.

In der ganzen Phase der Elternarbeit dient uns das Medium „Video" zur Diagnostik, zum Feedback und zur Kontrolle.

2.5 Pädaudiologischer Exkurs für Logopäden

Wir haben mehrfach betont, daß zum Sprechenkönnen das Hörenkönnen gehört. Jeder Stimm-, Sprech- oder Sprachgestörte muß auf sein Hörvermögen hin überprüft werden. Aus diesem Grunde ist für den Logopäden die Kenntnis der Hörstörungen vorwiegend im Kindesalter und die Praxis der audiometrischen Untersuchung unentbehrlich. Darum finden wir in der Teilgebietsbezeichnung der Stimm- und Sprachärzte die Doppelbenennung Phoniatrie-Pädaudiologie. Das ist das Fachgebiet, welches sich mit den Hörstörungen im Kindesalter, ihre frühe Erkennung, Erfassung, Diagnostik und Behandlung sowohl otologisch als auch pädagogisch befaßt.

In ein der Praxis verpflichtetes Buch für Logopäden gehört auch ein einführendes Kapitel über die Hörstörungen und die Möglichkeiten der Behandlung bzw. Versorgung mit Hörhilfsmitteln. Da wir davon ausgehen, daß ein Logopäde, der sich intensiv mit der Disziplin Audiologie bzw. Pädaudiologie beschäftigt, auf die entsprechenden Fachbücher zurückgreifen wird, können wir uns kurz fassen.

Es bedarf wohl nicht des Hinweises, daß von allen Sinnesorganen der Gehörssinn der sozialste ist. Er eröffnet die Möglichkeit, mit den Mitmenschen in einen geistigen und emotionalen Kontakt zu treten. Er ist der Sinn der pädagogischen Formung und bietet Chancen für die persönliche Entwicklung. Bei allen höhergradigen Schwerhörigkeiten oder Taubheiten besteht gleichzeitig eine Hemmung der Sprachentwicklung. Nicht selten muß mühsam durch hörpädagogische Erziehung eine künstliche Sprache angebildet werden.

Wir können nicht auf die geschichtliche Entwicklung der Gehörlosen- bzw. Schwerhörigenpädagogik eingehen. Wir sollten aber wissen, daß es ein mühevoller Weg gewesen ist und daß er den Einsatz vieler engagierter Menschen und Sonderlehrer gefordert hat. Auch heute noch geraten wir bisweilen in Versuchung, einen Menschen, der schwer hören kann, als einen geistig oder gar seelisch Behinderten aufzufassen.

Da man inzwischen erkannt hat, wie wichtig die frühzeitige Kenntnis über den Zustand des Gehörs ist, hat man sich mit Beginn der 50er Jahre intensiv um die frühe Erfassung von hörgestörten Kindern bemüht. Es sind verschiedene „Hör-Bewegungen" entstanden, die davon ausgingen, alle Risikokinder zu erfassen – also Kinder, bei denen aufgrund einer prä-, peri- oder postnatalen Schädigung die Möglichkeit einer Hörstörung größer ist –, oder die sich bemühten, durch eine Screeninguntersuchung (eine Art von Schnellmethode) Hörgeschädigte aus der Gesamtheit aller Kinder herauszufinden. Man ist heute der Meinung, daß eine allumfassende Untersuchung ökonomisch schwer vertretbar ist. So beschränkt man sich auf die Erfassung der Risikokinder, bei denen man das Gehör exakt testet.

Die Testverfahren können kompliziert sein, sofern man sich der objektiven Audiometrie bedient. Als Modelleinrichtung sei hier die Klinik für Kommunikationsstörungen in Mainz (Direktor: Prof. Dr. med. P. Biesalski) genannt. Man kann aber auch auf gröbere Verfahren zurückgreifen. Für eine vereinfachte praktische Testung spricht die Tatsache, daß das individuelle Gehör auf Geräusche, Klänge und Phoneme sehr unterschiedlich reagiert, das phonematische Gehör aber für die Spracherlernung unentbehrlich ist, d. h. zwischen Ton- und Sprachgehör kann eine deutliche Differenz bestehen.

Erfahrene Untersucher haben heute durchaus die Möglichkeit festzustellen, ob eine Hörschädigung überhaupt vorliegt, um dann die Kinder in spezielle Einrichtungen zu schicken, wo die Hörprüfung differenzierter und gründlicher abgenommen werden kann. Der in der Praxis tätige Logopäde wird sich selten mit der Computeraudiometrie oder ERA (Electric Response Audiometry) auseinandersetzen müssen. Für ihn ist die Erhebung eines einfachen Audiogramms ausreichend, das nicht nur mit den großen klinischen Audiometern, wie wir sie in HNO-Kliniken finden, sondern mit einem kleineren tragbaren Gerät aufgenommen werden kann. Wer mit diesen handlichen Geräten umgehen kann, sollte die Chance nutzen und ein Sprachaudiogramm aufzeichnen. In der HNO-Praxis, und dorthin kann man die fraglich hörgestörten Kinder verweisen, werden meist zusätzlich Impedanzmessungen gemacht; diese geben Informationen über die Trommelfellbeschaffenheit, Über- oder Unterdruckphänomene im Ohr, d. h. über einen möglichen Paukenerguß, eine Otitis media akuta oder gar einen Glomustumor. Mittels Tympanometrie vermitteln sie uns

Tabelle 1. Zusammenfassende Übersicht über die wichtigsten pädaudiometrischen Verfahren. (Löwe 1974)

Alter	Verfahren	Aussonderungs-untersuchungen	Verfahren	Bestimmungs-untersuchungen
0,0 – 0,7 Jahre	Verhaltens-Beobachtungs-Audiometrie	Neugeborenen-Audiometrie Säuglings-Audiometrie	Verhaltens-Beobachtungs-Audiometrie	Neugeborenen-Audiometrie Kinderbett-Audiometrie nach Biesalski
0,5 – 3,0 Jahre		Aussonderungsuntersuchung nach Ewing		Bestimmungsuntersuchung nach Ewing COR-Audiometrie nach Suzuki
2,6 – 8,0 Jahre	Aufgaben-Audiometrie	Aussonderungsuntersuchung nach Ewing Hörprüf-Bild-Test Verkürzte Tonaudiometrie	Aufgaben-Audiometrie	Spielaudiometrie nach Barr Alters- und behinderungs-spezif. Sprachaudiometrie
6,0 Jahre und älter		Hörprüf-Bild-Test Verkürzte Tonaudiometrie		Tonaudiometrie Alters- und behinderungs-spezif. Sprachaudiometrie

Auskünfte über die Tubenverhältnisse. Denn wir dürfen nicht vergessen, daß ein Großteil der Kinder in den ersten Lebensjahren an vorübergehenden Hörstörungen leidet. Diese können, wenn sie rechtzeitig erkannt werden, behoben werden. Es handelt sich um Mittelohr- oder Schalleitungsschwerhörigkeiten, bei denen Heilerfolge möglich sind, wenn man frühzeitig behandelt. Andernfalls gehen sie in chronische Prozesse über; neben der Schalleitungsschwerhörigkeit kommt es dann oft durch toxische Einflüsse noch zu einem Innenohrschaden. Immerhin rechnet man damit, daß etwa 3–6% aller Kinder schwerhörig sind und daß bei frühzeitiger Behandlung bei 75% dieser Kinder die abgesunkene Hörleistungskurve wieder angehoben werden könnte.

Über die Möglichkeiten der Diagnostik, Aussonderungs- oder Bestimmungsuntersuchungen informiert die Tabelle 1.

Es gehört nicht in das Aufgabenfeld von Logopäden, zu bestimmen, ob und wann ein Hörgerät einem Kind angepaßt werden soll oder nicht. Aber sie sollten wissen, daß man möglichst früh bei festgestellten Hörstörungen apparative Hilfen einsetzt. Zu welchem Zeitpunkt das geschehen soll, darüber gab und gibt es kontroverse Ansichten, die mit der jeweiligen Fachbezogenheit zusammenhängen. Es gibt die hörpädagogische Einstellung, eine technische Hörhilfe so früh als möglich, am besten noch im 1. Lebensjahr, anzuwenden. Dagegen stehen die Erfahrungen von Ohrenärzten, die meinen, daß man bei einer zu frühen Anpassung Schäden irreparabler Art verursachen könnte und aus diesem Grunde empfehlen, ein Hörgerät erst im 2. Lebensjahr anzupassen. Eine besonders gründliche Indikationsstellung wird bei zusätzlicher Behinderung gefordert. In der Regel wird heute ein HdO-Gerät für das 2. Lebensjahr verordnet, möglichst binaural; in Ausnahmefällen kann auch einmal das Taschengerät verschrieben werden.

In einer Verhandlung am 22. und 23. 6. 1979 in Mainz haben Angehörige der medizinischen Pädaudiologie, der Hörbehindertenpädagogik und der Hörgeräteakustik „Empfehlungen zur Hörgeräteversorgung im Kindesalter" beschlossen [2].

Es ist wichtig, daß Logopäden über diese frühe Versorgung Bescheid wissen, weil es

---

[2] Biesalski hat diese Stellungnahme zusammengefaßt und veröffentlicht in „Der Hörgeräte-Akustiker", 10/79; „Der Kinderarzt" 11 (1980) 3, 385, 386

immer wieder vorkommt, daß zwar der Hörapparat sehr früh eingesetzt worden ist, daß man aber nicht beachtet hat, entsprechende Kontrollen durchzuführen; das gilt insbesondere auch für die Anpassung und Neuanpassung des Ohrpaßstückes. Naturgemäß wächst der Gehörgang eines Kindes schneller und rascher als in den späteren Jahren oder überhaupt im Erwachsenenalter. Die Hörgeräteanpassung bei Kindern sollte deshalb größeren Einrichtungen oder Kliniken überlassen werden in bewährter Zusammenarbeit mit Hörgeräteakustikern und Hörbehindertenpädagogen, denn letztere sind für die weitere Erziehung und Ausbildung dieser Kinder weitgehend mitverantwortlich. Mindestens einmal im Jahr sollten die Hörgeräte überprüft werden. Man kann bei Kindern die bei Erwachsenen übliche 5-Jahresgrenze für die Neubeschaffung eines Hörgerätes nicht einhalten. Körperwachstum und rasanter technischer Fortschritt müssen hier in Rechnung gestellt werden.

Wir müssen auch die Frage stellen, in welcher Zahl und in welchem Ausmaß bei hörgeschädigten Kindern zugleich *Mehrfachbehinderungen* auftreten.

Die Skala der Hörschädigungen reicht weit: Es gibt leichtgradige Schwerhörigkeiten, die das sog. soziale Gehör kaum berühren. Es gibt mittelgradige Schwerhörigkeiten und hochgradige Schwerhörigkeiten, die im höchsten Schädigungsgrad als praktische oder völlige Taubheit bezeichnet werden. Bei solch einem Gehörausfall finden wir im Audiogramm keine Hörreste oder Hörinseln mehr (s. a. Abb. 3, die die Schwerhörigkeitsgrade nach verschiedenen Autoren zu bewerten versucht). Vereinfacht kann man unterteilen in Schwerhörigkeit und Gehörlo-

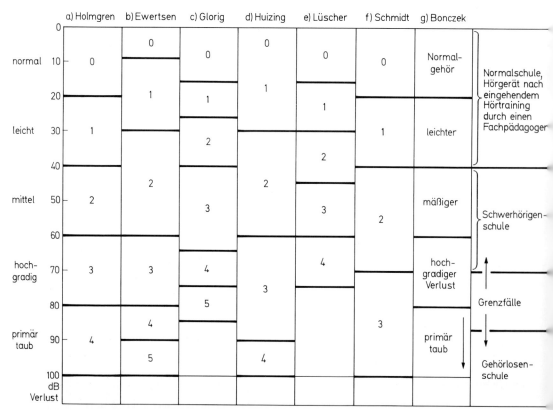

Abb. 3. Bewertung der Schwerhörigkeitsgrade durch verschiedene Autoren in Beziehung zu sonderpädagogischen Maßnahmen. (Bowczek 1969)

sigkeit, früher sprach man von Taubstummheit. Damit ist ausgedrückt, daß mit der Taubheit „Sprachlosigkeit" verbunden ist, Sprache also nur durch künstliche Anbahnung mit Hilfe von Hörpädagogen erlernbar ist. Bei einer Gehörlosigkeit, die seit der Geburt besteht, kann der Spracherwerb auf natürliche Weise nicht erreicht werden, er muß artifiziell erworben werden.

Nach dieser erweiterten Vorbemerkung kann man sagen, daß jeder Hörgeschädigte ein Mehrfachbehinderter ist, weil gleichzeitig mit der Hörstörung auch die Sprache betroffen ist. Man spricht deshalb von *Hör-Sprach-Geschädigten*.

Untersuchungen ergaben, daß etwa jedes 5. hörgeschädigte Kind noch eine zusätzliche Behinderung aufweist, die es in der schulischen Lernfähigkeit zurücksetzt. Welche Rolle Mehrfachbehinderungen spielen können, haben wir am Beispiel der durch Contergan bzw. Thalidomid geschädigten Kinder gesehen, wo es neben der zunächst ins Auge fallenden Dysmelie, d. h. Störung der Extremitätenentwicklung verschiedenen Ausmaßes, neben Lähmungen der Gesichtsnerven oder Hirnschädigungen auch zu Hörverlusten gekommen ist. Andererseits kann eine Schwerhörigkeit oder Hörschädigung auch als Zweitschädigung auftreten, so beispielsweise wenn ein gehörloses Kind zusätzlich einen Verkehrsunfall erleidet. Bei zusätzlicher Behinderung müssen wir uns Gedanken machen, welcher Schultyp für den Betroffenen am günstigsten ist:

– geistig behinderte und gehörlose bzw. schwerhörige Kinder
– lernbehinderte und gehörlose bzw. schwerhörige Kinder
– taubblinde zerebralbewegungsgestörte und gehörlose bzw. schwerhörige Kinder
– gehörlose bzw. schwerhörige Dysmeliekinder mit körperlichen Mißbildungen
– dysphasische gehörlose bzw. schwerhörige Kinder
– verhaltensauffällige gehörlose bzw. schwerhörige Kinder.

Eine Vorstellung davon, welche Hörreaktionen bei Kleinkindern zu beobachten und für eine Gehörüberprüfung beachtenswert sind, gibt die Abb. 4. Sie stellt anschaulich dar, daß man von einem Säugling von 4 Wochen nicht erwarten kann, daß er sich einer rückwärts gelegenen Schallquelle direkt zuwendet.

Es gibt eine Anzahl von Verfahren, wie und mit welchem Instrumentarium man am besten Kontakt aufnehmen kann. Für größere Kinder bieten sich weitere Möglichkeiten an, genannt sei nur Mainzer Kindersprachtest von Biesalski u. Leitner (1974), der sich in drei Untersprachtests gliedert und zusammengestellt wurde nach Erfahrungen bei Untersuchungen von hörgestörten Kindern im Alter von 2 bis 6 Jahren (s. Anhang A).

Selbstverständlich kann man auch bald versuchen, die normale Audiometrie bei Kindern anzuwenden.

Zu den Gehörprüfungen muß zusammenfassend gesagt werden, daß sowohl bei Einfachals auch Mehrfachbehinderungen die Individualität des Behinderten im Vordergrund steht. Man darf in der Rehabilitationsmedizin niemals vergessen, daß man es nicht mit Behinderungen, sondern mit behinderten Menschen zu tun hat. Gerade bei hör- und sprachgeschädigten Kindern ist neben der zu vermutenden Hörstörung oder evtl. hirnorganischen Schädigung auch an eine Kontakthemmung im Sinne einer Verhaltensstörung zu denken. Die Erfahrung lehrt, daß gerade bei hörgeschädigten Kindern häufiger Stimmungswechsel, unmotivierte Reaktionsweise, vermehrte motorische Unruhe, mitunter eine Apathie – ein voll auf das eigene Ich konzentriertes Erleben mit mangelnder Bereitschaft zur Mitarbeit oder Zusammenarbeit mit der testenden Person – auftreten. Wir müssen also, und das gilt allgemein für unsere Einstellung zur Diagnostik und Therapie, das zu untersuchende Kind, den Jugendlichen oder den Erwachsenen in seiner geistigen und körperlichen Gesamtentwicklung und -haltung beobachten und einschätzen.

Nach allem ergibt sich als selbstverständlich

Neugeborenenperiode – 4 Monate Normalhörendes Kind erwacht aus dem Schlaf durch Geräuschsignale von *90 dB* in lärmfrequenter Umgebung, bei *50 – 70 dB* in ruhiger Umgebung	3 – 4 Monate Normalhörendes Kind beginnt, bei einem Geräuschsignal von *50 – 60 dB*, eine rudimentäre Kopfbewegung in Richtung Geräuschquelle zu vollführen
4 – 7 Monate Das Kind lokalisiert ein Geräusch von *30 – 40 dB* direkt nach der Seite und indirekt nach unten	7 – 9 Monate Das Kind bewegt bei *40 – 50 dB* den Kopf direkt zur Seite des Signals, aber es kann nicht lokalisieren, ob das Signal von unten oder von oben kommt
9 – 13 Monate Das Kind lokalisiert ein Geräusch von *25 – 35 dB* direkt nach der Seite und nach unten	13 – 16 Monate Das Kind lokalisiert Geräuschsignale von *25 – 30 dB* direkt nach der Seite und nach unten, indirekt nach oben
16 – 21 Monate Das Kind lokalisiert Geräuschsignale von *25 – 30 dB* direkt nach der Seite, nach unten und nach oben	21 – 24 Monate 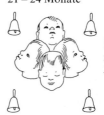 Das Kind lokalisiert direkt Geräuschsignale von *25 dB* nach allen Seiten

Abb. 4. Das auditive Verhalten des Säuglings und Kleinkindes

die Folgerung nach einer gründlichen Diagnostik, möglichst nahtlos eine fundierte Hörerziehung anzufügen. Die Anpassung eines Hörapparates ist die eine Sache, die Durchführung einer Hörerziehung die andere; beide ließen sich ohne die bereitwillige Kooperation von Otologen, Hörbehindertenpädagogen und Hörgeräteakustikern nur unvollkommen ausführen (s. Anhang B).

Daß bei der frühen Hörerziehung die Familie, besonders das Mutter-Kind-Verhältnis, eine bevorzugte Rolle spielt, ist unumstritten. Es bedarf aber neben der natürlichen Kontaktbereitschaft durchaus hörpädagogischer Kenntnisse und Erfahrungen. Wir verdanken es dem Hörbehindertenpädagogen Löwe (1974), daß er seit Jahrzehnten auf diesem Gebiete als Pionier tätig gewesen ist und uns die Hausspracherziehung für hörgeschädigte Kleinkinder durch viele Veröffentlichungen methodisch und praktisch näher gebracht hat.

2.6 Bibliographie

Biesalski P (1978) Ärztlicher Rat bei Sprachstörungen im Kindesalter. Thieme, Stuttgart
Biesalski P, Leitner H (1974) Der Mainzer Kindersprachtest. HNO (Berlin) 22:160
Bowczek (1969) Die Rehabilitation 2, S 96. Thieme, Stuttgart
Breiner H (1974) Vorschulische Betreuung hörgeschädigter Kinder in Deutschland. Marhold, Berlin
Dahms A-G, Jaeger U (1978) Motorik und Sprache. Frankonius, Limburg
Dietzel K (1976) Probleme des hörgeschädigten Kindes. Thieme, Leipzig
Dreikurs R, Blumenthal E (1973) Eltern und Kinder – Freunde oder Feinde. Klett, Stuttgart
Dreikurs R, Soltz V (1975) Kinder fordern uns heraus. Klett, Stuttgart
Geers VJ, Keller F, Löwe A, Plath P (1980) Technische Hilfe bei der Rehabilitation Hörgeschädigter, 2. völlig neubearb Aufl. Springer, Berlin Heidelberg New York
Gordon T (1977) Familienkonferenz. Hoffmann & Campe, Hamburg
Hartmann N (1976) Die Früherziehung des hörgeschädigten Kindes. Schindele, Rheinstetten
Huber W (1978) Sprachliche Spezialisierung des menschlichen Gehirns. Sprache – Stimme – Gehör Juni 78:69–75
Innerhofer P (1976) Kleine Psychologie für Eltern. Moderne Verlagsgesellschaft, München
Innerhofer P (1977) Das Münchener Trainingsmodell. Springer, Berlin Heidelberg New York
Lenneberg EH (1972) Biologische Grundlagen der Sprache. Suhrkamp, Frankfurt
Löwe A (1965) Haus-Spracherziehung für hörgeschädigte Kinder. Ein neuer Weg in der Früherziehung hörgeschädigter Kinder. Marhold, Berlin
Löwe A (1974) Kinderaudiometrie. Eine Einführung aus pädagogischer Sicht. Marhold, Berlin
Löwe A, Billich P (1979) Hörhilfen für hörgeschädigte Kinder. Informationen für Eltern, Erzieher, Gehörlosen- und Schwerhörigenlehrer, Hörgeräte-Akustiker, Logopäden, Pädaudiologen und Sozialarbeiter. Marhold, Berlin
Luchsinger R, Arnold GE (1970) Handbuch der Stimm- und Sprachheilkunde. Springer, Wien New York
Mitgutsch A (1968) Rundherum in meiner Stadt. Maier, Ravensburg
Motsch M, Affeld-Niemeyer P, Bader L, Hoefert H (1977) Zur Analyse der Interaktion von stotternden Kindern und ihren Eltern. In: Verhaltenstherapie – Praxis. Kongreßberichte 1976. Deutsche Gesellschaft für Verhaltenstherapie, e.V., Tübingen (Sonderheft, II/77)
Niemeyer W (1979) Kleines Praktikum der Audiometrie für medizinische Assistenzberufe. Thieme, Stuttgart
Plath P (1976) Das Hörorgan und seine Funktion. Einführung in die Audiometrie. Marhold, Berlin
Riper C van, Irwin JV (1976) Artikulationsstörungen. Diagnose und Behandlung, 2. Aufl. Marhold, Berlin
Rogers CR (1972) Die nicht-direktive Beratung. Kindler, München
Schweizerischer Taubstummenlehrerverein (1972) Das mehrfachbehinderte, hörgeschädigte Kind. Bericht der Bodenseeländertagung 1971 in Bern. Marhold, Berlin
Seeman M (1965) Sprachstörungen bei Kindern, 2. überarb. Aufl. Volk & Gesundheit, Berlin
Stengel I (1977) Sprachschwierigkeiten bei Kindern. Klett, Stuttgart
Weinert H (1977) Die Bekämpfung von Sprachfehlern. Volk & Gesundheit, Berlin
Wurst F (1973) Sprachentwicklungsstörungen und ihre Behandlung. Österreichischer Bundesverlag für Unterricht, Wissenschaft und Kunst, Wien
Wyatt GL (1973) Entwicklungsstörungen der Sprachbildung und ihre Behandlung. Hippokrates, Stuttgart

3 Nasalität, Näseln, Lippen-Kiefer-Gaumen-Spalte

3.1 Näseln und Nasalität

Im älteren Schrifttum findet man das Näseln als Artikulationsstörung bzw. Aussprachefehler angegeben. Aus diesem Grund sprach man von Rhinolalie und je nachdem, ob es sich um ein geschlossenes oder um ein offenes Näseln handelte, wurde es Rhinolalia clausa bzw. Rhinolalia aperta genannt. Zusätzlich bezeichnete man die Mischform als Rhinolalia mixta. Bekanntlich handelt es sich beim Näseln aber gar nicht um eine Störung der Artikulation, sondern um eine Veränderung des Stimmklanges. Deshalb wird heute die Bezeichnung Rhinophonie bevorzugt (Tabelle 2). Wenn ein Überangebot an Luft zum Näselklang führt, spricht man von Hyperrhinophonie, wenn zu wenig Luft die Näselkomponente bedingt, von Hyporhinophonie. Die Mischform heißt Rhinophonia mixta.

(In der amerikanischen Fachliteratur wird die Hypernasalität und die Denasalität (hierunter wird die Hyporhinophonie verstanden) zu den fünf wichtigsten Störungen der Stimmqualität gezählt. Neben den beiden genannten kommt die verhauchte, die gepreßte, die heisere, die gutturale und die Falsettstimme hinzu.)

Bei der Hyperrhinophonie, dem offenen Näseln, liegt ein ungenügender Schluß des velopharyngealen Spaltes vor. Das Gaumensegel hebt sich ungenügend, so daß der Phonationsstrom nicht nur durch die Mundhöhle entweicht, wie bei den Mundlauten üblich, sondern ein Teil der Luft über den klaffenden velopharyngealen Spalt in die Nasenhaupthöhlen gelangt. Erwähnen sollte man, daß der Verschluß des weichen Gaumens und des pharyngealen Muskelringes keineswegs fest abgedichtet sein muß, und daß der Dichtegrad je nach Laut unterschiedlich straff funktioniert.

Die hypernasale Stimme zeichnet sich durch einen unangenehmen Klang aus. Am auffallendsten ist die Klanggebung der Vokale i und u, bei deren Artikulation die Mundöffnung am stärksten verengt ist. Weniger verändert ist der Klang der Vokale e und o. Am wenigsten ist das a gestört, das mit einer weiten Mundöffnung einhergeht.

Das Näseln ist zu unterscheiden von der Nasalität. Eine klangvolle Stimme weist einen gesunden nasalen Beiklang auf. Das resultiert aus den in die Nasenhöhle eingedrungenen Schallwellen, die obertonverstärkt der Stimme beigemischt, einen ästhetischen Effekt hervorrufen. Die Tragkraft der Stimme wird durch die hygienische Nasalität gestärkt, es mindern sich Verspannungen im Bereich der Hals- und Kehlkopfmuskulatur. Dies ist auch der Grund dafür, daß Nasalitätsübungen zum Standardprogramm bei Stimmstörungen gehören.

Mit Hilfe der Gutzmannschen a-i-Probe läßt sich feststellen, welche Art von Näseln vorliegt. Dazu werden die Vokale a und i vom Patienten fortlaufend hintereinander ausgesprochen, während der Untersucher synchron die Nasenflügel des Patienten abwechselnd zusammenpreßt und wieder freigibt. Normalerweise werden wir bei der Prüfung dieser Vokale keine Klangveränderung feststellen. Liegt ein offenes Näseln vor, ist der Klangunterschied deutlich, besonders beim i. Der Vokal wird verdunkelt und wir spüren feine Vibrationen an den Nasenflügeln. Beim i – so wissen wir – ist der Gaumenrachenverschluß besonders fest, viel fester als beim a.

Tabelle 2. Übersicht über die verschiedenen Formen des Näselns. (Nach Arnold 1970)

Rhinophonia	Organica		Functionalis	
	Palatina	Paralytica	Activa	Passiva
Aperta	Spaltung, Lähmung, Verletzung, Schrumpfung, Operation der angeborenen Insuffizienz des Gaumens		Falsche Sprechgewohnheit, Gaumensegelkrampf	Falsche Sprechgewohnheit, Nachahmung, Schwerhörigkeit
	Anterior	Posterior	Activa	Passiva
Clausa	Muschelhypertrophie, Polypen, Synechien, Schnupfen	Hypertrophie der hinteren Muschelenden, Wucherungen, Choanalatresie	Falsche Sprechgewohnheit	Wenn man auf dem Kopf steht
	Anterior	Posterior	Anterior	Posterior
Mixta	Raumbeengende Veränderungen in der Nase	Raumbeengende Veränderungen im Epipharynx	Raumbeengende Veränderungen in der Nase	Raumbeengende Veränderungen im Epipharynx
	und organische Hindernisse des Gaumenabschlusses		und funktionelle Unterlassung des Gaumenabschlusses	

Eine andere Probe auf Näseln kann man mit dem Phonendoskop durchführen, einem Gummischlauch von ca. 0,5 m Länge mit Oliven an den Enden. Eine Olive wird in das Ohr des Untersuchers gesteckt, die andere in ein Nasenloch des Patienten (das andere Nasenloch wird zugehalten). Bei Überfunktion (Hyperrhinophonie) hört man das Durchschlagen besonders bei u und e wie eine Art Dröhnen in der Nase des zu Untersuchenden.

Die Ursachen für hyperphones Näseln können organisch (angeboren oder erworben) oder funktionell sein. Zu den häufigsten angeborenen Ursachen gehört die Spaltbildung im weichen oder harten Gaumen. Auch gibt es das Syndrom der kongenitalen Verkürzung des weichen Gaumens, das von der tschechischen Stimmärztin Sedlačkova erstmals beschrieben wurde. Bei dieser Entwicklungsstörung sind neben dem Näseln noch andere Mißbildungszeichen erkennbar: breite Nasenwurzel, die inneren Augenwinkel weit voneinander entfernt, die Nase sehr flach angelegt, die Nasenlöcher extrem klein, kleine angewachsene Ohrläppchen, verengter Gehörgang und eine veränderte Formgestalt der Hände; diese wirken klein und grazil und der Daumen steht oft nicht in Oppositionsstellung.

Selbstverständlich verursachen Lähmungen des weichen Gaumens ein offenes Näseln. Es trat früher häufiger als postdiphtherische Komplikation auf, wir finden aber auch zentrale supranukleäre Formen. Letztlich kann offenes Näseln funktionell durch muskuläre Laxheit bedingt sein (ungenügender Verschluß, schwache Hebung des Velums). Diese pathologische Form läßt sich relativ leicht therapeutisch beeinflussen.

Beim geschlossenen Näseln, Hyporhinophonie oder Denasalität, wird der Sprechklang dumpf und stumpf, wie wir es beim banalen Schnupfen und bei Kindern mit Rachenwucherungen (adenoiden Vegetationen; volkstümlich nennt man sich auch Nasenpolypen) hören können, mitunter auch bei hyperplastischen Nasenmuscheln oder hochgradiger

Septumdeviation. Das geschlossene Näseln entsteht durch ungenügende Mitwirkung der physiologischen Nasenresonanz. Diese schwingt mit bei den im Deutschen gebräuchlichen Nasalen m, n und ng. Wenn durch eine Nasenverstopfung die Resonanz behindert wird, klingen die genannten Laute wie b, d oder t. Aber auch insgesamt wird der Vokalklang gedämpft, dadurch erhalten die Vokale einen dumpfen, unlebendigen Klang. Auch hier trennen wir von den häufiger organisch bedingten Formen ein funktionelles geschlossenes Näseln, das oft schwer erkannt wird.

Für die Behandlung des geschlossenen Näselns gilt zunächst einmal, falls organische Ursachen vorliegen, diese zu beseitigen. Das kann in einfacher Weise durch eine Adenotomie, d. h. die operative Entfernung der vergrößerten adenoiden Vegetationen, geschehen. In jedem Fall sollte man anschließend eine Übungstherapie einleiten. Schwieriger gestaltet sich die Therapie des funktionell geschlossenen Näselns. Hier muß der Patient erst lernen, die Vibrationen, die beim Aussprechen von Nasalen in der Nasenhöhle entstehen, wahrzunehmen. Das ist oft langwierig. Man kann in verzweifelten Fällen, wie von Seeman angegeben, das Phonendoskop (Nasenhörrohr) zur Hilfe nehmen. So vermag der Patient selbst zu kontrollieren, ob er die Schwingungen über sein Gehör aufnimmt. Beim offenen Näseln ist zu beachten, was man von der Sprachtherapie bei operierten Spaltträgern seit langem weiß: Man hat nicht nur die Artikulation zu korrigieren, sondern – das gilt übrigens für alle Näselformen – eine Hörerziehung durchzuführen. Vordringliches Übungsziel bleibt, die Artikulationsmuskulatur zu trainieren, und die Lippenkraft und -beweglichkeit zu fördern. Daneben muß die Unterkieferfunktion gelockert und durch Einsatz der Verschlußlaute p, t, k der velopharyngeale Verschluß aktiviert werden.

Man kann diese Maßnahme unterstützen durch eine digitale Massage. Diese bezweckt die Kräftigung der Muskulatur im Bereich des Gaumens und des Passavant-Wulstes, einer muskelunterfütterten Schleimhautfalte an der Rachenhinterwand. Bei allen Prozeduren müssen wir uns klar sein, daß die Beseitigung der Insuffizienz eines Gaumenverschlusses längere Zeit benötigt, manchmal Monate und Jahre. Wir sollten auch wissen, daß falls konservativ kein Erfolg zu erreichen ist, operative (plastische) Korrekturen zur Verfügung stehen.

Gemischtes Näseln (Rhinophonia mixta) wird hörbar, wenn bei Undurchgängigkeit der Nase gleichzeitig ein mangelhafter oder fehlender Gaumenrachenverschluß vorliegt. Bei dieser Form ist eine genaue Diagnostik notwendig. Ansonsten besteht die Gefahr, daß der Stimmklang der gemischten Rhinophonie noch unangenehmer verändert wird. So beispielsweise, wenn man adenoide Vegetationen entfernt und damit den Stimmklang in ein offenes Näseln überführt. Bereits Seeman (1965) hat darauf hingewiesen, daß in diesen Fällen Hindernisse im nasalen Bereich nicht beseitigt werden dürfen, es sei denn, es liege eine vitale Indikation vor.

Wer sich mit dem Phänomen der Nasalität eingehender beschäftigen möchte, dem sei das Buch von Trenschel (1977) empfohlen. Es handelt sich um eine Darstellung der Theorien und Untersuchungen der nasalen Laut- und Klangerscheinung in der Geschichte der Phonetik und Phoniatrie, der Gesangspädagogik und Sprecherziehung. Der Verfasser hat die Nasalitätsforschung von ihren Anfängen bis zum Ende des 19. Jahrhunderts beschrieben und auch moderne Anschauungen berücksichtigt. Es finden sich darin interessante Passagen, wie etwa das Zitat von dem Chirurgen Gustav Passavant, nach dem der Wulst an der Rachenhinterwand benannt worden ist. Dieser schreibt, „daß zuweilen, bei Personen mit fehlerfrei beschaffenem Schlund, Selbstlaut und Mitlaute rein ausgesprochen werden können, ohne daß ein vollkommener Abschluß durch das Gaumensegel stattfindet". Eine Anschauung, die von heutigen Untersuchern voll bestätigt worden ist.

An anderer Stelle wird darauf aufmerksam gemacht, daß das deutsche Klangideal oraler

Natur ist, im Gegensatz zu den Völkern des Vorderen Orients, wo beim Gesang die näselnde Komponente deutlicher hervortritt. Gesangspädagogen haben aber auch im europäischen Sprachbereich immer wieder betont, daß die Nasenräume für den Kunstgesang eine klangverbessernde Rolle spielen. Man hat es wie folgt formuliert: Der Gesang ist eine Angelegenheit der Nase. Doch muß hinzugefügt werden, daß es, wie oft in kunstästhetischen Fragen, andere Meinungen gibt, wonach die Nasalierung den Rachen- und Kehlraum verkleinere und somit den Klang der Stimme und ihre Tragfähigkeit herabsetze. Dies führt wiederum zu einer stärkeren Anspannung, zum Forcieren bei der Stimmgebung.

Es ist dem bekannten Hallenser Sprechwissenschaftler Krech (1954) und dem leider sehr früh verstorbenen Phoniater Anton Schilling (1963) zu verdanken, daß der Begriff „gesunde Nasalität" eingeführt wurde. man versteht darunter ein gewisses Maß nasalen Beiklanges bei der Aussprache von Oralvokalen. Diese hygienische Nasalität ist vom Näseln streng zu unterscheiden. Bei der pathologischen Form trennt man eine Relaxationsnasalität von der Konstriktionsnasalität, im ersten Falle ist die Artikulationsmuskulatur erschlafft, im zweiten stärker angespannt.

Zur Vorstellung der Gesangspädagogik und Sprecherziehung, daß mit dem Begriff der Nasalität eine tragfähige, abgerundete und resonanzreiche Stimme charakterisiert ist, meint Trenschel, daß in diesem Sinne Nasalität als Fiktion eines klangsteigernden stimmbildnerischen Mittels verwendet wird. Dies wäre legitim, wenn man in der Tat ein auf die Nasenräume bezogenes akustisches Substrat nachweisen könnte, was bisher nicht überzeugend geschehen ist. Darum klingt wohl auch Skepsis bzw. eine realistische Einschätzung, im Schlußsatz des Buches an: „Welche Bewertung eine wie auch immer geartete, außerhalb der phonologischen Relevanz liegende Nasalität beim Sprechen und Singen erfährt, ist weitgehend von *Geschmacksurteilen* abhängig.

3.2 Angeborene Lippen- und Gaumenspalten

Die Spaltbildungen von Lippen und Gaumen zählen zu den häufigsten angeborenen Anomalien (Abb. 5). Statistisch werden bei 1000 Lebendgeburten 1,6–1,8 Mißbildungen dieser Art beobachtet. Wenn auch bereits in Ägypten vor mehr als 2000 Jahren Lippenspalten korrigiert wurden, so ist doch die Chirurgie des Gaumens nicht älter als 150 Jahre und erst in den letzten Jahrzehnten hat sich methodisch ein einheitliches Vorgehen bei diesen Mißbildungen herausgebildet.

Wichtig ist, daß schon sehr früh der Kontakt zwischen Chirurgen und Phoniatern, Kieferorthopäden und Zahnärzten aufgenommen wird. Darüber hinaus müssen andere Fachgebiete möglicherweise in Anspruch genommen werden: die Jugendpsychiatrie, die Kinderheilkunde und die Psychologie.

Es ist zu bedenken, daß gleich in den ersten Lebenstagen durch die Lippen- und Gaumenspalte eine erste Belastung des Verhältnisses zwischen Mutter und Kind mit erheblichen späteren psychischen Störungen eintreten kann. Auch nach der Geburt ergeben sich pflegerische Schwierigkeiten. Die Gaumenspaltler müssen mit besonderen Fütterungsverfahren, z. T. mit einer nasoösophagealen Sonde, ernährt werden. Aus diesem Grunde wurden besondere Flaschen mit Saugvorrichtungen hergestellt. Man hat versucht, den Sauggummi so lang zu gestalten, daß die Spalte im knöchernen Gaumen überbrückt wird. Es kommt in solchen Fällen dadurch, daß die Nahrung aus der Nase zurückfließt, auch in der Folgezeit häufiger zu leichten Infektionen der Luftwege infolge Aspiration. Außerdem werden durch den nicht geschlossenen Muskelring des Gaumensegels, wo bekanntlich die Fasern des M. levator veli palatini und des Musculus tensor veli palatini einstrahlen, auch Störungen der Tubenfunktion und damit vermehrte Erkrankungen des Mittelohres verursacht. Man muß deshalb bei Spaltkindern stets das Hörorgan untersuchen lassen.

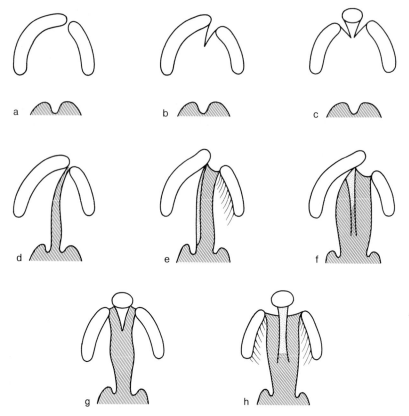

Abb. 5 a–h. Schematische Darstellung verschiedener Formen der Lippen-Kiefer-Gaumen-Spalten. **a** Kieferkerbe bei Lippenspalte links; **b** Lippen-Kiefer-Spalte links; **c** Lippen-Kiefer-Spalte beiderseits mit vorspringendem Zwischenkiefer; **d** einseitige Lippen-Kiefer-Gaumen-Spalte links mit schmalem Kieferspalt (Engstand der Alveolarbögen); **e** einseitige Lippen-Kiefer-Gaumen-Spalte links mit breitem Kieferspalt; Hypoplasie des spaltseitigen Oberkiefersegments, Auswärtsrotation des Zwischenkiefers; **f** Befund wie bei **e**, im Bereich des harten Gaumens besteht eine doppelseitige Spaltbildung; **g** totale Lippen-Kiefer-Gaumen-Spalte beiderseits, schmale Kieferspalten, günstige Stellung des Alveolarbogens; **h** totale Lippen-Kiefer-Gaumen-Spalte beiderseits, weit vorspringender Zwischenkiefer, Hypoplasie der seitlichen Oberkiefersegmente. (Schweckendiek 1978)

Logopädisch steht die Beeinträchtigung der Sprache mit dem offenen Näseln und den Artikulationsstörungen im Vordergrund. Das offene Näseln kommt durch den mangelhaften Abschluß zwischen Gaumensegel und Rachenhinterwand zustande. Darum erstrebt die operative Behandlung den Aufbau eines funktionstüchtigen Velums. Beachtenswert ist, daß durch den weiten velopharyngealen Spalt die Resonanzverhältnisse geändert werden, und schließlich auch das Atemvolumen. Durch die Veränderung der respiratorischen Größen kommt es dann wiederum zu einer schnelleren und unpräziseren Sprechweise.

Zur Beseitigung des offenen Näselns, bzw. der velopharyngealen Insuffizienz, werden viele plastische Verfahren angegeben, was darauf hindeutet, daß noch keine völlig befriedigende Technik gefunden werden konnte, die die Sprache optimal verbessert.

Neben offenem Näseln führt die überweite Spaltbildung zwischen Gaumensegel und Rachenhinterwand infolge Luftverlust zur

Ersatzlautbildung. Die Ersatzlaute von Explosivae und Frikativae erzeugen Nebengeräusche und häufig Obertöne, wodurch die Verständlichkeit der Sprache noch stärker eingeschränkt wird. Eine frühe sprachverbessernde Operation oder Gaumenplastik trägt dazu bei, die fehlerhafte Lautbildung nicht bereits im Unterbewußtsein so zu fixieren, daß auch nach der Schaffung normaler Gaumenverhältnisse die Artikulationsstörung nicht mehr rückgängig zu machen ist. Funktionsstörungen des Gehörs und des Gebisses bedürfen selbstverständlich zusätzlicher Beachtung.

Die Frühversorgung der Lippenspalten sollte in den ersten 6 Lebensmonaten, und die der Spaltbildungen des weichen Gaumens in der Zeit vom 12. bis 18. Lebensmonat vorgenommen werden. Auch Zahnretentionen sollten im Verlauf des 1. Lebensjahres behandelt werden. Bei Spaltbildungen des harten Gaumens kann man bei einseitigem Befall frühestens nach 6, bei beidseitigem nach 7–8 Jahren operieren, meist durch ein zweizeitiges Vorgehen.

Zur Information fügen wir eine Tabelle bei, die einen Zeitplan über die Behandlung der Lippen-Kiefer-Gaumen-Spalten bringt [Tabelle 3; s. a. Schweckendiek (1972)].

Die Behandlung von Spaltbildungen ist Teamarbeit. Von der Seite des Arztes aus muß die Überwachung praktisch von der Geburt bis zur Adoleszenz erfolgen, denn erst dann lassen sich die Spätergebnisse der Behandlung richtig einschätzen.

Erwähnenswert ist, daß Stimmstörungen bei Patienten mit Gaumenspalten häufiger auftreten. Das hängt möglicherweise mit der überweiten velopharyngealen Spalte zusammen. Der übermäßige Luftverbrauch und die damit einhergehende forcierte Aussprache belasten extrem die Stimmfalten.

Wenn man eine logopädische Behandlung bei Kindern mit offenem Näseln, meist infolge operierter Gaumenspalten, durchführt, dann darf man nicht verkennen, daß neben der sprachlichen Defektivität auch eine psychische Problematik besteht, die nicht selten eine gezielte psychotherapeutische Behandlung erfordert. Es kommt wohl nicht von ungefähr, daß Kinder, die in der Säuglingsperiode auf den hautnahen Kontakt mit der Mutter während des Stillens verzichten mußten, häufig Verhaltensstörungen aufweisen, wozu nicht zuletzt die wiederholten Arztbesuche und Untersuchungen (bei Spezialbehandlung meist lange Wegstrecken) beitragen.

Das bedeutet von vornherein, daß die psychologische Führung auch auf die Eltern zu übertragen und Verhaltensstörungen rechtzeitig mit Hilfe eines Jugendpsychiaters vorzubeugen ist. Vor allem muß man zu vermeiden suchen, daß die Spaltkinder isoliert bleiben. Sie sollten nicht nur in der Familie frühzeitig mit den Geschwistern zusammen das Spielen erlernen, sondern auch Verbindung zu anderen Kindern aufnehmen.

Jede Behandlung von Kindern mit Lippen-Gaumenspalten hat die Hörerziehung und Stimmschulung mit einzubeziehen. Die gezielten sprechmotorischen Übungen haben vorrangig die Lippenbeweglichkeit und Lippenkraft zu fördern. Dazu sind alle Übungsformen von Vorteil, die die Lippenfunktion aktivieren: Lippenschnalzen, Lippenrunden, Lippenvorwölben, Lippenbreitziehen, Blasen, Saugen, Pfeifen oder das Abrollen des sog. Kutscher-R (Lippen-R: Brrr!).

Hinzu kommen Resonanzübungen: auf m und n: ma-me-mi-mo-mu; na-ne-ni-no-nu, mam-mem-mim-mom-mum; nan-nen-nin-non-nun. Sie dienen der kinästhetischen Schulung von Lippenöffnung und -schluß.

Um die Lippenkraft zu stärken, sollte man die Kinder dazu anhalten, verschiedenartig geformte Gegenstände mit den Lippen festzuhalten. Später geht man auf Übungen mit Explosivlauten über: pa-pe-pi-po-pu; pat-pet-pit-pot-put; papap-pepep-pipip-popop-pupup usw. Funktionell günstig sind auch Lockerungsmaßnahmen des Unterkiefers: Kieferschütteln und Kauübungen nach Froeschels (1931).

Ein weiteres Übungsziel ist die Aktivierung des operativ neu gestalteten Gaumensegels im funktionellen Zusammenhang mit dem Rachenmuskelring. Dazu dienen Gähn- und Lachübungen (Durchlachen der Vokale –

Tabelle 3. Spaltbildungen der Lippe, des Kiefers und des Gaumens. Unser Zeitplan der Behandlung der Lippen-Kiefer-Gaumen-Spalten. (Aus Schweckendiek 1972)

Spaltform	Frühoperationen	Spätere Operationen	Kieferorthopädie	Sprachheil-behandlung	Bemerkungen
Lippenspalten					
Einseitig	6–8 Monate Lippenplastik	Korrekturen ab 16 Jahre			
Doppelseitig	6–8 Monate Lippenplastik (kleine Spalten einzeitig, sonst zweizeitig, Abstand 4–6 Wochen)	Korrekturen ab 16 Jahre			
Lippen-Kiefer-Spalten					
Einseitig	6–8 Monate Lippen-Naseneingangs-Plastik	Korrekturen ab 16 Jahre	Ab 5. Jahr (wenn notwendig)		
Doppelseitig	6–8 Monate Lippen-Naseneingangs-Plastik einseitig, nach 6 Wochen Operation der anderen Seite	Korrekturen ab 16 Jahre	Ab 5. Jahr (wenn notwendig)		
Lippen-Kiefer-Gaumen-Spalten					
Einseitig	6–8 Monate primäre Veloplastik, 3 Wochen später Lippen-Naseneingangs-Plastik	Verschluß des Restspaltes im harten Gaumen 12–14 Jahre (ausnahmsweise früher), Korrekturen an Lippe und Nase ab 16 Jahre (kleine Korrekturen auch früher), Velopharyngoplastik oder Pharyngoplastik ab 14 Jahre (wenn erforderlich)	Ab 5. Jahr Kieferregulierung mit Platte für den Restspalt (nicht für alle Fälle)	Ab 4. Jahr (wenn erforderlich), evtl. mit temporärer Platte zur Abdeckung des Restspaltes	Operative Kieferregulierung für einzelne Fälle im frühen Erwachsenenalter

Spaltform	Frühoperationen	Spätere Operationen	Kieferorthopädie	Sprachheilbehandlung	Bemerkungen
Doppelseitig	6–8 Monate Lippen-Naseneingangs-Plastik (schmalere Seite), nach 3 Wochen: primäre Veloplastik nach 3–4 Wochen: Lippen-Naseneingangs-Plastik der anderen Seite	Verschluß des Restspaltes im harten Gaumen 12–14 Jahre (ausnahmsweise früher), Korrekturen an Nase und Lippe ab 16 Jahre (kleinere Eingriffe auch schon früher), sekundäre Osteoplastik, Eingriffe am Zwischenkiefer ab 14 Jahre Lippen-Nasen-Korrektur ab 16 Jahre Sprachverbessernde Operation ab 14 Jahre	Ab 5. Jahr Kieferregulierung mit Platte für den Restspalt (nicht für alle Fälle	Ab 4. Jahr (wenn erforderlich), evtl. mit temporärer Platte zur Abdeckung des Restspaltes	Operative Kieferregulierung für einzelne Fälle im frühen Erwachsenenalter
Gaumenspalten					
Spalten des harten und weichen Gaumens	7–8 Monate primäre Veloplastik	Verschluß des Restspaltes im harten Gaumen 12–14 Jahre	Eventuell Platte für den Restspalt ab 6 Jahre	Ab 4. Jahr (wenn erforderlich), evtl. mit temporärer Platte zur Abdeckung des Restspaltes	
Spalten des weichen Gaumens	7–8 Monate Veloplastik			Meist nicht erforderlich	

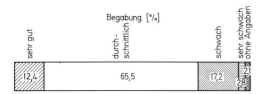

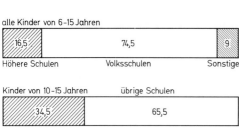

Abb. 6. Schema der Begabung von 200 Kindern mit Spaltbildungen sowie der Besuch verschiedener Schulen (Nach Schweckendiek 1978)

Die praktischen Aufgaben sind das Training der velopharyngealen Funktion und die Präzisierung der undeutlichen Artikulation. Neben der auditiven Stimulation ist die taktile und visuelle nahezu gleichrangig. Auf jeden Fall muß die Sprachtherapie schon vor Beginn des Schulalters einsetzen.

Wenn man diese Punkte berücksichtigt, dann wird sich die soziale Eingliederung dieses Patientenkreises ohne Schwierigkeiten vollziehen. Wenn auch die Zahl der weniger begabten Kinder bei den Spaltträgern etwas höher liegt als bei den normalen, so muß man doch andererseits hervorheben, daß es auch hochbegabte Spaltträger gibt und die Mehrzahl der Kinder mit dieser Anomalie intelligenzmäßig der Norm entspricht (Abb. 6).

Lachstakkato). Auch Stoßübungen – beide Fäuste werden kräftig an den Körperseiten heruntergestemmt, dabei werden rhythmisch die Lautfolgen pa-pe-pi-po-pu intoniert – sind nützlich sowie Rufübungen: „Komm kurzer kräftiger Kerl!"

Die Prognose ist für die Spaltträger um so günstiger, je früher die Behandlung einsetzt. Dazu zählt eine rechtzeitige Elternberatung. Diese sollen dazu gebracht werden, die Mißbildung zu akzeptieren, mögliche Schuldkomplexe abzubauen und die Kinder sprechtechnisch zu beaufsichtigen. Dabei darf die Sprachbehandlung die allgemeine Entwicklung des Kindes nicht überrollen. Die Phasen der kindlichen Sprachwerdung müssen im Einklang mit den Reifeperioden stehen.

3.3 Bibliographie

Froeschels E (1931) Lehrbuch der Sprachheilkunde, 3. Aufl. Deuticke, Leipzig Wien

Krech H (1954) Die Grundlagen des Sprechens. Wiss. Z Univ Halle, Ges Sprachwiss 3:487–493

Luchsinger R, Arnold GE (1970) Handbuch der Stimm- und Sprachheilkunde. 2 Bde, 3. Aufl. Springer, Berlin Heidelberg New York

Schilling A (1963) Sprech- und Sprachstörungen. In: Berendes J, Link R, Zöllner E (Hrsg) HNO-Heilkunde. Thieme, Stuttgart (Bd II, T. 2, S 1189–1259)

Schweckendiek W (1972/1978) Spaltbildungen des Gesichts und des Kiefers. In: Berendes J, Link R, Zöllner E (Hrsg) Hals-Nasen-Ohrenheilkunde in Praxis und Klinik, Bd 3. Thieme, Stuttgart

Seeman M (1965) Sprachstörungen bei Kindern, 2. überarb Aufl. Volk & Gesundheit, Berlin Jena

Trenschel W (1977) Phänomen der Nasalität. Akademie, Berlin

4 Das zerebralbewegungsbehinderte sprachgestörte Kind (CP-Kind)

Die Sprachstörung beim CP-Kind muß als Teil seiner Bewegungsbehinderung gesehen werden. Diese entsteht als Folge einer frühkindlichen Hirnschädigung, die das sich entwickelnde Gehirn vor, während oder nach der Geburt trifft. Daher kann der Logopäde in solchen Fällen keine lokale Behandlung der Sprechwerkzeuge durchführen, sondern muß sich Kenntnisse aus der neurophysiologischen Entwicklungstherapie, wie sie z. B. die Methode von Bobath anbietet, aneignen. Zunächst müssen die Voraussetzungen für das Sprechen, nämlich das Saugen, Schlukken, Kauen und die sensomotorischen Erfahrungen im Mundbereich, geschaffen werden. Die Entwicklungsfolgen der oralen Funktionen, und somit auch der Sprechleistungen, sind im engen Zusammenhang mit der gesamten motorischen und sensorischen Entwicklung zu sehen (Tabelle 4; Abb. 19). So ist z. B. die Verbesserung der Kopf-Rumpf-Kontrolle eine wichtige Ausgangsbasis, um die mundmotorischen Voraussetzungen für die Sprachtherapie zu schaffen. Daher kann die Behandlung eines CP-Kindes nur in enger Zusammenarbeit mit einer Krankengymnastin und/oder Ergotherapeutin optimal verlaufen.

Die Sprachbehinderung muß beim CP-Kind als eine Funktions- und Koordinationsstörung der gesamten Artikulationsmotorik, der Sprechakzente, der Atmung und Phonation betrachtet werden. Dabei werden die Symptome durch Art und Grad der zerebralen Ausfälle bestimmt. Eine Läsion der Pyramidenbahn führt zu einer Spastik, die sich in einem erhöhten Muskeltonus und einer allgemeinen Bewegungsarmut äußert. Ausfälle im Extrapyramidalsystem haben meist eine Athetose zur Folge mit unwillkürlichen, ruckhaften und unkontrollierten Bewegungen. Seltener ist die Ataxie bei Schädigung des Cerebellums, das u. a. die Gleichgewichtsreaktionen steuert. Zwischen diesen klassischen Typen gibt es Mischformen mit charakteristischen Symptomen und wechselndem Muskeltonus.

Auf jeden Fall spiegeln sich die grob- und feinmotorischen Bewegungsabläufe in der gesamten Artikulationsmotorik wieder, da die Sprechleistungen immer im Zusammenhang mit dem abnormen Bewegungsverhalten des Körpers zu sehen sind. Besonders die Reflexaktivität wirkt sich auf den oralen Bereich aus. Dies muß man bei der Therapie berücksichtigen, indem man die pathologischen Reflexe inhibiert (hemmt) und die richtigen Bewegungsmuster facilitiert (bahnt). Dabei spielen besonders die oralen Reflexe eine Rolle, wenn sie über den physiologischen Zeitraum bestehen bleiben oder ganz fehlen. Diese hemmen nämlich die Weiterentwicklung der Mundmotorik zu nächsthöheren Stufen des Schluckens, Kauens, und Lallens. Ebenso beeinflußt der gesteigerte oder zu geringe Muskeltonus die gesamten Artikulationsorgane, indem er die koordinierten Bewegungsabläufe bei der Nahrungsaufnahme und der spontanen Lautgebung hindert.

Der Therapie vorausgehen muß ein neurologischer, krankengymnastischer und logopädischer Befund, der neben den motorischen Auffälligkeiten, wie bestehender Reflexaktivität und pathologischem Muskeltonus, Aufschluß gibt über die oralen Reflexe, orale Sensibilität, Mimik, Nahrungsaufnahme, die gesamte Mundmotorik (Funktionen von

Tabelle 4. Untersuchungsbogen zur Prüfung der Mundmotorik. Aus der Klinik für Kommunikationsstörungen, Mainz (Direktor: Prof. Dr. P. Biesalski)

Name: .... geb.: ....
Einweisungsdiagnose: ....

Saugen, Schlucken, Kauen im Säuglings- und Kindesalter		b) Ist Breitziehen der Lippen möglich (ab 2½ Jahre)	+ + / − −
1. Saugen		c) Ist Zusammenpressen der Lippen möglich	+ + / − −
a) Konnte das Kind an der Brust trinken	+ + / − −	d) Ist Wechsel zwischen Mundspitzen und Breitziehen möglich	
b) Konnte es den Sauger der Flasche fassen	+ + / − −	langsam	+ + / − −
c) Kam Flüssigkeit aus Mund oder Nase	+ + / − −	schnell	+ + / − −
d) Verschluckte es sich öfter beim Trinken	+ + / − −	treten dabei Massenbewegungen auf	+ + / − −
e) Ab wann trank es aus der Flasche		e) Beweglichkeit der Mundwinkel nach rechts und links	+ + / − −
f) Kann es heute mit dem Strohhalm trinken (ab 2½ Jahre)	+ + / − −	f) Bleistifthalten mit den Lippen möglich (ab 3½ Jahre)	+ + / − −
2. Schlucken		*Gaumensegel*	
a) Wird der Würgereflex dabei ausgelöst	+ + / − −	a) Untersuchung: Inspektion: beide Seiten gleich innerviert	+ + / − −
b) Ist unwillkürliches Schlucken möglich	+ + / − −	Spaltbildung der Uvula	+ + / −
c) Ist willkürliches Schlucken möglich	+ + / − −	Sensibilität: Empfindung bei Berührung des Gaumensegels	+ + / − −
3. Kauen		b) Bewegt sich das Gaumensegel beim Gähnen gleichseitig	+ + / − −
a) Ist der Beißreflex noch vorhanden	+ + / − −	c) Ist Ausblasen einer Kerze möglich	+ + / − −
b) Ab wann wurde es mit Löffel ernährt		d) Kommt beim Blasen Luft durch die Nase	+ + / − −
c) Ab wann aß es Kekse und Brot		*Mimik*	
d) Wurde die Speise nur am Gaumen zerdrückt	+ + / − −	a) Ist Runzeln der Stirn möglich	+ + / − −
e) Ist der Kaureflex auslösbar	+ + / − −	b) Ist Naserümpfen möglich	+ + / − −
f) Kaut das Kind normal	+ + / − −	c) Geschieht der Augenschluß gleichzeitig	+ + / − −
Beweglichkeit von Zunge und Lippen		d) Ist Zusammenkneifen der Augen möglich	+ + / − −
1. Zunge		e) Ist Hochziehen der Augenbrauen möglich	+ + / − −
a) Äußerliche Inspektion feucht − trocken Relief Atrophie gesamt / einer Seite Abweichung nach einer Seite		f) Ständiges Grimassieren / Poker-face	+ + / − −
b) Langsame Bewegung nach: vorn − oben − unten − rechts − links (ab 2½ Jahre)		*Sensibilität* Unterschied zwischen Kälte und Wärme Außenseite der Wange Innenseite der Wange Innenseite der Lippen Zunge	
c) Schnelle Bewegung der Zunge bei geöffnetem Mund			
von rechts nach links (ab 3 Jahre)	+ + / − −	*Geschmacksempfindungen:*	
von vorn nach hinten (ab 3 Jahre)	+ + / − −	Süß − sauer − salzig	
Treten Mitbewegungen des Unterkiefers auf	+ + / − −	*Enddiagnose:*	
d) Ist die Bildung der sagittalen Rinne möglich (ab 3½ Jahre)	+ + / − −	Datum:	
2. Lippen			
a) Ist die Mundspitzung möglich	+ + / − −	Unterschrift	

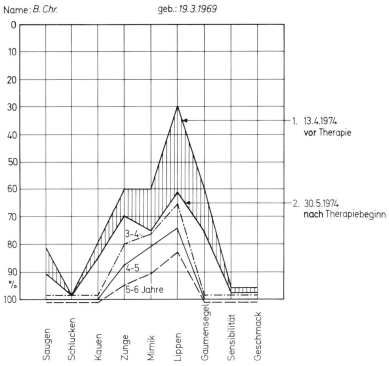

Abb. 7. Eine kurze Kasuistik soll die klinische Verwertbarkeit zeigen. Ein damals 5jähriges Mädchen wurde in unserer Klinik vorgestellt mit der Diagnose SEV mit universellem Stammeln, Dysgrammatismus und Dysarthrie vorwiegend im Fazialis- und Hypoglossusbereich. Es erfolgte eine stationäre Aufnahme mit gezielter Mundmotoriktherapie. Nach 6 Wochen konnten wir das Kind mit deutlich gebesserter Sprache entlassen

Zunge, Lippen, Kiefer und Gaumensegel), Atmung und Stimme.

Daß sich zwischen der motorischen Entwicklung und sprachlichen Reifung eine Wechselwirkung vollzieht, ist bekannt. Daß die Mundmotorik ein sichtbarer und prüfbarer Ausdruck dieses Zusammenspiels ist, sollte das diagnostische Interesse des Logopäden finden. Kwint hat der aktiven mimischen Psychomotorik erstmals vermehrte Aufmerksamkeit zugewandt, und Jouannaud und Bregeon haben die Zungenmotorik beim normalen Kind beobachtet. Gestützt auf diese Voruntersuchungen hat Draf (1975) von einer Serie sprachlich unauffälliger Kindergartenkinder ein Normogramm der Mundmotorik aufgestellt, das es bei Benutzung eines entsprechenden Testbogens gestattet, Aussagen über Ausfälle in diesem umschriebenen motorischen Bereich zu machen (Abb. 7; Tabelle 5).

Folgende Auffälligkeiten der oralen Entwicklung sind für den Logopäden ein Warnzeichen:

– wenn die oralen Reflexe über den physiologischen Zeitraum hinaus bestehen,
– wenn eine Hyper- oder Hyposensibilität im Mundbereich vorliegt,
– wenn das Kind beim Trinken keine rhythmischen Saug- und Schluckbewegungen machen kann,
– wenn die Schluckbewegungen stark verzögert sind oder die Nahrung einfach ohne Beteiligung der Mundmuskulatur den Schlund hinunterläuft,
– wenn das Zusammenspiel von Kiefer, Lippen und Zunge beim Schlucken und Kauen beeinträchtigt ist, z. B. durch einen

Tabelle 5. Grobdiagnostikum bei Entwicklungsauffälligkeiten. Die Alterswerte gelten für Spätentwickler, d.h., 90% der Kinder erfüllen diese Aufgaben. Die mit * bezeichneten Items sind statistisch gesichert

	A. Optische Wahrnehmung	B. Handgeschick	C. Körperkontrolle
4 Jahre (48 Mon.)	48. Puzzle aus 2 Teilen 47. Ordnet Detail zum Ganzen 46. Erkennt Junge und Mädchen 45. Findet 3 versteckte Dinge 44. Ordnet Menge 2 optisch zu 43. Sortiert Autos und Tiere	48. Schneidet mit Schere 47. Knöpft auf und zu * 46. Linie zwischen 2 Punkten 45. Knetet Kugel und Schlange 44. Schraubt, dreht Schlüssel 43. Wäscht und trocknet Hände *	48. Frei treppab, Fußwechsel 47. Schlußsprung von Couch 46. 5 Schlußsprünge 45. 1 Hüpfer auf einem Bein * 44. Je Bein 2 s balancieren 43. Geht mit Armschwung
3½ Jahre (42 Mon.)	42. Orientiert sich draußen 41. Setzt 5 Formen ein 40. Räumt 5 Hohlwürfel ein 39. Sortiert 5 P. Lottobilder 38. Sortiert 3 Längen 37. Sortiert Grundfarben	42. Hält Stift mit Fingern 41. Zeichnet Kreis ab * 40. Baut Turm aus 8 Würfeln * 39. Wickelt Bonbons aus 38. Öffnet Zündholzschachtel 37. Zieht Kleidung an *	42. Frei treppauf, Fußwechsel 41. Springt 20 cm weit, 5 cm hoch * 40. Geht 3m-Streifen entlang 39. Trägt Wasserglas 3 m weit 38. Kickt Ballon aus der Luft 37. Fährt Dreirad, Gocart *
3 Jahre (36 Mon.)	36. Unterscheidet 1 und viel 35. Erkennt Tätigkeit im Bild 34. Erkennt Orte wieder 33. Findet 2 versteckte Dinge 32. Sortiert Tee- und Eßlöffel 31. Kennt seine Kleidung	36. Malt Rundformen 35. Gießt von Becher zu Becher 34. Faltet Papier * 33. Holt Bonbon mit Rechen 32. Reiht Perlen auf Draht * 31. Steckt Kette ins Rohr	36. Beidbeinsprung von Treppe 35. Anlaufsprung über Strich 34. Rennt 15 m ohne Hinfallen 33. Fußschlußstand, Augen zu 32. Frei treppab, nachgesetzt 31. Geht 3 m auf Zehenballen
2½ Jahre (30 Mon.)	30. Sortiert 2 P. Lottobilder 29. Sortiert Löffel und Gabeln 28. Kennt Nachbarn und Besuch 27. Ordnet 2 Formen zu 26. Ordnet 2 Farben zu 25. Ordnet 2 Größen zu	30. Baut Turm aus 4 Würfeln * 29. Ißt allein mit Löffel * 28. Wirft Ball überkopf zu * 27. Kippt Perle aus Flasche * 26. Steckt Stock ins Rohr 25. Blättert Buchseiten um *	30. Beidbeinsprung am Boden 29. Geht balanceister 28. Ersteigt 3 Leitersprossen 27. Treppab mit Geländer 26. Frei treppauf, nachgesetzt 25. Spielt in Kauerstellung
2 Jahre (24 Mon.)	24. Ordnet 2 Dinge zum Bild 23. Zeigt Körperteil an Puppe 22. Findet ausgetauschte Dose 21. Sieht bei Turmbau zu 20. Schüttelt Kopf als Nein 19. Ordnet Ding zum Ding	24. Zieht Kleidung aus * 23. Kritzelt auf Papier * 22. Tut Rosine in Flasche 21. Öffnet Reißverschluß 20. Baut Turm aus 2 Würfeln * 19. Steckt Scheiben auf Stab	24. Fußballstoß ohne Umfallen * 23. Ersteigt Stuhl, faßt Lehne 22. Treppauf mit Geländer * 21. Geht rückwärts * 20. Rennt 5 m ohne Hinfallen 19. Hebt gehockt Dinge auf
1½ Jahre (18 Mon.)	18. Erkennt Person von weit 17. Besieht gern Bilderbuch 16. Betrachtet sich im Spiegel 15. Sieht rollendem Ball nach 14. Kennt Eltern und Geschwister 13. Bevorzugt ein Spielzeug	18. Packt Eingewickeltes aus 17. Trinkt allein aus Tasse * 16. Wirft Ding weg 15. Zeigt mit Zeigefinger 14. Räumt Dinge aus und ein 13. Schlägt Dinge aneinander *	18. Treppenkrabbeln auf Bauch 17. Steht ohne Hilfe auf 16. Hebt im Bücken Dinge auf * 15. Steht allein, geht allein * 14. Schiebt Kinderwagen 13. Geht mit Halt an Möbeln
1 Jahr (12 Mon.)	12. Findet verdecktes Ding 11. Erkennt sein Fläschchen * 10. Beobachtet seine Hände 9. Betatscht Spiegelbild * 8. Sieht Hingefallenem nach * 7. Verfolgt gehende Person	12. Daumen-Zeigefinger-Griff * 11. Schüttelt Gegenstand 10. Befühlt, untersucht Dinge * 9. Gibt Ding von Hand zu Hand * 8. Nimmt 2 Dinge vom Tisch * 7. Greift und läßt los	12. Kniet aufrecht / Krabbelt allein 11. Sitzt gut im Stuhl / Setzt sich allein auf 10. Steht an Möbeln * / Zieht sich zum Stand * 9. Sitzt länger allein * / Robbt auf Bauch 8. Vierfüßlerstand / Rollt in Bauchlage 7. Beine tragen Körper * / Tänzelt auf Schoß
½ Jahr (6 Mon.)	6. Richtet Augen parallel 5. Sieht Rosine auf Tisch * 4. Betrachtet Ding in Hand * 3. Sieht Wegbewegtem nach 2. Blickt ins Gesicht * 1. Folgt bewegtem Objekt *	6. Steckt Dinge in den Mund 5. Langt in Richtung Objekt * 4. Spielt mit den Händchen * 3. Zupft an seiner Kleidung 2. Armbeuge- und Streckbewegung 1. Schließt Hand um Objekt	6. Hebt Kopf in Rückenlage / Sitzt zum Stu 5. Handstütz in Bauchlage * / Rollt auf Rücken 4. Im Sitz Rücken gerade * / Schwimmbeweg. in Bau 3. Unterarmstütz in Bauchlage * / Aktiv beim Bade 2. Kopfkontrolle auf Arm / Gleichseit. Strampeln 1. Kopfheben in Bauchlage * / Fußstöße gegen Dru
	Summe der Wertungen	Summe der Wertungen	Summe der Wertungen

Zungenstoß oder unvollständigen Mundschluß,
- wenn eine auffällige Stimmgebung bei den Vitalfunktionen, wie Schreien, Weinen und Lachen, zu vernehmen ist, d. h. die Stimme abnorm hoch und schrill klingt oder nur ein kraftloses Wimmern ist.

Da man in diesem Stadium noch nicht mit der Erarbeitung der richtigen Lautbildungsmuster beginnen kann, spricht man in diesem Zusammenhang eher von einer *sprachvorbereitenden Therapie*, die sich aus der Mundbehandlung, der Eß-Trink-Therapie und der Atem-Stimm-Therapie zusammensetzt. Die Elternanleitung spielt bei dieser Therapie eine ganz entscheidende Rolle.

4.1 Fallbeschreibung

Martina, 3,5 Jahre alt, wird uns mit der Frage nach einer gezielten Mund-Eß-Therapie sowie Sprachanbahnung vorgestellt. Sie ist von einer Kollegin angemeldet; das Kind brauche eine Sprachtherapie auf neurophysiologischer Grundlage. Dem Einwand wegen der weiten Entfernung zwischen Wohn- und Behandlungsort wird entgegengehalten, daß die Mutter sehr kooperativ sei

D. Sprache	E. Akustische Wahrnehmung	
48. Nennt 2 Gegensätze *	48. Zeigt alles was fliegt	**4 Jahre**
47. Fragt: wer, wo, wann, warum	47. Versteht: müde, hungrig *	**(48 Mon.)**
46. Gebraucht Nebensätze	46. Legt etwas auf, unter *	
45. Wiederholt Kurzgeschichte	45. Versteht: morgens, abends	
44. Erklärt, was es spielt	44. Befolgt: gib mir zwei	
43. Laute: ch/ch, ng, nt, schp, fr	43. Kennt Daumen, Zeigefinger	
42. Verwendet Vergangenheit	42. Hört Vokal „a" heraus	**3½ Jahre**
41. Berichtet spontan Erlebnis	41. Hört Geschichte gespannt zu	**(42 Mon.)**
40. Nennt 5 Tiere	40. Zeigt eckig und rund	
39. Benennt Tätigkeit im Bild	39. Zeigt auf rote Farbe	
38. Verwendet Mehrzahl *	38. Zeigt re./li. (auch falsch)	
37. Sagt: ich, du, mein, dein	37. Zeigt größer und kleiner	
36. Laute: r, s, sch, x, z	36. Befolgt: gib mir eins/viele	**3 Jahre**
35. Spricht mit Puppe, Teddy	35. Hört zwei Schläge heraus	**(36 Mon.)**
34. Spricht Dreiwortsatz	34. Zeigt Tätigkeit im Bild	
33. Fragt: was'n das?	33. Zeigt 6 benannte Körperteile	
32. Wiederholt Viersilbensatz	32. Befolgt Doppelauftrag *	
31. Sagt: noch, wieder, viel	31. Versteht doppelte Ortsangabe	
30. Verwendet der, die, das	30. Befolgt: Leg Puppe heia!	**2½ Jahre**
29. Spricht Zweiwortsatz *	29. Befolgt: Gib mir noch eins	**(30 Mon.)**
28. Benennt 2 Eigenschaften	28. Versteht: wiedersehn, tschüs	
27. Sagt: da, weg, bitte, danke	27. Zeigt 4 benannte Personen	
26. Nennt sich beim Vornamen	26. Zeigt 8 benannte Dinge	
25. Verwendet 10 Worte	25. Kennt 20 Wortbedeutungen	
24. Benennt 2 Tätigkeiten	24. Versteht: ata, teita (ausfahren)	**2 Jahre**
23. Benennt 4 Dinge	23. Versteht: eia und heia	**(24 Mon.)**
22. Benennt 3 Personen	22. Versteht: Möchtest du . . .?	
21. Verwendet 5 Worte *	21. Zeigt benannten Körperteil *	
20. Laute: n, l, d, t, w, f	20. Zeigt 4 benannte Dinge	
19. Einwortsatz als Wunsch	19. Zeigt 2 benannte Personen	
18. Ahmt 2 Worte nach	18. Reagiert auf seinen Namen	**1½ Jahre**
17. Ahmt 2 Tierlaute nach	17. Versteht: Mund auf	**(18 Mon.)**
16. Sagt 2 sinnvolle Worte	16. Macht auf Geheiß „bitte"	
15. Laute: a, o, u, m, b, p	15. Befolgt: Komm her zu mir	
14. Laute als Wunschäußerung	14. Mundbewegung bei „ham", „happa"	
13. Kaut mühelos feste Nahrung	13. ckt zur genannten Person	
12. Lallt 4 verschiedene Silben	12. Versteht eine Wortbedeutung	**1 Jahr**
11. Ahmt Laute nach *	11. Dreht Kopf direkt zum Ton	**(12 Mon.)**
10. Äußert Stimmungslaute *	10. Reagiert auf Schimpfen	
9. Spuckt mit Zungenspitze	9. Dreht Kopf beim Flüstern	
8. Trinkt von gehaltener Tasse	8. Lauscht bei Schritten	
7. Leckt Breilöffel gut ab	7. Stoppt Weinen auf Zuspruch	
6. Antwortet durch Laute	6. Sucht Ton durch Kopfwenden *	**½ Jahr**
5. Schließt Mund, schluckt Spucke	5. Lauscht bei Gesang, Musik	**(6 Mon.)**
4. Kichert, lacht, quietscht *	4. Sieht Sprechenden an	
3. Laute: cha, grr, öh, eku, erre *	3. Hält bei leisem Ton inne *	
2. Andere Laute als Weinen *	2. Geräuschreaktion im Schlaf	
1. Sagt, schluckt, weint	1. Erschrickt bei lautem Geräusch	
Summe der Wertungen	Summe der Wertungen	

und die weite Fahrt in Kauf nehmen würde; das Kind zeige zudem gute Sprachansätze und eine fast altersgerechte Intelligenz.
Die Mutter kommt allein mit dem Kind. Sie macht einen engagierten und energischen Eindruck. Über das Krankheitsbild ihrer Tochter scheint sie gut informiert zu sein. Sie hat alle früheren Arztberichte fotokopiert, und stellt sie uns zur Verfügung. Daraus geht hervor, daß sie sich schon an drei namhaften Universitätskliniken Rat geholt und dort auch Anleitungen zur Mund-Eß-Therapie erhalten hat.
Daraufhin angesprochen, weicht sie aus; das sei schon länger her und nur sehr flüchtig erfolgt, außerdem habe es nicht viel gebracht – sie möchte es noch einmal richtig erlernen.

Martina erhält an ihrem Heimatort in einem großen Behindertenzentrum Krankengymnastik, Beschäftigungstherapie und Schwimmen. Im Programm der Krankengymnastik und Beschäftigungstherapie ist die Mund-Eß-Therapie ausgespart worden.
Die Mutter scheint zu Martina einen guten Kontakt zu haben. Während der Unterredung sitzt sie auf dem Schoß der Mutter und verfolgt aufmerksam unser Gespräch. Sie ist freundlich, zugewandt und reagiert, wenn angesprochen, mit lebhafter Gestik und Mimik und undifferenzierten Lauten.
Aus der Anamnese geht hervor, daß der Schwangerschaftsverlauf normal war. Die Geburt erfolgte 7 Tage nach dem errechneten Termin. Entbunden wurde durch Kaiserschnitt (Sectio caesarea) wegen

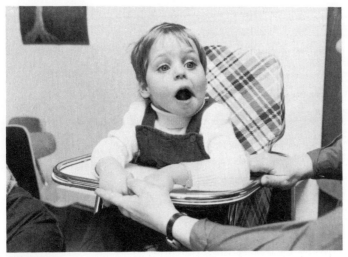

a

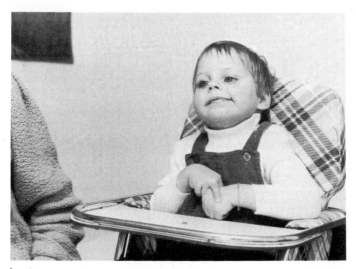

b

Abb. 8 a u. b. Unkontrollierte pathologische Bewegungsmuster beim Sprechen. Starke mimische Mitbewegungen, Erhöhung des Muskeltonus, besonders in den oberen Extremitäten, schlechte Kopfkontrolle und Asymmetrie

leiser Herztöne. Postnatal kam es zu Sauerstoffmangel. Weitere Angaben über die Neugeborenenzeit wurden von der Mutter nicht gemacht. Seit dem 3. Lebensmonat wird die krankengymnastische Behandlung nach Bobath dreimal in der Woche durchgeführt.
Neurologisch-motoskopische Untersuchung: Zerebrale Bewegungsstörung mit wechselndem Muskeltonus, teils sehr schlaff, teils einschießende Spasmen. Zeitweise werden die Beine nach innenrotiert, adduziert, überkreuzt. Spitzfußstellung der Füße. Aus der Rückenlage dreht sich das Kind aktiv über beide Seiten in die Bauchlage. Es gelangt in den Vierfüßlerstand und krabbelt, aber nicht koordiniert. Dann hockt es sich zwischen den Knien hin. Bei Aufforderung kommt es über den Seitsitz zum Sitzen mit Rundrücken. Die Hände bzw. die Finger zeigen z. T. sehr viele athetoide Bewegungen. Martina kann kurzfristig das Gewicht übernehmen, wenn man sie hinstellt, und mit Unterstützung an den Hüften einige Schritte tun. Das wird in der Krankengymnastik geübt.
Auf eine HNO-ärztliche Untersuchung wird zunächst verzichtet, da man ihr die Prozedur der laryngoskopischen Untersuchung ersparen will, die wohl auch durch den dann ausgelösten Bewegungssturm (assoziierte Reaktionen) unmöglich gemacht werden würde. Für eine Erkrankung in diesem Bereich liegt übrigens kein Anhalt vor. Die audiometrische Untersuchung erbringt ein der Norm entsprechendes Hörvermögen.

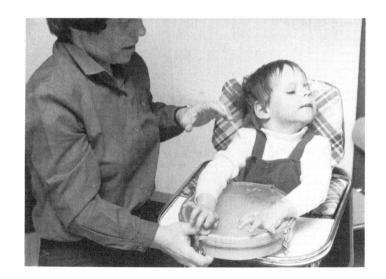

Abb. 9. Mangelnde Augen-Hand-Koordination und athetoide Fingerbewegungen beim Schlagen auf die Rahmentrommel

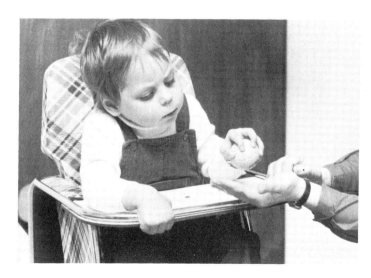

Abb. 10. Tonuserhöhung im ganzen Körper beim Greifen

Logopädische Untersuchung
Beobachtung der Spontanmotorik: Martina sitzt recht schlaff, besonders im Rumpfbereich, auf dem Schoß der Mutter. Spasmen schießen ein, sobald sie sich bewegt oder sich äußern will. Dazu fallen die athetoiden Bewegungen der oberen Extremitäten, vorwiegend der Finger, auf. Gezieltes Greifen ist nicht möglich (Abb. 8 – 10).

Mimik: Wechselnd und lebhaft, besonders im oralen Bereich neigt Martina zu großen Tonusschwankungen mit assoziierten Reaktionen an den oberen Extremitäten. Die Kopfkontrolle ist mäßig. Starke Schulter- und Kopfreaktionen, daher Kieferextension. Die Kopfhaltung ist asymmetrisch, überwiegend nach rechts geneigt.

Orale Reflexe:
1. Rootingreflex (Einstell- oder Suchreflex): nicht mehr vorhanden,
2. Saug- und Schluckreflex: nicht mehr vorhanden,
3. Beißreflex: noch auslösbar,
4. Würgreflex: sehr stark auslösbar, teilweise schon bei Berühren der Lippen.

Orale Sensibilität: Starke Hypersensibilität um und im oralen Bereich.

Zahn- und Kieferentwicklung: Auffallend gute Zähne trotz breiiger Kost. Keine Zahnstellungsanomalien. Oft ist ein Zähneknirschen zu hören.

Mundmotorik
1. Kiefer: Ein dosiertes Öffnen und Schließen der Kiefer ist nicht möglich. Mittelstellungen können nicht gehalten werden.
2. Lippen: In Ruhe eher hypoton, in Funktion hyperton. Mangelhafter Mundschluß, aber wenig Salivation. Isolierte Lippenbewegungen sind nicht möglich, wie Spitzen, Breitziehen; Unterlippe über Oberlippe und umgekehrt.
3. Zunge: Liegt unbeweglich und träge auf dem Mundboden, isolierte Bewegungen können nicht ausgeführt werden, wie Diadochokinese nach rechts und links, oben und unten.

Die Nahrungsaufnahme ist erschwert. Martina ißt pürierte Kost, wird auf dem Schoß der Mutter in halbliegender Stellung gefüttert. Der vorhandene Zungenstoß befördert die Nahrung größtenteils wieder nach außen. Eine koordinierte Schluckbewegung ist nicht möglich. Dazu kommt die starke Hypersensibilität, die schon bei Berührung des Löffels an den Lippen Schulterretraktion mit Öffnung der Kiefer auslöst. Durch den mangelnden Mundschluß kann die Oberlippe die Nahrung nicht vom Löffel nehmen. Der vorhandene Beißreflex verhindert rotierende Kaubewegungen der Kiefer. Noch schwieriger ist das Trinken. Die Flüssigkeit kann nur in halbliegender Stellung ohne aktive Beteiligung der Mundmuskulatur herunter- oder herausfließen. Trinken mit einem Röhrchen ist nicht möglich.

Sprachstatus: Martina spricht aktiv 6–7 Wörter, stark dysarthrisch, meist nur die Anfangssilben. Diese werden rein „zufällig" produziert.
Von der Mutter notierte und infolge Wiederholung verstandene Wortfetzen wie „ein" (eincremen, einräumen, rein, nein), „an" (anstoßen, Licht an, Kleidung anziehen), „ang" (Durst), „ma" (Mama), „ama" (Oma), „aga" (Heike und Anja). Die einschießenden Spasmen verhindern den Phonationsbeginn. Auf Aufforderung bekommt sie kaum einen Laut heraus. Die Mutter berichtet, daß Martina zu Hause in entspannter Situation (z. B. vor dem Schlafengehen) viel vor sich hinplappere.
Das Sprachverständnis scheint fast altersgerecht zu sein; durch die Bewegungseinschränkung ist es schwer einzuschätzen.

Atmung: In Ruhe normal, beim Sprechen rhythmisch und gepreßt.

Stimme: Vitalfunktionen (Lachen, Schreien, Weinen, Husten) unauffällig. Gepreßte bis verhauchte Stimmgebung, je nach Tonusschwankung.

Diagnose
Hypoton-spastische Tetraplegie, linksbetont, mit athetoiden Bewegungen. Psychomotorischer Entwicklungsrückstand, besonders im verbal-expressiven Bereich.

Behandlungsverlauf
Die ersten Sitzungen gestalten sich schwierig. Einmal ist durch den weiten Anfahrtweg das Kind schon müde, zum anderen hat die Mutter eine zu hohe Erwartungshaltung. Bereits nach der dritten Stunde will sie wissen, wie lange die Behandlung dauern könnte und wann Martina richtig sprechen wird.
Aus den Arztberichten geht hervor, daß die Mutter trotz Aufklärung die Behinderung nicht real einschätzt. Durch die relativ guten geistigen Fähigkeiten und das ansprechende Aussehen ihrer Tochter überwertet sie deren motorische Möglichkeiten. Sie wird dafür „kämpfen", daß Martina eine Normalschule besuchen kann.
So ist es eine vordringliche Aufgabe, die Mutter in langsamen Schritten an ein Hauptproblem der Behinderung heranzuführen, nämlich den systematischen Aufbau der Koordination der oralen Funktionen mit dem Ziel der Sprachanbahnung.

Therapeutisches Programm
– Die sensomotorischen Erfahrungen im Mundbereich sind mit verschiedenen Materialien (rauh-glatt, weich-hart) nachzuholen; Förderung der Augen-Hand-Koordination; Hand-Mund-Koordination
– Abbau der oralen Reflexe
– Abbau der Hypersensibilität
– Normalisierung des schwankenden Tonus
– Anbahnen einer normalen Schluck- und Kaufunktion
– Sprachanbahnung mittels Atem-Stimm-Therapie und verstärktem akustischen Feedback.

Zunächst wird die Ausgangsposition besprochen. Nachdem verschiedene Positionen ausprobiert wurden (schräg gegen ein Keilkissen gelehnt, sitzend auf der Rolle oder auf dem Schoß der Mutter), entscheiden wir uns für einen Aufsatz auf ein Kinderstühlchen, den die Mutter von zu Hause mitbringt. Martina hat darin einen guten Halt, die Beine können etwas abduziert und in Außenrotation fixiert werden. Seitlich der Hüften werden Schaumgummipolster gesteckt, um dem Rumpf den nötigen Halt zu geben.
Die Augen-Handkoordination gestaltet sich sehr schwierig, da Martina nur unter Ausnutzung ihrer pathologischen Muster greifen kann. Sie soll lernen, verschiedene Gegenstände aus verschiedenen Materialien festzuhalten und entsprechend damit zu hantieren, z. B. unterschiedliche Bälle aus Plüsch, Gummi, Plastik oder Klanghölzer zu handhaben: schlagen, rollen, drehen. Oder sie soll die Möglichkeit erkunden, wie man mit der Hand

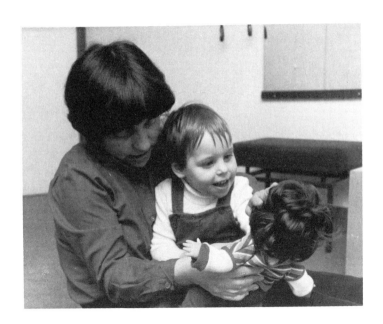

Abb. 11. Kontrollierte Greiffunktion mit deutlicher Tonusminderung, was sich besonders im Gesichtsausdruck zeigt. Gleichzeitig eine Übung zum Körperschema und Sprachverständnis

auf dem Tamburin Geräusche erzeugen kann wie reiben, schlagen, klopfen (Abb. 11).

Es fällt ihr außerordentlich schwer, die Hände an den Mund zu bringen, deshalb soll sie versuchen, Brotrinde, Kekse o. ä. in den Mund zu stecken und darauf herumkauen.

Der Abbau des noch vorhandenen Beiß- und Würgreflexes geschieht mit Hilfe der *Mundtherapie.* Damit wird gleichzeitig die Hypersensibilität herabgesetzt. Die Stimulation erfolgt zunächst von außen durch Lockern und Tapping (leichtes Beklopfen) der Wangenmuskulatur vom Kieferansatz bis zu den Lippen mittels kreisender Bewegungen. Danach erfolgt ein durch Vibrationsbewegungen erzeugtes Durchschütteln der Wangen.

Um die Kieferextension zu hemmen und einen lockeren Mundschluß zu bahnen, muß eine Kieferkontrolle angewendet werden (Abb. 12a, b). Bevor man mit gezielten taktilen Bewegungen das äußere Zahnfleisch stimuliert, wird zunächst die Mundpartie außerhalb berührt. Indem man sofort anschließend den Mundschluß facilitiert, wird das richtige Schlucken ermöglicht. Dabei kontrahiert sich der Mundboden, die Zungenspitze liegt weich hinter den oberen Schneidezähnen und die Zungenränder legen sich locker seitlich an. Der Speichel und später die Nahrung wird durch wellenförmige Bewegung der Zunge von vorn nach hinten transportiert. Das Gaumensegel hebt sich gleichzeitig und schließt den Nasenrachenraum ab. Da der Beißreflex noch vorhanden ist, können die Zunge und der harte Gaumen nicht stimuliert werden.

Durch diese Maßnahme soll gleichzeitig der Tonus der Mundmuskulatur normalisiert werden. Ein anfängliches Sichwehren gegen diese Therapie verhindert dies.

Es ist auffallend, wie sehr Martina auf die Mutter fixiert ist. Das verdeutlicht die Familiensituation; Martina ist Einzelkind. Die Mutter übernimmt in der Hauptsache die Erziehung, Therapie und Pflege. (Der Vater war einmal zur Therapiesitzung mitgekommen, äußerte sich aber in dieser Stunde überhaupt nicht. Die Großmutter kam anfangs auch, wartete aber meist im Wartezimmer, da Martina sonst zu sehr abgelenkt wurde. Als beide Großeltern bei der Therapie zusehen wollten, stieg das Mädchen völlig aus und war nicht mehr zum Mitmachen zu bewegen, auch nicht, nachdem die Großeltern das Zimmer verlassen hatten)

Die Mutter berichtet, daß Martina sich auch in der Krankengymnastik zunächst gegen die Übungen wehrt und erst mitmacht, wenn sie selbst die entsprechende Übung mit ihr durchführt. Es ist daher zweckmäßig, eine neue Übung erst einmal mit Martina auszuführen. Dann zeigt man sie der Mutter, die sie sofort bei ihr wiederholt. Die außerordentliche Geschicklichkeit der Mutter ist

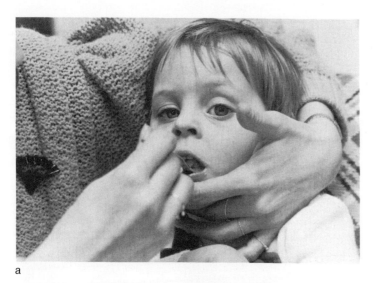

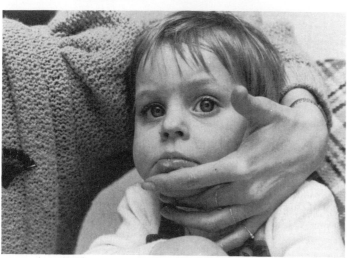

Abb. 12 a u. b. Der Vorgang des Fütterns mit Kieferkontrolle

eine große Hilfe dabei. Zur genaueren Kontrolle und zur Freude von Martina wird die Übung auch an der Mutter vollzogen, die sie wiederum mit der Logopädin durchführt.

Um die Hypersensibilität herabzusetzen, empfiehlt man den Einsatz einer elektrischen Zahnbürste mit entsprechender Kieferkontrolle. (Der Zustand von Martinas Zähnen ist – wie bemerkt – erstaunlich gut.)

Nach der Mundbehandlung folgt die *Eß-Trink-Therapie*. Sie soll in erster Linie die Schluckfunktionen und das Kauen anbahnen. Das Kauen ist wohl eine der schwierigsten Leistungen für das zerebralbewegungsgestörte Kind (CP), denn es setzt rotierende Bewegungen der Kiefer, koordinierte Bewegungen der Zunge und rhythmische Kontraktionen der Lippen- und Wangenmuskulatur voraus. Um die Eßtherapie realitätsnah zu gestalten, bringt die Mutter die vollständige Mittagsmahlzeit im Gläschen mit, das dann aufgewärmt wird. Die Therapiestunde wird um die Mittagszeit angesetzt, wenn Martina ohnehin ihre Mahlzeit erhält. Es ist zu beachten, daß sie Appetit hat und das bekommt, was ihr schmeckt. Die anstrengende Therapie soll ihr so „schmackhaft" wie möglich gemacht werden. Wichtig ist wieder die Kieferkontrolle. Mit einem flachen Metallöffel drückt man kräftig das vordere Zungendrittel herunter, so daß die Zunge in eine normale Ausgangsstellung gebracht und der Extensorstoß vermieden wird. Die Nahrung soll nicht mit den Zähnen, sondern mit der Oberlippe vom Löffel genommen werden.

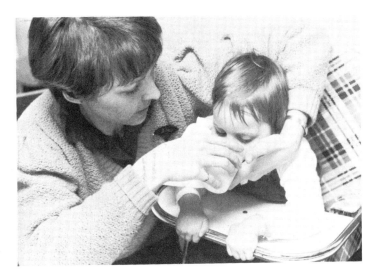

Abb. 13. Trinken mit Kieferkontrolle

Nach dem Herausnehmen des Löffels ermöglicht ein guter Mundschluß den Weitertransport und das Schlucken der Nahrung.

Es werden anfangs nur ein paar Löffel auf diese Art und Weise gefüttert, um nicht Widerwillen hervorzurufen. Die Menge wird langsam gesteigert. Die Mutter führt bei dieser therapeutischen Maßnahme alle Handgriffe sehr gewissenhaft und geschickt durch, so daß man nur noch die Kontrolle ausüben muß. Zunächst bleibt sie skeptisch, ob die Therapie auch Erfolg haben wird. Aber schon nach der 4. Stunde berichtet sie, daß das Schlucken viel besser ginge und die Zunge die Nahrung nicht mehr so sehr nach außen befördern würde.

Das Trinken gestaltet sich schwieriger. Trotz guter Kieferkontrolle (Abb. 13) fließt viel Flüssigkeit gleich wieder aus dem Mund heraus. Benutzt wird ein Becher mit einem nach außen gebogenen Rand. Aber Martina beißt auf den Becherrand, wodurch der Beißreflex ausgelöst wird.

Auch bei dieser Prozedur werden Mutter und Tochter schnell ungeduldig, da es nicht gleich glückt und vorher anscheinend besser gelang.

Wir versuchen es mit einem Polyesterröhrchen, welches man zwischen die Lippen gibt und in das man langsam die Flüssigkeit hineinträufelt (Abb. 14). Wider Erwarten geht dies leichter als das Trinken aus dem Becher (was bei normaler Entwicklung früher geleistet werden kann).

Drückt man das Röhrchenende fest mit dem Finger zu, versucht Martina den Saft anzusaugen; eine wichtige Aktivierung der Lippenfunktion. Bald kann sie die Flüssigkeit allein aus einem oben abknickbaren Plastikhalm hochsaugen und ist sichtlich stolz auf ihre Leistung (Abb. 15). Gerade bei dieser Manipulation kommt es entscheidend auf die Mitarbeit der Erziehungsperson an.

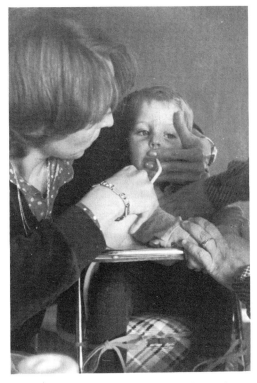

Abb. 14. Erlernen des Röhrchen-Trinkens mit zunächst starker therapeutischer Kontrolle der pathologischen Bewegungsmuster. (Foto: U. Franke)

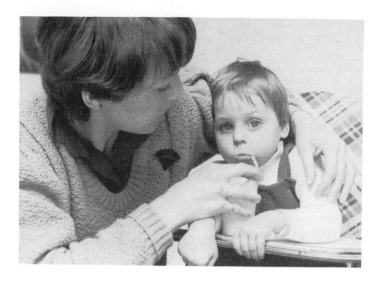

Abb. 15. Allmählicher Abbau der Kieferkontrolle, da nun die Flüssigkeit aktiv aus dem Röhrchen hochgesaugt werden kann

An Martinas langsamen, aber stetigen Fortschritten ist abzulesen, wie gewissenhaft die Mutter zu Hause geübt hat.

Sprachlich geht es darum, die von Martina hervorgebrachten Laute aufzugreifen und auszubauen. Das geschieht durch eine kombinierte Atem-Stimm-Therapie. Man geht von der Tatsache aus, daß Bewegung Stimme erzeugt. So können wir z. B. durch Rotationsbewegungen den Tonus normalisieren und damit eine Regulierung der Atmung und Stimmgebung erreichen. Vorrangig ist dabei die Lockerung von Kopf und Schultergürtel. Die Normalisierung der Atmung kann mit verschiedenen Techniken erarbeitet werden. Mit einer leichten Vibration während der Ausatmung wird der Muskeltonus reduziert und das Tempo der Atmung reguliert (Abb. 16). Es kommt dadurch zu einer verlängerten Ausatmung und zu einer vertieften Einatmung. Am besten gelingt dies, wenn Martina in Rückenlage mit außenrotierten Beinen vor dem Therapeuten auf die Matte gelegt wird. Das verschafft einen guten Blickkontakt. Zunächst versucht man von den Schultern her durch „Drucktapping" den Tonus aufzubauen und dann mit der Ausatmung von den Schultern auf den Brustkorb nach unten zu vibrieren. Da Martina bei Beginn der Phonation blockiert, so daß keine Lautgebung erfolgt, wird versucht, unmittelbar vor der Stimmgebung mit dem Vibrieren einzusetzen (Abb. 17). Damit soll das Blockieren verhindert werden. Es ist zunächst gleichgültig, welcher Laut produziert wird. (Bei Martina sind es a-Laute.) Wegen der starken Kieferextension wäre ein Laut mit halb geöffnetem Kiefer wie ö, o, ä

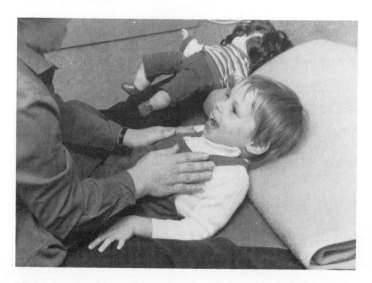

Abb. 16. Atem-Stimm-Therapie in Rückenlage mit Vibration auf dem Brustkorb

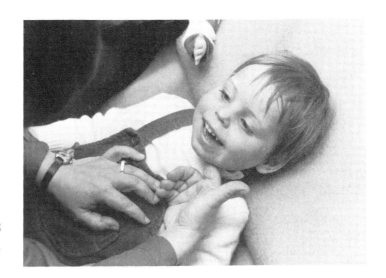

Abb. 17. Sprachanbahnung mit Stimulieren des Mundbodens zur Anbahnung der K- und G-Laute

günstiger. Dies ist aber willkürlich nicht zu erreichen. Um die Motivation zu erhöhen, bemüht man sich, b und m anzubahnen, damit Worte wie Mama, Papa, Oma und Opa gebildet und geübt werden können. Die Stimme klingt gepreßt, hyperkinetisch, die Stimmeinsätze sind extrem hart.
Martinas Sprachverständnis ist gut. Das Zuordnen von Gegenstand zu Bild und Bild zu Bild gelingt. Durch Augenbewegungen und Gesten zeigt sie richtig auf die angesprochenen Abbildungen oder Gegenstände (Abb. 18). Sie versteht auch deren Funktionen, Eigenschaften und Tätigkeiten. Um sicher zu gehen, wird das Mädchen aufs Glatteis geführt. Dazu dienen Unsinn-Fragen, wie: Macht der Hund miau? Kann das Auto fliegen?
Das Verständnis für Oberbegriffe läßt sich auch nachweisen, indem man sich alles zeigen läßt, was man anziehen oder essen kann.
Blasen gelingt Martina nicht. Sie lehnt derartige Übungen ab. Schließlich gelingt es, sie in ein Mikrophon hineinhauchen zu lassen. Man hört sofort über Lautsprecher das verstärkte Geräusch. Die Begeisterung über das technische Hilfsmittel wird augenblicklich ausgenutzt, um verschiedene Laute, Geräusche und Tierstimmen vorzusprechen. Martina soll es imitieren. Aber trotz des intensiven Feedbacks über den Lautsprecher kommt es bei ihr kaum zur Lautwiederholung. Durch den starken Reiz setzt der Block vor Beginn der Phonation wieder ein, Martina gerät in ihre pathologischen Bewegungsmuster (Kopf- und Nacken-Retraktion, assoziierte Reaktionen der Arme).
Da es ihr aber großen Spaß macht, wird es dennoch am Ende jeder Therapiesitzung regelmäßig wiederholt. Und tatsächlich gelingt es ihr nach der 10. Stunde, spontan ein „Mama" ins Mikrophon zu sprechen. Mutter und Tochter sind darüber überglücklich. Bald kann das Wort auch willentlich geäußert werden. Schließlich kommen Worte hinzu mit m im An- und Inlaut wie Mond, Eimer usw.
Nach 10 Behandlungsstunden legen wir eine *Therapiepause* von 2 Monaten ein, da eine gewisse „Therapiemüdigkeit" aufkommt. Dazwischen fallen die Sommerferien. Der Fortschritt danach ist erstaunlich, Mutter und Tochter sind gelöst und gut erholt, Martina bei weitem kooperativer und nicht mehr so „quengelig", wenn ihr etwas nicht

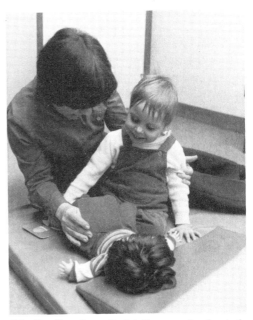

Abb. 18. Sprachverständnisübungen im kontrollierten Seitsitz

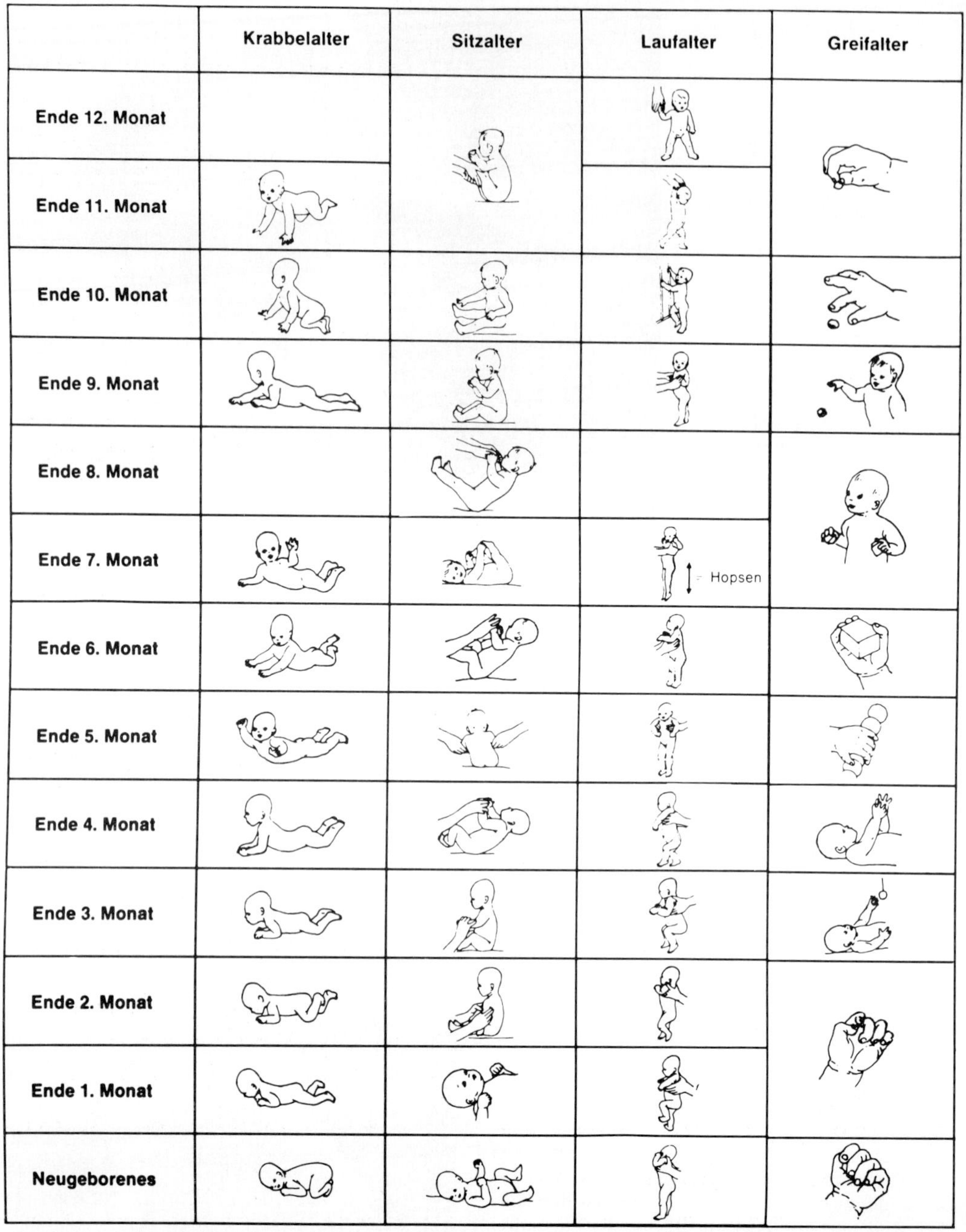

	Krabbelalter	Sitzalter	Laufalter	Greifalter
Ende 12. Monat				
Ende 11. Monat				
Ende 10. Monat				
Ende 9. Monat				
Ende 8. Monat				
Ende 7. Monat			Hopsen	
Ende 6. Monat				
Ende 5. Monat				
Ende 4. Monat				
Ende 3. Monat				
Ende 2. Monat				
Ende 1. Monat				
Neugeborenes				

Abb. 19. Psychomotorische Entwicklung des Säuglings. (Hellbrügge 1978; Hansisches Verlagskontor H. Scheffler, Lübeck)

Perzeptions-alter	Sprechalter	Sprachver-ständnisalter	Sozialalter
	Erste sinnvolle Silbe	Befolgt einfache Aufforderungen	Reicht der Bezugsperson einen Gegenstand, wenn es durch Gesten oder Worte dazu aufgefordert wird
		Reagiert auf Verbote	
	Dialog: Nachahmung gekonnter Silben	Sucht auf Befragen nach Person oder Gegenstand durch Kopfdrehen	
	Silbenverdopplung		Deutliches Fremdeln
	Flüstern		Reagiert freudig auf Versteckspiel hinter Möbeln
	Plaudern durch deutliche Silben bei wech-selnder Lautstärke und Tonhöhe		Verfolgt Tätig-keiten der Bezugsperson
			Unterschiedliches Verhalten gegenüber Bekannten und Unbekannten
	Rhythmische Silben		
	Blasreiblaute (w-artig) Lippen (m, b) Juchzen		Lacht stimmhaft, wenn es geneckt wird
	rrr-Ketten		„Soziales Lächeln"
	Kehllaute: e-eche ek-che, e-rrhe		Fixiert ein bewegtes Gesicht und folgt ihm
	Vokallaute zwischen ä, a, ähä, hä		Innehalten bei Erblicken eines Gesichtes
	Schreien bei Unlust		Beruhigt sich auf dem Arm

paßt. Die Mutter ist sogar bereit, sie halbtags in eine Körperbehinderten-Tagesstätte zu geben, wo sie gezielt in einer Kleingruppe (2 Erzieherinnen für 3 Kinder) gefördert werden kann. Dies wirkt sich natürlich günstig auf die Therapie aus.
Nach insgesamt 15 Übungssitzungen kann man in Anbetracht der Schwere der Körperbehinderung mit dem Ergebnis der Therapie zufrieden sein.

4.2 Wandlungen der Physiotherapie bei zerebralen Bewegungsstörungen

Seit etwa drei Jahrzehnten beginnen sich die Behandlungsmethoden bei zerebralen Bewegungsstörungen von der passiven Behandlung der Deformitäten, u. a. von der Verwendung von korrigierenden Gipsen und passiven Bewegungsübungen, abzuwenden und sich aktiven Bewegungsaktionen zuzuwenden. Diese Entwicklung geht von Amerika aus und ist mit Namen wie Phelps, Pohl, Carlson und Tempel Fay verbunden.

Nach dem Zweiten Weltkrieg, als man mehr und mehr die Bedeutung der Physiotherapie erkannte, war es die Beobachtung der irischen Physiotherapeutin Eirene Collis, die erkannte, daß die Bewegungsstörungen bei Säuglingen erst allmählich eintreten, daß vorerst noch keine Deformation zu bemerken ist. Das war ein Hinweis auf die Bedeutung einer frühen Therapie. Collis gab vor allem den Eltern Anleitungen, wie sie durch entsprechende spielerische Bewegungen, beispielsweise durch das Hinhalten von Spielzeugen, die gewünschte Bewegungsrichtung bei ihrem Kind erreichen konnten (Abb. 19). Ebenso wichtig wurden häufigeres Lagewechseln, stabiles Sitzen und das richtige Tragen des Kindes.

Der Durchbruch auf diesem Behandlungssektor gelang dann der Londoner Physiotherapeutin Berti Bobath (1976). Sie entwickelte auf praktische Weise eine Technik, mit deren Hilfe man die abnormalen Haltungen und Bewegungen hemmen und die Muskelspannung, den Tonus, beeinflussen konnte. Auf diese Art waren normale automatische Bewegungen und Gleichgewichtsreaktionen zu erhalten. Die Technik ist weiter entwickelt worden und gestattet nun auch, neben der wirksamen Frühbehandlung, bei später einsetzender Therapie Erfolge zu erzielen. Voraussetzung dieser Methode ist neben der Geschicklichkeit auch, und das spielt im Heilsektor ja immer eine wesentliche Rolle, die Kreativität, die schöpferische Phantasie des Therapeuten. Das Bobath-Verfahren ist heute weitgehend bekannt und wird auch von Einzeltherapeuten und in entsprechenden Behandlungseinrichtungen angewendet.

Daneben fand die Behandlungsmethode nach Vojta (1976) stärkere Beachtung. Vojta, ein Neuropädiater, kommt aus der Tschechoslowakei und lebt z. Zt. in München. Er hat sein Verfahren seit 1954 ebenfalls weiter entwickelt. Vojta kommt es in erster Linie auf die Bahnung des Reflexkriechens und des Reflexumdrehens an. Er sieht diese Reflexbewegungen als Basis der normalen motorischen Entwicklung an. Ausgelöst werden diese reflektorischen Aktionen mit Hilfe von Druck und Widerstand von entsprechend benannten Hauptzonen und Hilfszonen aus. Ein Nachteil der Vojta-Methode ist wohl nicht nur, daß sie öfter täglich wiederholt werden muß und mindestens 10–20 min durchgeführt werden sollte, sondern daß man den Säugling in eine bestimmte Haltung hineinzwingen muß. Es kommt dann zu Gegenreaktionen, so daß eine gewisse Stabilität erforderlich ist.

Man kann sagen, daß die Kinder, die auf physiotherapeutische Weise früh behandelt wurden, gute Aussichten haben, später ein normales Leben zu führen. Voraussetzung ist natürlich, daß die kognitiven Leistungen keine weiteren schweren Behinderungen hinzufügen, so daß zu der Bewegungsstörung noch Perzeptions- oder Verhaltensstörungen hinzutreten würden.

Erstrebenswert ist eine Zusammenarbeit von Helfern aus dem medizinischen, erzieherischen, sozialen und selbstverständlich familiären Bereich (Tabelle 6). Denn neben der Sorge um die Entwicklung der Persönlichkeit des Kindes ist von gleicher Bedeutung die positive Haltung dem behinderten Kind gegenüber von seiten der Familie [s. a. Bondzeo u. Vater (1979)]. Neuerdings geben

Tabelle 6. Kinderneurologische Zentren und Einrichtungen für CP-Kinder in Deutschland

Kinderzentrum der Aktion Sonnenschein
Güllstraße 3
8000 München 2
Leiter: Prof. Dr. Th. Hellbrügge

Kinderneurologisches Zentrum
Hartmühlenweg 2–4
65 Mainz
Leiter: Prof. Dr. J. Pechstein

Früherkennungszentrum Bonn
Gustav-Heinemann-Haus
Waldenburger Ring 5
53 Bonn 1
Leiter: Prof. Dr. H. Schlack

Sozial-Pädiatrisches Zentrum
Landeskinderklinik
6680 Neunkirchen-Kohlhof
Leiter: Dr. H. Penner

Regensburger Kinderzentrum
St. Martin
Boessner-Straße 42
6840 Regensburg
Leiter: Dr. Ostertag

Kinderkliniken, Viktor-Koechl-Haus
Feuerbacher Heide 46
7000 Stuttgart

Werner-Otto-Institut der Alsterdorfer Anstalten
Alsterdorfer Straße 440
2000 Hamburg 60

Körperbehinderten-Klinik
Römerweg 7
7542 Schömberg/Calw

sowie an allen CP-Abteilungen von Universitätskinderkliniken, Spastikerzentren und Tagesstätten für Körperbehinderte

Haberfellner et al. (1976) einen „modifizierten Aktivator" zur Behandlung oraler Funktionsstörungen zerebralbewegungsgestörter Kinder an. Dieses Gerät muß individuell in Zusammenarbeit mit mundtherapeutisch tätigen Mitarbeitern (Logopäden, Physiotherapeuten mit Bobath-Ausbildung) und einem Kieferorthopäden sowie einem Zahntechniker hergestellt werden. Der Apparat soll bei gestörter Motorik und Sensibilität im orofazialen Bereich, wodurch der Transport von Speichel und Kaubrei gehandicapt ist, die pathologischen Muskelaktionen im Mundbereich zu möglichst physiologischen Bewegungsabläufen transformieren und koordinieren. Man betrachtet nach den bisher vorliegenden Erfahrungen die Verwendung des aus der Funktionskieferorthopädie entlehnten „Aktivators" als Transformator und Koordinator bei der Therapie oraler Dysfunktionen als echte Hilfe für die Arbeit des Logopäden (Haberfellner u. Rossiwall 1976; Rossiwall u. Mitarb. 1976; Haberfellner u. Rossiwall 1977).

4.3 Bibliographie

Bobath B (1976) Abnorme Haltungsreflexe bei Gehirnschäden, 3. Aufl. Thieme, Stuttgart
Bondzeo M, Vater W (1979) Frühförderungs- und Entwicklungshilfen für behinderte Kinder. Reha-Verlag, Bonn
Draf U (1975) Mundmotorik – Diagnostik bei Kindern mit Sprachentwicklungsstörungen. Kinderarzt 6: 545–552
Haberfellner H, Rossiwall B (1976) Zur Behandlung des Speichelträufelns zerebral geschädigter Kinder. MMW 118/27: 879–882
Haberfellner H, Rossiwall B (1977) Treatment of oral sensorimotor disorders in cerebral-palsied children: Preliminary report. Dev Med Child Neurol 19: 350–352
Rossiwall B, Haberfellner H, Oberweger H, Obendorf W (1976) Apparate zur Behandlung oraler Dysfunktionen. Dent Lab 5: 672–673
Vojta V (1976) Die cerebralen Bewegungsstörungen im Säuglingsalter, 2. Aufl. Enke, Stuttgart

5 Minimale zerebrale Dysfunktion (MCD), Trisomie 21 und Sprachstörungen

5.1 Die leichte frühkindliche Hirnschädigung oder die minimale zerebrale Dysfunktion (MCD) oder Teilleistungsschwächen

In der Logopädie hat ein Begriff von großer praktischer Bedeutung Eingang gefunden: Die minimale Hirnfunktionsstörung. Den älteren Logopäden ist der Ausdruck „Frühkindliche Hirnschädigung" durch die oft damit verbundenen Sprachauffälligkeiten geläufig. Wenn man von amerikanischen Untersuchungen über Hirnleistungsschwächen bei Kindern am Ende der 50er Jahre absieht, hat der Rostocker Jugendpsychiater Göllnitz zuerst versucht, die Symptomatik der frühkindlichen Hirnschädigungen zu systematisieren. Er sprach von einem Achsensyndrom. Seit langem war bekannt, daß Noxen verschiedenster Herkunft auf die vorgeburtliche (pränatale) und unmittelbar nachgeburtliche (perinatale und postnatale) Entwicklung der Kinder einwirken können (Abb. 20). Schwere Schäden sind neurologisch meist leicht erkennbar: infantile Zerebralparesen (CP) und andere Lähmungsformen oder Schwachsinnsgrade.

Der sorgfältig beobachtende Kinderarzt und der Neuropädiater, die mit Entwicklungsstörungen befaßt sind, erkannten bald, daß es neben den groben neurologisch sicher erkennbaren Ausfällen auch andere, weniger markante defizitäre Entwicklungsanomalien gab. Diese Mängel betrafen nicht das gesamte Spektrum dessen, was wir Intelligenz nennen, sondern deckten Teilleistungsschwächen auf.

Der Ausdruck „minimal brain dysfunction" oder „minimal cerebral dysfunction" geht auf Wender (1941) zurück. Er stellte einen Katalog von neurologisch nicht eindeutig definierbaren Auffälligkeiten auf. Man fand darin die „Nervosität" von Kindern beschrieben, die sich durch motorisch überschießendes Verhalten und „flackerndes" Wesen kundtaten – den Zappelphilipp unserer Jugendbücher. Die unkonzentrierten tagträumenden Mädchen und Jungen: Lernstörungen in den ersten Schuljahren, als Legasthenie in Erscheinung tretend; egozentrisches, antisoziales Verhalten; abnorme Leistungsschwäche; verminderte Frustrationstoleranz; Distanzlosigkeit; rapid verlaufender Aufbau und ebenso rascher Abbau zwischenmenschlicher Beziehungen; Affektlabilität, Aggressivität, Stimmungsschwankungen. Das Charakteristische für diese mitunter nur vage formulierbaren Abweichungen war, daß kein überzeugender neurologischer Befund einschließlich der EEG-Untersuchung erhoben werden konnte. Damit hebt sich die minimale zerebrale Dysfunktion aus der Reihe schwerer Funktionsstörungen oder Ausfälle ab.

Auch Göllnitz (1975) hatte schon in seinen Veröffentlichungen auf verwandte Erscheinungen hingewiesen: gesteigerte Ermüdbarkeit, Konzentrationsschwäche, Affektstörungen, Antriebsüberschuß oder Antriebslahmheit, Verlangsamung des Denkens, visuomotorische Desintegration. Ähnliche Erfahrungen über leicht hirngeschädigte Kinder hat Müller-Küppers (1969) gesammelt. Der Jugendpsychiater Lempp (1979) beschrieb 1963 ein Psychosyndrom bei frühkindlich leichtgradig hirngeschädigten Kindern, das er das „frühkindlich exogene Psychosyndrom" nennt. Auch er zählt Sympto-

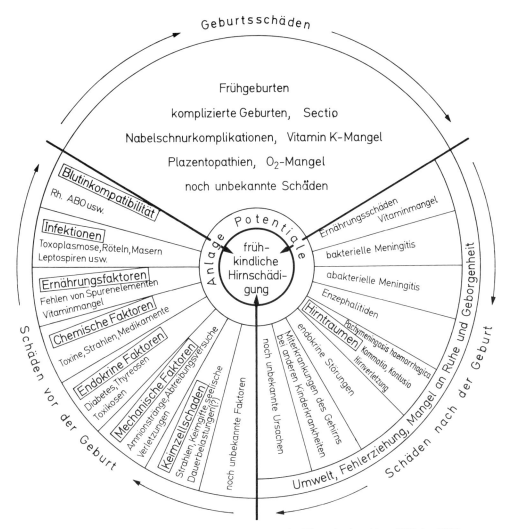

Abb. 20. Die wichtigsten Ursachen prä-, peri- und postnataler Hirnschäden. (Aus Göllnitz 1975)

me auf, wie z. B. Reizüberempfindlichkeit, auch Filterschwäche genannt, persistierende unwillkürliche Aufmerksamkeit, Distanzunsicherheit, mangelndes oder fehlendes Kommunikationsvermögen, gestörtes Sozialgefühl, verminderte Angstbildung. Man kann alle aufgeführten Symptombeschreibungen in den Rahmen der minimalen zerebralen Dysfunktion (MCD) spannen. Kinder mit diesen diskreten Störungen bilden einen nicht geringen Teil der logopädischen Klientel. Sprachschäden können durch minimale cerebrale Dysfunktionen hervorgerufen werden.

Eine eindringliche Schilderung des frühkindlichen Psychosyndroms bringt Lempp: „Es handelt sich bei diesen Kindern um meist durchschnittlich Begabte, bei denen aber einzelne Intelligenzfunktionen aus der durchschnittlichen Leistung nach unten herausfallen. Das Kind ist in der Einzelsituation durchaus auf Regelweise leistungsfähig, aber in der Gruppe, also der Schulklasse, ist die Leistungsfähigkeit herabgesetzt durch die hochgradige Ablenkbarkeit des Kindes und durch eine mehr oder weniger ausgeprägte häufig etwas choreiforme anmutende Psychomotorik. Die Affektivität ist labil. Das

Kind weint leicht, ist aber auch rasch wieder zu beruhigen. Dem Antrieb nach scheint es über dem Durchschnitt zu liegen, allerdings ist die Durchhaltefähigkeit recht gering. Es faßt im allgemeinen rasch auf, zeigt aber doch eine eher herabgesetzte Lern- und Merkfähigkeit. Äußerlich wirkt es oft schlampig, unsauber und damit oft im Gegensatz zu seinem häuslichen Milieu. Die Psychomotorik ist unruhig, fahrig, deutlich retardiert. Meist haben die Kinder eine schlechte Handschrift. Was die soziale Eingliederung betrifft, so fügen sich die Kinder außerordentlich rasch in eine fremde Umgebung ein und haben deshalb auch kaum Heimwehreaktionen. Sie haben lebhafte Einfälle, sind rasch reaktionsfähig und werden wegen ihrer ungehemmten Initiative durchaus auch in ihrem Kreis geschätzt, haben aber keine dauerhaften Freunde. Es gibt aber auch andere, die empfindsam sind, sich zurückzuziehen infolge ihrer motorischen Ungeschicklichkeit, deshalb auch Spott erleiden, leicht weinen und zum Prügelknaben ihrer Gruppe werden."

Man ist natürlich bemüht, neben Symptombeschreibungen auch ergänzende neurologische Befundkriterien zu erhalten. So schätzt man das motorische Verhalten ein und überprüft die spezifischen nervalen Funktionen: Haltung, spontane Motilität, Muskelkraft, Ausmaß passiver Bewegungen und Widerstand gegen solche, Reflexverhalten. Die Kinder werden sitzend, stehend oder gehend beobachtet (s. motodiagnostischer Untersuchungsbogen aus dem Kinderzentrum von Prof. Hellbrügge in München, Tabelle 7).

In jüngster Zeit ist durch die sorgfältigen Untersuchungen des Psychologen Graichen der Begriff der Teilleistungsschwächen im Hinblick auf die Sprachbenutzung in den Blickpunkt fachlichen Interesses getreten. Dieser Verfasser weist auf die Tatsache hin, die schon Böhme (1974) erkannt hatte, daß bei Kindern mit einer verzögerten Sprachentwicklung, sofern man keine zusätzlichen symptomatischen Befunde vorfindet, auch an eine monosymptomatische Schädigung der Sprachbahnen und -zentren im motorischen und sensorischen Bereich zu denken ist. Diese Überlegung lenkt auf einen weiteren Zusammenhang, der die Bedeutung der Wahrnehmung hervorhebt: der verzögerten Sprachentwicklung im Vorschulalter kann auch einmal die visuelle Gestaltgliederungsschwäche als Ausdruck einer minimalen zerebralen Dysfunktion zugrundeliegen. Durch die Übernahme der Hypothese von den funktionellen Systemen, die im Verbund der Hirnstrukturen integrierend zusammenarbeiten (Anochin), lassen sich die Teilleistungsschwächen recht plausibel erklären. Graichen unterscheidet strukturelle, funktionale und interhemisphärische Integrationsstörungen und weist der funktionalen Form eine spezifische Bedeutung für die gemeinhin logopädisch betreuten Sprachschwächen zu.

Die Definition lautet: Teilleistungsschwächen sind Leistungsminderungen einzelner Faktoren oder Glieder innerhalb eines größeren funktionellen Systems, das zur Bewältigung einer bestimmten komplexen Anpassungsaufgabe erforderlich ist. Bei der Möglichkeit des vikariierenden Eintretens einzelner funktionaler Teilglieder füreinander ist zum Nachweis solcher Teilleistungsschwächen eine Vielzahl von lern-, gedächtnis-, wahrnehmungs- und verhaltenstheoretischen sowie nach neuroanatomischen und neurophysiologischen Gesichtspunkten systematisch variierter Funktionsprüfungen erforderlich.

Diese teilweisen Leistungsschwächen lassen sich auf verschiedenen Ebenen nachweisen und bedingen demzufolge auch verschiedene Störungen im Sprachsystem. Sie treten im Übertragungskanal auf, beispielsweise als Hörstörungen. Sie können die Kanalkapazität des auditiven Analysators verringern und dadurch die korrekte Aufnahme der phonematischen Klangbilder verhindern oder verzerren. Es können Kodierungsschwächen sein, die als Stammelfehler in Erscheinung treten. Es besteht auch die Möglichkeit, daß die Bedeutungsmerkmale nicht voll erfaßt werden. Man muß an die Leistungsverringerung der Artikulomotorik denken, schließ-

Tabelle 7. Diagnoseschema zur Erkennung minimaler zerebraler Bewegungsstörungen [a]. [Aus Schirm u. Hellbrügge (1971) Zur Diagnostik minimaler zerebraler Bewegungsstörungen. Der Kinderarzt 2: 72–75. Mit freundlicher Genehmigung der Verfasser und des Verlages nachgedruckt]

Code: Übung möglich = 2 Punkte   Übung verdächtig = 1 Punkt   Übung pathologisch = 0 Punkte

Punkte:

1. *Ausziehen:* Hält sich das Kind fest? Wird eine Hand (Seite) besonders viel benutzt?
2. *Längssitz:* Rückenhaltung? Bei Rundrücken passiv korrigieren und auf Beugung in Knie- und Hüftgelenk achten. DD Muskelhypotonie: Bei Aufrichten der Sitzkyphose bleiben die Kniegelenke gestreckt.
3. *Seitsitz:* Wirbelsäule gerade? Beide Gesäßhälften belastet? Im Wechsel üben (links und rechts). Dabei ist Unterstützung einer Hand erlaubt.
4. *Stampfen:* Aus der Bauchlage aufknien, ein Bein aufstellen und damit auf den Boden stampfen; beide Seiten im Wechsel. Achten Sie darauf, daß das Kind nicht das stampfende Bein in die Hände nimmt und so unterstützt.
5. *Gehen und Laufen auf einem Strich:* Achten Sie auf die Bewegungskoordination und auf die Art des Aufsetzens der Füße.
6. *Einbeinstand links und rechts:* Ab 3½ Jahren mindestens 15 Sekunden. Pathologisch ist eine konstante asymmetrische Belastung des jeweiligen Standbeines, eine konstante, asymmetrische Neigung des Rumpfes nach einer Seite unabhängig vom Standbein, sowie gleichzeitige Armbeugen oder Faustschluß (assoziierte Reaktionen).
7. *Hampelmann:* Machen Sie dem Kind die Übung vor und lassen Sie es mehrfach versuchen. Achten Sie auf assoziierte Reaktionen.
8. *Diadochokineseübungen:*
   a) *Diadochokinese.* Pronation und Supination einer oder beider Hände (erst ab 4½ Jahren). Mitbewegung der anderen Hand?
   b) *Seitklopfen der Hände.* „Tätscheln" auf fester Unterlage. Mitbewegung der anderen Hand?
9. *Daumen-Finger-Versuch:* Auf den gestreckten Daumen einer Hand werden hintereinander alle vier Finger derselben Hand gebracht. Links und rechts.
10. *Finger-Feinmotorik:* Entweder aus Büroklammern Kette bilden lassen oder Büroklammer auf Papier aufstecken oder Bonbons auswickeln oder Pfennig in Sparschwein stecken oder kleinen Gegenstand mit geschlossenen Augen greifen lassen und erraten lassen.

Auswertung: Über 16 Punkte: unauffällig; 16 und weniger Punkte: stark verdächtig.

Summe: Punkte

[a] Aus dem Institut für Soziale Pädiatrie und Jugendmedizin der Universität München im Kinderzentrum München (Direktor Prof. Dr. Th. Hellbrügge).

lich an die Unfähigkeit der Koordination von Artikulationsbewegungen beim zeitlichen Ablauf, was stotterähnliche Paroxysmen hervorrufen kann. Zu nennen ist die Leistungsminderung der Gedächtnisfunktion, und die Leistungsschwäche der direktiven Sprachfunktion, die eine Instabilität des sprachlichen Ausdrucks bedingt.

Wie wir auch im einzelnen diese hypothetischen Vorstellungen bewerten wollen, sie helfen uns bei der Zuordnung verschiedener Störungsbilder und geben einen Hinweis, wie wir therapeutisch optimal vorzugehen haben.

Eine vorrangige Aufgabe ist die Früherfassung der diskret auffälligen Kinder. Die Eltern müssen zum frühest möglichen Zeitpunkt beraten und angeleitet werden. Schulschwierigkeiten und Verhaltenstörungen dürfen nicht isoliert aus dem Rahmen der kindlichen Persönlichkeit betrachtet werden. Auch die psychomotorische bzw. sensomotorische Übungsbehandlung muß so bald wie möglich begonnen werden, um die mangelhaften Teilleistungen verbessern zu können. Es hat sich herausgestellt, daß eine medikamentöse Unterstützung von geringem Nutzen ist. Die zur Aktivierung des Hirnstoffwechsels verwendeten Präparate wie Normabraïn, Nootrop u. a. mögen für die erwachsenen Hirntraumatiker nützlich sein, für die frühkindlichen Hirnschädigungen erwies sich die Wirkung statistisch als unerheblich. Gelingt es dagegen, durch die frühzeitige Erkennung und Bereitstellung eines dem Kinde adäquaten Frei- und Spielraumes die Verhaltensstörungen und Lernverzögerungen im frühen Stadium zu korrigieren, dann kann später durchaus die normale Leistungsfähigkeit erreicht und damit die Gefahr einer sekundären Neurotisierung infolge mangelnden Selbstwerts gebannt werden.

Leitsatz zum Begriff der minimalen zerebralen Dysfunktion: Es handelt sich bei den Folgen einer minimalen zerebralen Hirndysfunktion um keinen Defekt, sondern um eine Abweichung der Konstruktion, die ein anderes Programm notwendig werden läßt als das üblicherweise geeignete (Lempp 1979). Das bestätigen in anderer Weise elektronenmikroskopische Untersuchungen, wonach bei der Hirnentwicklung von derart gestörten Kindern die Aussprossung der Nervenzellenfortsätze, d. h. die Verdrahtung der Nervenzellen untereinander, abweichend verläuft. Man spricht deshalb von Verdrahtungsfehlern. Chancen und Grenzen des therapeutischen Vorgehens sind damit vorgezeichnet.

5.2 Wie kann der Logopäde den sprachgestörten mongoloiden Kindern helfen? Hinweis auf das Cri-du-chat-Syndrom

Der englische Arzt John Langdon-Down beschrieb 1866 ein Krankheitsbild mit Intelligenzbeeinträchtigung, in ausgeprägten Fällen bis zur Idiotie, bei äußerem mongoloiden Erscheinungstyp. Neben der Bezeichnung Mongolismus, Langdon-Down- oder Down-Syndrom wird neuerdings, da eine Chromosomenaberration besteht, die treffendere Bezeichnung „Trisomie 21" bevorzugt. Der Ausdruck „Mongolismus" sollte vermieden werden, weil mit Recht von japanischen Ärzten beanstandet wird, daß diese Benennung im Zusammenhang mit der Intelligenzeinschränkung für asiatische Menschen diskriminierend ist.

Wir können uns eingedenk unserer bevorzugt praktischen Sichtweise auf eine genetische Diskussion nicht einlassen. Man rechnet bei ca. 97% der Kinder mit Down-Syndrom, daß eine Trisomie 21 vorliegt. Möglicherweise kommt die Chromosomenstörung durch eine Vielzahl ätiologischer Faktoren zustande, wie: ionisierende Strahlen, mutagene Chemikalien, Viren, Vitaminmangelzustände. Einen gesicherten Zusammenhang gibt es zwischen dem fortgeschrittenen Gebäralter der Mütter und den von ihnen in größerer Anzahl geborenen Down-Kindern. Nach einer Statistik werden ⅔ der mongoloiden Kinder von Müttern über 30 Jahren und nur ⅓ von Müttern unter 30 Jahren geboren. Jerôme Lejeune, der vor 20 Jahren die dem Mongolismus zugrundeliegende Chromosomenaberration aufdeckte, machte kürzlich darauf aufmerksam, daß mehrere Symptome des Down-Syndroms durch toxische oxydative Prozesse ausgelöst werden; es bestünden Parallelen zu definierten metabolisch begründeten Retardierungszeichen. (Internationales Symposium über Trisomie 21, Rapallo, November 1979.)

Die kennzeichnenden Symptome sind typisch runde Gesichter (es kommen allerdings auch auffallend schmale, ovale Kopfformen vor), Mongolenfalten (Epikanthus), zerklüftete Zunge, Kurzschädel (Brachyzephalie), gedrungener Körperbau, abgebogene kleine Finger, Vierfingerfurche am Handteller und Sandalenfurche (weiter Abstand zwischen erster und zweiter Zehe). Die geistigen Fähigkeiten liegen auf niedrigem Niveau, das unter dem der Lernbehindertenschule bleibt (5% Debilität, 75% Imbezillität, 20% Idiotie). Wenn man sich über den Intelligenzstatus dieser Kinder täuschen läßt, dann liegt dies an ihrer Fähigkeit, äußerlich verständige Handlungen wie Schreiben oder Lesen von Büchern nachzuahmen. Sie machen bei diesen Handlungen eine possierlichen Eindruck. Man erkennt einen Hang zur Clownerie. (Man beachte auch die clownartige Rötung der Wangen.) Die Kinder sind freundlich und gutmütig. Sie haben, das ist immer wieder hervorgehoben worden, eine urwüchsige Freude an Musik und rhythmischen Bewegungsformen, von daher sind sie auch aktivierbar.

Man ist bestrebt, möglichst frühzeitig die Behandlung zu beginnen. Erschwerend ist, daß diese Kinder in der Mehrzahl der Fälle Mehrfachbehinderungen aufweisen, die berücksichtigt werden müssen.

Als Logopäden geht uns die Entwicklungsverzögerung der Sprache etwas an. Bereits Langdon-Down wies darauf hin, daß bei diesen Kindern „die Lippen breit und dick mit querverlaufenden Rissen sind". Damit ist artikulatorisch ein Handicap für die Entwicklung des Sprechens vorgegeben. Weitere Anomalien findet man an den Zähnen und am Kiefer. Auch die Zunge weist Veränderungen auf; sie ist lang, dick und aufgerauht. Insgesamt ist die Masse des Zungenkörpers vergrößert, mit tief eingegrabenen Querfurchen. Äußerlich imponiert, besonders an der Unterentwicklung der Nase erkennbar, eine Akromikrie, d. h. eine Verkleinerung der Körperenden.

Auffällig ist die Stimme, denn sie ist heiser, undeutlich, wenig modulationsfähig, kloßig. Es ist bisher nicht sicher festgestellt worden, warum es zu dieser Klangumstimmung kommt. Möglicherweise spielen wie beim Myxödem der Umbau der Schleimhäute und die Schilddrüseninsuffizienz dabei eine Rolle. Es kann aber auch sein, daß die Stimme ähnlich unfertig angelegt ist wie das Gesicht – der unterentwickelte Larynx entspräche dann der allgemeinen Unterentwicklung. Amerikanische Mediziner haben die Ähnlichkeit der Schädelform der Neandertaler mit der sprechunfähiger mongoloider Kinder herausgefunden. Neben dem rauhen Stimmklang ist der Stimmumfang reduziert. Zusammenfassend ist festzustellen, daß beim Langdon-Down-Syndrom geistige, sensorische und motorische Störungen oder Ausfälle vorliegen. Es steht fest, daß das Sprachvermögen komplex betroffen wird.

Was kann man tun, um bei diesen Kindern eine sprachliche Entwicklung zumindest anzuregen? Zunächst ist die Elternberatung und -betreuung aufzunehmen. Ein geistig behindertes Kind ist im Kreis der Familie immer ein Problemkind. Interviews mit Müttern mongoloider Kinder haben ergeben, daß die eigene Zukunft und die der Familie als bedrückend und gefährdet empfunden wird. Die Gefühle entsprächen der Trauer um ein verlorenes gesundes Kind. Es gehört darum zur therapeutischen Aufgabe, nicht nur das retardierte Kind in Obhut zu nehmen, vielmehr auch in der Familie das Selbstvertrauen zu stärken und Zuversicht zu verbreiten. Man wird versuchen, neben der allgemeinen Frühförderung, die auch durch Hausbesuche unterstützt werden muß, das Familienklima angenehm zu temperieren. Den Eltern kommen bei der Erziehung die entscheidenten Aufgaben zu. Ihre Reaktionsweisen (mit einem behinderten Kind zurecht kommen zu müssen) sollen in das Gesamtkonzept der Förderung einfließen.

Nun gibt es, was die sprachliche Erziehung mongoloider Kinder betrifft, recht fatalistische Äußerungen. Es wird darauf hingewiesen, daß die Rehabilitation der Sprache bei Langdon-Down-Kindern außerordentlich schwer, wenn nicht unmöglich ist. Man sollte ein Sprachtraining erst gar nicht beginnen. Andere Meinungen wiederum führen an,

daß bei einem frühzeitigen Einsatz durchaus Fortschritte erzielt werden können. Man muß natürlich wie immer bei Kindern die therapeutischen Situationen alters- und spielgemäß aufbauen und durchhalten.
Trainingsprogramme mit Leistungsansprüchen haben bei Mongoloiden wenig Chancen. Auf spielerische Weise müssen die Atemphasen verlängert und die Sprechbewegungen rhythmisiert werden. Blas- und Pusteübungen sorgen dafür, daß die Muskulatur der Lippen trainiert und ausgeformt wird. Man läßt sich Geschicklichkeitsübungen für die Lippen, die Zunge und das Gaumensegel einfallen. Das Sprachtraining muß selbstverständlich mit Hörübungen gekoppelt sein. Man beginnt mit dem Angebot einfacher Schallreize und geht allmählich dazu über, kompliziertere und komplexere Klangerlebnisse zu vermitteln. Bei konsequenter Durchführung solcher Übungen kann man erreichen, daß sich Atmung und Artikulationsfähigkeit der Kinder, wenn auch gering, verbessern und stabilisieren. Die Spieltherapie steigert das Konzentrationsvermögen und die Lust, an den Übungen teilzunehmen. Auf keinen Fall darf man von vornherein oder vorzeitig aufgeben. Auch hier ist der Gruppenrahmen geeignet, das bestmögliche für den einzelnen herauszufinden und zu entwickeln.

Bei einer anderen Chromosomenabirrung, die sehr selten ist, kommt es zu einem auffallenden Stimmphänomen bereits bei Säuglingen. Wegen der Ähnlichkeit mit dem Schrei junger Katzen wurde es als Cri-du-chat-Syndrom in die Fachliteratur eingeführt. Genetisch liegt eine Deletion des kurzen Armes eines der Chromosomen der Gruppe D Nr. 5 vor. Neben dem Wimmern oder spitzen Geschrei, ähnlich dem Miauen, bestehen ein erniedrigtes Geburtsgewicht bei normaler Schwangerschaftsdauer, Mikrozephalie, runde Gesichtsform, antimongoloide Augenstellung, Hypertelorismus (breite Nasenwurzel, Schädel mit vergrößerter Pupillendistanz), Epikanthus (angeborene sichelförmige Hautfalte am hinteren Rand des oberen Augenlides, die sich vom oberen zum unteren Lid spannt und die nasale Lidkommissur verdickt, oft verbunden mit Lidspaltenschrägstellung und Ptosis), tiefer Ohransatz, Muskelhypotonie, Gedeihstörung und geistiger Rückstand. Weibliche Säuglinge sind häufiger betroffen.

Über die Ätiologie ist wenig bekannt. Der Laryngologe erkennt eine abnorme Hypoplasie (Kleinentwicklung) und Malazie (Erweichung) der Epiglottis und der aryepiglottischen Falten. Bei der Einatmung geraten die Schleimhautfalten in das Lumen des supraglottalen Raumes („Hineinstürzen der aryepiglottischen Falten"). Deshalb kann man bei der Spiegeluntersuchung Einzelheiten der Stimmritze nicht erkennen.

5.3 Bibliographie

Böhme G (1974) Stimm-, Sprech- und Sprachstörungen. Fischer, Stuttgart
Göllnitz G (1975) Neuropsychiatrie des Kindes- und Jugendalters, 3. überarb Aufl. Fischer, Stuttgart
Lempp R (1979a) Hat das Kind denn einen Hirnschaden. Kösel, München
Lempp R (1979b) Teilleistungsstörungen im Kindesalter. Huber, Bern
Müller-Küppers M (1969) Das leicht hirngeschädigte Kind. Hippokrates, Stuttgart
Wender PH, Eisenberg L (1977) Minimal brain dysfunction in children. In: Berser E (Hrsg) Minimale cerebrale Dysfunktion bei Kindern. Huber, Bern Stuttgart Wien
Wilken E (1976) Sprachförderung bei Kindern mit Down-Syndrom, 2. unveränd Aufl. Marhold, Berlin

Die Verantwortung für eine gewissenhafte Übungsbehandlung und für die Übernahme der neuen Sprechweise bzw. Stimme in die Alltagssituation trägt der Patient – dies zu vermitteln und den Patienten *dann gehen lassen,* ist Aufgabe des Logopäden

(Darley)

6 Stottern

6.1 Der stotternde Erwachsene in der logopädischen Praxis

Stottern ist eine Sprechstörung, die durch Stockungen im Redefluß und/oder das Wiederholen von Silben, Wortteilen oder ganzen Wörtern gekennzeichnet ist. Es muß differentialdiagnostisch vom Poltern abgegrenzt werden (Tabelle 8). Stottern nimmt in Angst, Erregung und Anspannung zu. In ruhiger entspannter Situation wird das Sprechen flüssiger. Im Gespräch mit sich selbst, mit Tieren, beim Singen oder auch in großer Wut spricht beinahe jeder Stotternde symptomfrei. Da Stottern häufig von negativen Affekten und Emotionen wie Angst und Scham begleitet wird, kann man auch die Vermeidung gefürchteter Buchstaben, Wörter und Sprechsituationen als weitere mögliche Charakterisierung der Störung anführen.

Tabelle 8. Poltern und Stottern, Vergleich. (Aus Wyatt 1973)

	Poltern	Stottern
Definition	Familiär-erbliche Sprachstörung	Individuelle, psychosoziale Störung in der Kommunikation und den zwischenmenschlichen Beziehungen
Sprachbeginn	Oft verzögert	Normal oder akzeleriert
Artikulation	Häufig fehlerhaft	Gut
Beginn der Störung	Kein spezieller Ansatz	Spezieller Ansatz
Verlauf	Kontinuierlich, keine sekundären Symptome	Fluktuierend, können schwere sekundäre Symptome auftreten
Kombination mit anderen Kommunikationsstörungen	Mit Artikulation, Wortfindung, Satzbildung, Nacherzählen, Rechtschreiben und Lesen	Meist keine anderen Sprach- und Kommunikationsstörungen
Verhalten	Extravertiert, gesellig, unordentlich, hastig, kurze Aufmerksamkeitsspanne, beim Nacherzählen erwähnen sie Details, lassen Wichtiges weg	Zwangsneurotische Tendenzen, schwierig ist Kontrolle der Aggressionen, trotzig, zugleich unabhängig, durch Unterdrückung des Ärgers Passivität, Mutterkind
Bewußtsein der Sprachstörung	Im allgemeinen nicht	Überdeutlich bewußt
Bei Bewußtmachung des Sprachablaufs	Verbesserung	Verschlechterung
Behandlungen	Aufmerksamhinwendung auf das Sprechen	Kommunikationstherapie

Tabelle 9. Theoretische Ansätze zur Erklärung des Stotterns

Stottern als erlerntes Verhalten	Stottern als Kommunikationsstörung	Stottern als neurotische Fehlentwicklung
Brutten u. Shoemaker (1971): Stottern wird erlernt und aufrechterhalten durch klassische Konditionierungsprozesse, durch Stimuli, die dem Ereignis vorausgehen oder folgen Shames u. Sherrick (1963): Es ergibt einen kontinuierlichen Übergang zwischen flüssigem Sprechen und Stottern. Beides ist operantes Verhalten und wird durch die von der Umwelt gesetzten Bedingungen erlernt, wobei für Stottern höchst komplexe Verstärkungsprozesse (Zuwendung, Straffreize, Instruktionen) anzunehmen sind Schwartz (1977): Stottern als konditionierter Laryngospasmus, der durch Streß ausgelöst wird	Wyatt (1973): Die Sprachentwicklung verläuft stufenweise, beim Übergang von einer Stufe zur anderen ist das Kind sprachlabil. Von wichtiger Bedeutung hierbei ist das Sprachvorbild der Mutter und eine ungestörte Mutter-Kind-Beziehung. Stottern tritt auf infolge einer Krise oder Störung der Kommunikation Krause (1978, Stottern und nonverbale Kommunikation: Untersuchungen über den Zusammenhang zwischen Affektinhibition und Stottern, unveröffentlicht): Stotterndes Sprechen ist Ausdruck der Trennung von Affekt und Informationsübermittlung in der Kommunikationssituation. Es entsteht bei Kindern, deren Familien affektives und expressives Verhalten mißbilligen, und mit starken „affect display rules" sanktionieren	Fernau-Horn (1973): Stottern als Ergebnis einer neurotischen Fehlentwicklung. Ursache ist eine lebensschädigende Umwelt (Fremdneurose). Mit der Entstehung eines Störungsbewußtseins wirkt sich das Stottern zunehmend auf die Persönlichkeitsentwicklung aus, wird von der Rand- zur Kernneurose Schoenaker (1978): Basistheorie ist die Individualpsychologie von Adler. Stottern ist eine neurotische Fehlentwicklung („die zögernde Attitüde"), die aus dem individuellen Lebensstil erklärbar wird
Stottern als Ergebnis emotionaler Erregung	**Stottern als Ergebnis der Rollenzuschreibung**	**Organische Erklärungsansätze**
Sheehan (1958): Stottern ist das Ergebnis eines Annäherungs-Vermeidungskonfliktes der aus dem Wunsch, gleichzeitig zu schweigen und zu sprechen, entsteht. Der Stotternde antizipiert seine Artikulationsschwierigkeiten, und sein Bemühen, nicht zu stottern, stimuliert das Stottern	Johnson (1959): Stottern entsteht „im Ohr der Eltern", die die Unflüssigkeiten im kindlichen Sprechen als Stottern etikettieren. In seinem Bemühen um richtige Aussprache lenkt das Kind seine Aufmerksamkeit auf den Sprechvorgang und stottert	Hartlieb (1969): Stottern als biokybernetische Störung der kinästhetischen Rückkoppelung Cherry u. Sayers (1956): Stottern ist das Ergebnis einer Instabilität der Feedbackschleife zwischen kinästhetischer Wahrnehmung beim Sprechen und auditiver Rückkoppelung

Beim erwachsenen Stotternden, der eine Lerngeschichte mißlungener Sprechsituationen hinter sich hat, haben sich fast immer starke Sprechängste entwickelt.
Bevor wir anhand eines Fallberichts die Behandlung eines erwachsenen Stotternden darstellen, möchten wir kurz einige theoretische Überlegungen zur Erklärung des Phänomens Stottern anführen und darauf einige grundsätzliche Überlegungen zur Therapie des Stotterns aufbauen. Wir erheben hierbei keinen Anspruch auf Vollständigkeit. Theoretische Ansätze zur Erklärung der Entstehung des Stotterns sind aus Tabellen 9 u. 10 zu

Tabelle 10. Gruppeneinteilung der Stotterer. (Aus van Riper 1971)

Gruppe 1	Gruppe 2	Gruppe 3	Gruppe 4
Zuerst normale Sprachentwicklung. Gradueller Stotterbeginn zwischen 2½ und 4 Jahren, lange Remissionen	Sprachentwicklungsverzögerung. Gradueller Beginn z. Zt. der Satzbildung. Keine Remissionen	Besonders guter und flüssiger Sprachgebrauch. Plötzlicher Beginn nach vollkommener Sprachbeherrschung nach Trauma oder mit starker Emotion verbundenem Erlebnis. Wenige kurze Remissionen	Vorher besonders flüssige Sprache, plötzlicher Beginn meistens nach dem 4. Lebensjahr, keine Remissionen
Silbenwiederholung, variables Stottermuster, normale Sprache gut integriert	Undeutliche Aussprache, Silben- und Wortwiederholungen, Wortzerbrechen, unflüssige Sprache, auch ohne Stottern	Stimmlose Verlängerungen, laryngeale Blokkierungen, festes Stottermuster, normale Sprache sehr flüssig	Konsistentes Stottermuster, normale Sprache sehr flüssig
Keine Spannung, kein Störungsbewußtsein, keine Frustration	Keine Spannung, kein Störungsbewußtsein, keine Frustration	Viel Spannung, Zittern, starkes Störungsbewußtsein, Frustration, Sprechangst	Spannung, wenig Tremor, starkes Störungsbewußtsein, keine Frustration oder Anzeichen von Furcht, Verhaltensstörungen, Versuch, Aufmerksamkeit der Umgebung zu erringen
Es handelt sich um Stottern, das aus der physiologischen Sprechunflüssigkeit entsteht. Es kann sich durch die oben beschriebenen Umstände ein tonisch-klonisches Stottern mit starkem Störungsbewußtsein und Vermeidensverhalten entwickeln	Die Symptomatik entsteht bei zentraler Sprachschwäche aus einer Sprachentwicklungsverzögerung. Voraussetzungen zur Entwicklung von Poltern sind ebenfalls vorhanden. Frequenz der vorwiegend klonischen Symptome und Sprachgeschwindigkeit sind hoch; gelegentlich Situationsangst, kein Vermeidensverhalten	Die Grundlage des Stotterns dieser Gruppe ist eine abnorme Erlebnisverarbeitung. Verlauf wechselhaft: Tonisches Stottern, Sprechangst und Vermeidensverhalten nehmen zu	Dieses Stottern ist Ausdruck einer neurotischen Persönlichkeitsentwicklung. Wenig Situationsangst, wenig Vermeidensverhalten
Häufigkeit 50%	Häufigkeit etwa 20%	Häufigkeit etwa 10%	Häufigkeit etwa 10%

entnehmen. Gleich einschränkend sei dazu gesagt, daß eine umfassende Theorie zur Erklärung des Stotterns noch aussteht.

Wir betrachten das Stottern als eine erlernte Kommunikationsstörung. Zwar gibt es eine Reihe von Untersuchungsergebnissen, die auf eine organische Grundlage beim Stottern hindeuten, so z. B. die Ergebnisse über den Zusammenhang von zerebraler Dominanz und Stottern. Cherry u. Sayers (1956) berichten über Störungen des auditiven Feedbacks bei Stotterern. Diese Konzepte sind therapeutisch allerdings nicht sehr ergiebig. Ist eine organische Komponente auch nicht

auszuschließen, gibt die hohe Situationsabhängigkeit flüssigen oder stotternden Sprechens zu denken, gerade beim stark Stotternden.
Im Zentrum psychologischer Erklärungstheorien stehen die Lerntheorien, die versuchen, das Stottern durch klassische oder operante Lernvorgänge zu erklären. Die Defizienz dieser Erklärungsansätze liegt unserer Meinung nach darin, daß sie die Stabilität der Symptomatik nach einer Veränderung der Lernumwelt nicht mehr erklären können. Wir meinen, daß wir auch die kognitiven Ansätze zur Erklärung des Syndroms Stottern heranziehen müssen.
Verschiedene Untersuchungen haben gezeigt, daß es keine spezifische „Persönlichkeitsstruktur des Stotternden" gibt. Stotternde, so meint Wendlandt (1975), unterscheiden sich von Nichtstotternden nur dadurch, daß sie stottern. Wir meinen, daß sie sich doch in einer Variablen voneinander unterscheiden, nämlich in der Einstellung zum eigenen Sprechen. Insbesondere beim erwachsenen Stotternden scheint uns diese Variable von Bedeutung. Das Stottern und seine Verarbeitung ist ein wichtiger Faktor im kognitiven System. Wir denken, daß er bedeutungsvoll ist für das Selbstbild, für die Beurteilung von Gesprächssituationen und für die Zuschreibung und Interpretation von Erfolgen und Mißerfolgen im Leben. Die Wichtigkeit und Bedeutung, die das Stottern im kognitiven System einnimmt, bestimmt in starkem Maß Selbstbild und Selbstwertgefühl, die Sprechangst, die Bewertung von Sprechsituationen und die der Reaktionen der Gesprächsteilnehmer. Mit Ellis (1977) und Meichenbaum (1977) gehen wir davon aus, daß sich diese Kognitionen in der Art der Selbstgespräche eines Stotternden niederschlagen. Sie können (vgl. Ellis) rational, d. h. der Situation angemessen, aber auch irrational sein. Diese Selbstgespräche bestimmen die emotionalen Reaktionen während und nach Gesprächssituationen und wirken sich damit nachhaltig auf das Stottern aus.
Die erwachsenen Stotternden, die zu uns kommen, haben meist mehrere Behandlungen hinter sich. In der Regel waren es zwei bis drei, meist symptomzentrierte Therapien. Diese Patienten stehen ihrem Sprechen mißtrauisch und negativ gegenüber und wurden in den vorhergegangenen Behandlungen, die schnell auf symptomfreies Sprechen hinarbeiteten, in dieser Einstellung bestärkt. Sie haben meist eine geradezu mystische Einstellung zu ihrem Stottern. „Es ist, als ob mir eine fremde Hand den Hals zudrückte". Das Stottern ist etwas, was häufig da ist, aber irgendwie nicht zu ihnen gehört; etwas, das nicht von ihnen beeinflußbar ist, ein ungelöstes Rätsel. Sie versuchen daher, das Stottern zu verheimlichen. Auch wenn es in einer Interaktionssituation manifest aufgetreten ist, können sie es nicht ansprechen. Gesprächssituationen werden nicht danach, was gesprochen wurde, sondern wie sie sprechen konnten, bewertet. Diese Überbewertung des Sprechens gegenüber der inhaltlichen Seite finden wir fast bei allen unseren Patienten.
Da sie ihr Stottern ablehnen, nehmen sie an, daß jeder Gesprächsteilnehmer es auch nicht akzeptieren kann. Nur die wenigsten Stotterer halten beim Stottern Blickkontakt. So wird ihre Hypothese, der Partner gegenüber lehne sie ab oder lache, wenn sie stottern, in der Realität nicht überprüft. Treten wirklich inadäquate Reaktionen bei Gesprächsteilnehmern auf, so können sich nur die wenigsten Patienten dagegen wehren. Nun sind Stotternde oft selbst schlechte Gesprächspartner, d. h. schlechte Zuhörer. Da sie so stark mit der Planung und Ausführung ihres Sprechens beansprucht sind, können sie nicht gut zuhören und auf den Gesprächspartner eingehen. Mißerfolge in Kommunikationssituationen jedoch werden immer mit dem verhaßten Stottern begründet. Aber nicht nur dies, fast jeder Mißerfolg im Leben wird durch das Stottern erklärt: Da man stottert, kann man keine feste Beziehung aufbauen, hat man keine Arbeitsstelle, keine Freunde, keine Hobbys usw.; wenn man nicht stottern würde, hätte man überhaupt keine Lebensprobleme mehr. Mit dieser oder ähnlichen Einstellungen werden wir häufig konfrontiert.

Aus diesen Ausführungen ist ersichtlich, daß in der Therapie des erwachsenen Stotternden zunächst dessen Einstellungen verändert werden müssen. Die Wahrscheinlichkeit ist hoch, daß er im gewissen Sinn immer ein Stotternder bleiben wird. Völlige Symptomfreiheit wäre ein zu hoch gestecktes Therapieziel. Der erwachsene Stotternde soll lernen, flüssiger zu sprechen. Ein weiteres Lernziel ist es die „fluency" des Sprechens nicht überzubewerten und, indem er sein Stottern akzeptiert, mit weniger Angst, Scham und Vermeidung zu leben. Diese Überlegungen waren grundlegend für unser Therapiekonzept. In der ersten und wichtigsten Phase unserer Therapie, die in der Gruppe stattfindet, heißt unser Ziel: „Akzeptieren des Symptoms, Veränderung der Einstellung zum Stottern". In dieser Phase der Therapie arbeiten wir Therapeuten eklektisch. Die Basis unserer Gruppenarbeit ist die wissenschaftliche Gesprächspsychotherapie (Tausch 1979).

Als zweites setzen wir die Methoden zur kognitiven Umstrukturierung ein (Ellis 1977), denn eine solche wollen wir erreichen. Der dritte Pfeiler unserer Gruppenarbeit sind Rollenspiele zur Einübung neuer Verhaltensweisen, auch Rollenspiele in vivo.

In der zweiten Phase der Stottererbehandlung gehen wir auf das Sprechen selbst ein. Zunächst wird die Symptomwahrnehmung intensiv trainiert. Der Stotternde muß sich mit seiner spezifischen Art des Stotterns genau auseinandersetzen. Er muß ein Gefühl dafür bekommen, welche Symptome er wann produziert, und welche Körperwahrnehmungen damit einhergehen. Darauf aufbauend werden Sprechhilfen trainiert, d. h. bewußt einsetzbare Techniken, die Verkrampfungen lösen und flüssigeres Sprechen ermöglichen.

Die letzte und dritte Phase der Behandlung hat dann das Lernziel, das Sprechen mit Sprechhilfe für möglichst viele Situationen zu generalisieren und weiterhin soziale Kompetenzen aufzubauen.

Anhand einer Falldarstellung wird dieses Behandlungskonzept wie folgt verdeutlicht.

6.1.1 Fallbeschreibung

Herr Bernd R., 27 Jahre, von Beruf Betriebswirt, kommt zu uns in die Sprechstunde. Sein gepflegtes Äußeres und die korrekte Kleidung stehen ein wenig im Widerspruch zu seinem unbeholfenen, fast schüchternen Benehmen. Schon bei der Angabe seiner Personalien fallen starke tonisch-klonische Stottersymptome auf.

Als er aufgefordert wird, ein wenig von sich und seiner derzeitigen Lebenssituation zu erzählen, berichtet er folgendes:

Es hat vor einem Jahr sein Studium beendet und vor 3 Monaten eine Arbeitsstelle gefunden, allerdings weit entfernt vom Wohnort seiner Eltern und auch von seinem Studienort. Der kleine Freundeskreis, mit dem er während des Studiums Kontakt gehabt hat, ist in alle Winde zerstreut. Er wohnt nun also ganz allein, hat keinerlei Kontakt mehr in der Freizeit, und seither ist sein Stottern wieder zu einem großen Problem geworden. Es hat sich auch verschlimmert. Die Arbeitsstelle gefällt ihm gut, er kommt auch mit den Kollegen gut aus, nur fühlt er sich oft durch zuviel Arbeit überfordert. Er hat dann den Eindruck, alles machen zu müssen, was den andern zu lästig ist. Sein Chef schätzt ihn als eine fleißige und ordentliche Arbeitskraft. Manchmal sagt er: „Sie machen die Arbeit fast zu genau." Das tröstet ihn aber nicht über das Gefühl hinweg, wegen seines Stotterns belächelt und ausgenutzt zu werden. Da der Sprechfehler es auch erschwert, Kontakte – besonders zu Frauen – aufzunehmen, bittet er nun um Behandlung.

Herr R. spricht mit starken Schwierigkeiten und motorischen Mitbewegungen. Erst als ich ihn ermuntere, hier sein Stottern zuzulassen und offen zu zeigen, da er doch aus diesem Grund hier sei, spricht er flüssiger.

Wir kommen im weiteren auf die Vergangenheit, seine Kindheit und die Entwicklungsgeschichte seines Stotterns. Er begann mit 7 Jahren, bei Schuleintritt, zu stottern. In dieser Zeit heiratete seine verwitwete Mutter, die ihn immer sehr umsorgt und verwöhnt hatte. Sein Stiefvater hatte seiner Meinung nach nicht das nötige Einfühlungsvermögen, er sei der Meinung gewesen, ein Junge müsse mit mehr Strenge erzogen werden. Vor der Schule hatte er keinen Kindergarten besucht und als Einzelkind wenig Kontakt mit anderen Kindern. Die Schule erschien ihm als sehr beängstigend. Der Lehrer sei auch recht streng gewesen. Auf das Stottern reagierten die Mitschüler mit wenig Verständnis. Er wurde viel gehänselt. Er versuchte mit guten Leistungen den Sprechfehler zu kompensieren und war sehr ergeizig.

Im Alter von 11 Jahren erhielt er eine Therapie, in der er rhythmisches Sprechen lernte. Das erleichterte und verbesserte das Sprechen, in der Puber-

Tabelle 11. Verhaltensprotokoll des Stotterns; Bernd R.

Situation	Was passierte?	Wer war dabei?	Wie ging das Sprechen?	Gefühle dabei	Was machten die anderen?
Büro	Konferenz, ich soll einen Plan vorstellen und begründen	10 Kollegen, Chef	Sehr schlecht	Miserabel, fühlte mich völlig unterlegen, hatte schon 1 Stunde davor große Angst	Warteten ab, ein Kollege ging aus dem Zimmer, ich glaube, er mußte lachen
Büro	Werde ans Telefon gerufen, es war dann meine Mutter	Ein Kollege	Erster Satz schlecht, dann ganz flüssig	Wußte zunächst nicht, wer dran war; als ich Mutter hörte, war die Angst weg	Kollege arbeitete, Mutter war sehr freundlich, wollte mir etwas ausrichten
Büro	Muß mit Kollegen etwas besprechen	Der Kollege, mit dem ich am meisten zusammenarbeite	Gut, als wir uns über einen Punkt nicht einig sind wird es schlechter, danach wieder gut	Ganz gut, unsicher über den Streitpunkt	Vertrat ruhig seine Meinung, half mir, wenn ich nicht weiterkonnte
Büro	Kantine, Unterhaltung über Ferienpläne	2 Kollegen	Gut, versuchte gebunden zu sprechen	Entspannt	Waren auch entspannt, hörten mich ruhig an
Kantine	Frau aus der Küche schimpfte, weil ich was stehenließ	Frau, 2 Kollegen	Sehr schlecht	Angst, Wut, versuchte mich zu rechtfertigen	Frau ging dann weg, Kollegen sagten, die sei immer so
Büro	Chef ruft mich an und fragt was	Ein Kollege	Sehr schlecht, am Ende besser	Angst, unsicher	Kollege arbeitet, fragt dann, was Chef wollte. Chef wartete ab, lächelte, sagte dann die Antwort
Krankenkasse	Muß etwas fragen	Junge Frau am Schalter	Sehr schlecht	Angstgefühl, ich mache mich lächerlich	–
Supermarkt	Frau in der Schlange fragt mich was	Kassiererin, Leute in der Schlange	So einigermaßen, versuchte, gebunden zu sprechen	Angst, Unsicherheit	Einige Leute blickten auf, andere keine Reaktion
Zuhause	Las laut aus der Zeitung	Niemand	Völlig flüssig	Entspannt, ärgerlich, weil es tagsüber so schwer war zu sprechen	–

tät verschlechterte es sich aber wieder. Noch heute versucht er, in schwierigen Situationen diese Sprechhilfen anzuwenden, allerdings meist ohne Erfolg. Besser hilft es ihm, Wörter blitzschnell durch Synonyme zu ersetzen oder Sätze umzustellen, wenn er einen Block befürchtet.

Im Studium sprach er eine Zeitlang recht flüssig. Er glaubte schon, das Stottern überwunden zu haben. Das sei insgesamt eine glückliche Zeit gewesen. Er wohnte damals in einem Studentenwohnheim und wurde zu allen Festen und Aktivitäten eingeladen. Die anderen Studenten seien auf ihn zugegangen und er sei ganz selbstverständlich integriert worden. Es war die einzige Zeit in seinem Leben, die er als rundum glücklich schildert und in der er wenig über seinen Sprachfehler nachgrübelte. Aber schon in der Examenszeit wurde sein Stottern wieder recht stark, und jetzt im Beruf verschlimmerte es sich nochmals.

Auf die Frage, was er am meisten an sich schätzt, kann er erst nach langem Zögern antworten, daß dies seine gute Leistungsfähigkeit ist. Das Gegenteil kann er spontan angeben: „Mein Stottern hasse ich regelrecht an mir. So kann mich doch niemand akzeptieren. Frauen sowieso nicht, die finden doch einen Stotterer lächerlich. Wenn ich doch nur reden könnte wie alle anderen, dann könnte ich auch ein ganz normales Leben führen. Ich hätte einen Freundeskreis, wäre vielleicht schon verheiratet."

Datensammlung
Am Ende des Gesprächs will ich eine Tonbandaufnahme machen. Herr R. erschrickt heftig und die Vorstellung, auf Band sprechen zu müssen, verschlägt ihm beinahe völlig die Sprache. In der kommenden Stunde wird noch eine Videoaufnahme gemacht. Die Auswertung dieser beiden Materialien wird im Balbutiogramm festgehalten. Es zeigt sich, daß Herr R. beim Lesen die höchste Stotterrate (Verhältnis der gestotterten zu gesprochen Wörtern) hat; nur 20% der zu sprechenden Wörter gelangen ihm symptomfrei. Beim freien Sprechen ist die Symptomatik weniger stark, die Stotterrate beträgt aufgerundet 50%. Reihensprechen und Nachsprechen fällt ihm am leichtesten. Über seine starken Schwierigkeiten, laut zu lesen, meint er, daß hier eben seine Sprechhilfe versage, Wörter schnell zu ersetzen, da er an einen festen Text gebunden sei.

Eigene Verhaltensprotokolle über das Ausmaß des Stotterns in unterschiedlichen Situationen werden vom Patienten angefertigt und bilden die Grundlage zur Verhaltensanalyse des Stotterns (Tabelle 11). Im Gießen-Test schätzt sich Herr R. in 2 Variationen ein, nämlich wie er ist und wie er gerne sein möchte. Auch die Sprechangsthierarchie wird erstellt, d. h. die Situationen, in denen Angst vor dem Sprechen auftritt, werden in eine Rangreihe gebracht. Mit der Instruktion von Wendlandt (1979) können Patienten i. allg. selbst diese Sprechangsthierarchie aufstellen.

Während der anamnestischen Phase diskutierten wir auch immer wieder miteinander seine Einstellung zu seinem Stottern. Besonders interessierte uns die Frage, wie seiner Meinung nach sein Leben ohne Stottern verlaufen wäre. Was wurde in seinem Leben durch das Stottern verdorben? Was traut er sich als Stotternder nicht zu?

Er wird gebeten, einen Aufsatz zu schreiben: „Mein Stottern und wie ich darüber denke". Während dieser Phase der Datensammlung gelingt der Aufbau einer positiven therapeutischen Beziehung. Herr R. scheint sehr motiviert, an seinem Sprechen etwas zu verändern und auch aktiv in der Therapie mitzuarbeiten.

Die Anamnese und Befundbögen, die wir in diesem Falle verwendeten, finden sich im Anhang C.

Mein Stottern und wie ich darüber denke
Für mich ist es schwer, über das Thema zu schreiben. Seit ungefähr 11 Jahren ist mir meine besondere Situation als Stotterer bewußt. Wer weiß, wie viele Gedanken ich mir darüber gemacht habe. Doch so viele Gedanken ich mir auch machte und ich meinte, zu Erkenntnissen für Lösungen gekommen zu sein, am Stottern hat das bisher alles nichts geändert. Deshalb möchte ich sagen, daß ich mir gar nicht mehr richtig bewußt machen kann, welche Gefühle ich habe, wenn ich stottere. Ich bin abgestumpft. Trotzdem versuche ich im Nachfolgenden, meine Empfindungen in etwa wiederzugeben.

Ich kann nicht in fließendem Zug sprechen, wie es die anderen Menschen können. Dabei weiß ich doch, daß ich fließend sprechen kann. Ich fühle mich gehemmt, wenn ich mit anderen Menschen zusammen bin. Ich bin mir nicht sicher, wie ich andere Leute anreden soll. Wie werden sie auf mich reagieren?

Stottern heißt, einzelne Buchstaben oder Silben zu wiederholen. Dies erfolgt ruckweise und meist in schneller Folge. Dabei kann einem die Luft ausgehen. Irgendwie schleppt man sich dann doch von Silbe zu Silbe. Man bekommt die Silben nicht richtig heraus und sie verschwimmen, so daß Außenstehende oft meinen, andere Wörter zu hören, als gesagt werden. Dieses ruckartige Sprechen beeinflußt auch die Körperhaltung. Man kann z. B. seinen Kopf nicht beherrschen. Er bewegt sich ruckweise. Dies ist mir unangenehm. Ich komme mir dann als Halbbekloppter vor, wie ein Verrückter.

In letzter Zeit ist mir z. B. auch bewußt geworden, daß ich die Zunge beim Aussprechen des „d" oder des „t" nicht beherrschen kann. Sie rutscht mir aus dem Munde.

Ich fühle mich in einer Sonderposition. Immer, wenn ich mit anderen Menschen zusammenkomme, bin ich anders und auffällig. Ich stottere. Ich kann mich nicht so äußern, wie ich es gerne möchte. Ich bin angespannt und verkrampft und habe eine Stinkwut auf mich selber. Warum schaffe ich es bloß nicht? Ich mache mir Selbstvorwürfe. Ich werfe mir das Stottern vor. Ich kann es einfach nicht akzeptieren. Ich kann doch. Sich nicht so ausdrücken können wie ich will, sich oft lenken und leiten zu lassen durch die Meinung anderer, ist für mich eine Niederlage. Ich kann meinen Willen nicht durchsetzen. Mir kommt es so vor, als sei mein Wille gebrochen.

Durch das Stottern fühle ich mich minderwertig. Die Tatsache, daß ich stottere, beherrscht mein ganzes Leben. Ich kann nicht so, wie ich will. Ich kann meine Meinung nicht behaupten. Oft werde ich falsch verstanden oder meine Meinung hat weniger Gewicht als die Meinung der Fließendsprechenden. Dadurch verfalle ich in den Sumpf der Depressionen und des Selbstmitleids.

Ich erleide so viele Frustrationen. Ich schlucke das Unerfreuliche und Negative und kann es jedoch nicht verdauen. Es hat wohl bisher 10 000 Situationen gegeben, die ich nur geschluckt, aber die ich noch längst nicht verarbeitet habe. Weil es so viele sind, weiß ich sie nicht einmal aufzuzählen.

Ich bin ein Grübler und ein passiver Mensch. Ich liebe das Alleinsein, obwohl ich so gerne mit Menschen zusammen sein und dabei eine aktive Rolle spielen möchte.

Ick komme ohne die anderen nicht zurecht. Das Kontaktproblem ist das Problem für mich. Zu Mädchen finde ich keinen Kontakt. auch bin ich kein guter Menschenkenner, um zu sagen, der Typ ist mir sympathisch oder nicht.

Manchmal habe ich das Bedürfnis, besser ausgedrückt das Gefühl, wegen meines Stotterns zu explodieren und anfangen zu schreien: „Verdammt noch mal, ich kann sprechen. Scheiße. Hört mir doch zu. Ich wollte doch nur ausdrücken, das und das." Dann würde ich ihnen Punkt für Punkt systematisch meine Meinung offenlegen.

Indem ich mich zurückziehe, erlebe ich auch nichts und habe das Gefühl, das Leben würde an mir vorbeigehen. Auch deshalb fällt es mir schwer, mit anderen Menschen über etwas zu reden, weil ich ihnen keine Erlebnisse erzählen kann. Meine Sorge geht doch immer erst hin zum Problem des Stotterns.

Wie ich heute über mein Stottern denke
Vor mehr als 1½ Jahren habe ich mir über das Thema schon einmal Gedanken gemacht. Ich kann sagen, daß sich seither die Welt verändert hat. Ich denke eigentlich gar nicht mehr über mein Stottern nach. Es ist kein Problem mehr für mich.

Ich habe eine ganze Mappe von Aufzeichnungen, Überlegungen und Protokollen zu meiner Therapie vor mir liegen. Es ist schwer, das Wichtigste in einem Aufsatz zusammenzuschreiben.

Die wichtigste, aber auch schwerste Phase in meiner Therapie war eigentlich die erste. Vielleicht kann ich es so zusammenfassen: Ich habe allmählich gelernt, daß ich ein normaler Mensch bin. Dadurch konnte ich anfangen zu leben. Ich habe aufgehört, auf den Tag X zu warten, an dem ich schlagartig von meinem Stottern befreit bin und alles machen kann, was ich mir wünsche. Nicht die anderen, ich selber bin mein schlimmster Feind gewesen. Ich habe mir damals ein Schild neben das Bett gehängt, auf das ich geschrieben hatte: „Das Stottern ist kein Grund, etwas nicht zu sagen oder zu machen". Ich habe es jetzt abgehängt, ich brauche es nicht mehr. Ich bedaure eins noch: daß ich es nicht früher gelernt habe, mich als Stotterer zu akzeptieren und mitzuteilen. Ich hätte mir viel Schlimmes erspart. Ich habe damals aber auch einiges lernen müssen, was mir zunächst unangenehm war: daß ich auch Positives aus meinem Stottern gezogen habe. Daß mir das Stottern auch ein Alibi war, nicht aktiv werden zu müssen, der Auseinandersetzung auszuweichen. Manchmal tappe ich mir heute noch in die Falle. Ich merke es noch in Situationen, wo ich mich nicht so recht akzeptiert fühle, daß ich meine Sprechhilfen dann einfach vergesse, um wieder als der kleine Stotterer dazustehen, auf den jetzt die anderen doch hilfreich zugehen sollen. Ich merke es aber meistens sofort, und lasse mir das nicht mehr durchgehen.

In der zweiten Phase der Therapie habe ich gelernt, daß mein Sprechen beeinflußbar ist, obwohl ich schon in der Zeit nur wenige schwere Blocks gehabt habe. Es hat mir aber geholfen, mich noch ein Stück freier zu fühlen. Ich kann es kaum beschreiben, wie herrlich das ist, nicht mehr mit eingezogenem Kopf herumlaufen zu müssen, in Riesenängsten vor der nächsten

> Sprechsituation. Es war ein richtiger Festtag, als ich das erste Mal in einem Geschäft etwas reklamierte, und dabei noch mit ganz wenig Unflüssigkeiten sprechen konnte.
> Beim letzten Teil der Therapie habe ich noch ausgebaut, was ich geschafft habe. Ein paar Rollenspiele waren, wenn nicht unnötig, so doch nicht mehr so wichtig für mich. Das Wichtigste war gelaufen. Heute sehe ich meine Umwelt mit ganz anderen Augen und ich merke, daß viele meiner flüssigsprechenden Mitmenschen noch viel größere Ängste und Probleme haben wie ich jetzt noch. Wenn ich merke, daß mir jetzt noch etwas schwerfällt, dann habe ich ein Gefühl von „jetzt gerade". Ich will da weiterhin am Ball bleiben. Die Therapie hat mir viel mehr als ein flüssigeres Sprechen gebracht.

Während der Phase der diagnostischen Datensammlung, die ungefähr 5 Wochen dauert, beginnen wir, die Therapieplanung miteinander zu besprechen und seine Erwartungen an eine Behandlung mit unserem Therapiekonzept zu vergleichen und zu diskutieren. Herr R. erwartet ein sofortiges Sprechtraining und ist enttäuscht, als wir ihn über unser Behandlungskonzept aufklären.
Auf unseren Vorschlag, an einer Gruppentherapie teilzunehmen, reagiert er mit Angst und Abwehr. Er kann sich nicht vorstellen, was das „bringe". Er möchte nicht mit anderen Stotternden konfrontiert werden. Es kann sich ein Gespräch mit anderen, die eine ähnlich starke Symptomatik wie er selbst haben, überhaupt nicht vorstellen. Wir erklären, daß wir es für wichtig halten, daß er sich mit anderen Stotternden über sein Stottern intensiv auseinandersetzt; wir hielten zwar eine völlige Symptomfreiheit für ein zu hoch gestecktes Ziel, möchten ihm aber helfen, mit einem Rest seiner Symptomatik zufrieden leben zu können.
Ausschlaggebend für seine Bereitschaft, doch an einer Gruppentherapie teilzunehmen, ist das gemeinsame Anhören einer Bandaufnahme einer Gruppensitzung von Stotternden. Sehr aufgeregt und in Panik, wie er sagt, vor dem Gedanken, sich nun vorstellen zu müssen, erscheint Herr R. zur ersten Gruppensitzung.

6.2 Die Vorteile der Gruppentherapie in der Stottererbehandlung

6.2.1 Die 1. Phase der Therapie: Identifikation und Akzeptieren

Wie schon gesagt wurde, findet die erste Phase der Behandlung mit dem Lernziel „Einstellungsänderung dem Stottern gegenüber, Identifizierung und Akzeptierung des Symptoms", sowie die 3. Phase in der Gruppe statt. Die Gruppe spiegelt die soziale Situation besser wider als die Einzelsituation Patient-Therapeut. Zu starke Abhängigkeiten von Therapeuten, die sich in einer so langfristigen Behandlung ergeben können, werden vermieden. Viele Leidende finden in einer Gruppe von Mitpatienten zum ersten Mal einen sozialen Bezugsrahmen, in dem sie als gleichwertiges Mitglied fungieren können und müssen (Abb. 21). Damit nimmt die Gruppe viel vom Leidensdruck des einzelnen, „andersartig" zu sein. In der Konfrontation mit anderen Stotternden kann ein Patient sein eigenes Stottern und seine Bedeutung eher relativieren. In Rollenspielen findet er Partner und gleichzeitig unterschiedliche Modelle für Verhaltensmöglichkeiten. Von daher halten wir für einen so zurückgezogen und isoliert lebenden Menschen wie Bernd R. die therapeutische Gruppe wichtig für den Erfolg der Behandlung seines Stotterns.

Kommen wir zu unserem Fall zurück. Herr R. sitzt aufgeregt und mit rotem Kopf mit den anderen Gruppenmitgliedern im Wartezimmer. Wie er später sagt, plagte ihn die Angst vor dem persönlichen Vorstellen vor der Gruppe. Wir umgehen in der ersten Stunde das Vorstellen vor der ganzen Gruppe, in dem wir zunächst die Gruppenmitglieder sich in Zweiergruppen unterhalten und vorstellen lassen. Anschließend stellt jeder seinen Gesprächspartner vor. Die Gruppe hat 5 Mitglieder, 3 Männer und 2 Frauen. Alle Mitglieder der Gruppe sind schwer Stotternde. Wir leiten die Gruppe zu zweit (eine Psychologin als Therapeutin und eine Logopädin als Kotherapeutin). In der ersten Phase der Gruppentherapie bedienen wir uns der Gesprächstechniken der wissenschaftlichen Gesprächstherapie nach Rogers (1951) und Tausch (1979), d. h. wir versuchen, im wesentlichen den gefühlsmäßigen Inhalt der Klientenäu-

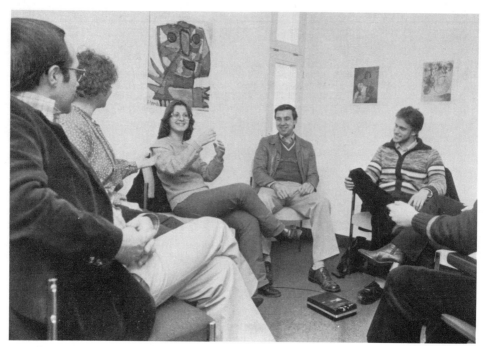

Abb. 21. Gruppentherapie mit Stotternden

ßerungen widerzuspiegeln und die Patienten dadurch zu Selbstexplorationen anzuregen. Die Gespräche drehen sich um die Erfahrungen der einzelnen mit dem Stottern. Sie teilen sich gegenseitig die Fülle von schlechten und verletzenden Erfahrungen mit ihrer Umwelt mit. Im allgemeinen bildet sich schnell eine Art. von Gruppengefühl und Gruppensolidarität heraus. Für Herrn R. war es erleichternd, festzustellen, daß er mit seinen Problemen nicht ganz allein auf der Welt ist. Er spricht relativ rasch offen über seine Probleme. Es verwundert ihn zu hören, daß andere Gruppenmitglieder trotz ihres Stotterns Freundinnen haben. Hingegen beruhigt er wieder ein anderes Gruppenmitglied, das befürchtet, wegen des Stotterns arbeitslos zu bleiben, da er doch auch eine Stelle als Betriebswirt gefunden habe.

Fast immer sind die Ängste und die Frustrationen, die das Stottern verursacht, Thema für die Patienten in dieser Phase der Therapie. Zur Verdeutlichung möchten wir ein kurzes Protokoll einer Gruppensitzung hier abdrucken.

6.2.2 Die Leiden des erwachsenen Stotternden, die Auswirkungen einer frustrierenden Redeflußstörung

Aus dem Protokoll einer Gruppensitzung

Anwesend: Frau M., Frau W., Herr R., Herr A., Herr B., Therapeutin und Kotherapeutin
A: Also das ist doch so, wenn man stottert, die Leute können einfach nicht auf einen eingehen. Ich habe jetzt wieder ein Vorstellungsgespräch hinter mir, ich habe dabei natürlich sehr gestottert. Der Personalchef wollte mir nicht glauben, daß ich das Abitur habe und hat extra in meinen Unterlagen nachgeschaut. Die Leute denken oft einfach, daß man doof wäre.
M: Ja, das ist mir auch schon passiert, oft haben mich Leute einfach stehen gelassen, so mitten im Satz, nur weil ich ein Wort einfach nicht mehr herausgebracht habe.
R: Also, ich meine, das Schlimmste, was mir da jemals passiert ist, war, daß ein Passant auf der Straße zu mir sagte, ich soll doch nach Hause gehen und meinen Rausch ausschlafen. Also, da bin ich einfach nach Hause gerannt und habe zwei Stunden geheult.

Th: Sie fühlten sich da so richtig hilflos.
R: Ja, was soll man da machen. Also, das hat mich so gekränkt, da konnte ich einfach nichts mehr sagen.
W: Das Schlimmste für mich ist dieser Moment, wo ein Fremder aufhorcht und dann versucht, das Lachen zu unterdrücken. Das geht mir immer so an die Nieren. Manchmal würde ich am liebsten davonlaufen.
KoTh: Haben Sie das jemals dann angesprochen, wenn Sie das Gefühl hatten, der lacht über mich?
W: Nein, natürlich nicht.
A: Darüber zu sprechen, und dabei noch mehr zu stottern, das wäre ja das Schlimmste. Weil man sich doch mit Worten wehren muß, und uns eben gerade das Sprechen so schwerfällt, ist es ja auch so schwierig, sich bei so was zu wehren.
B: Also, mir macht da noch was anderes viel mehr zu schaffen. Letzte Woche wollte ich mit dem Zug nach W. fahren. Das ist ja eine Zugfahrt von 15 Minuten. Als ich dann also zum Fahrkartenschalter ging, habe ich schon gewußt, daß ich das Wort W. nicht rauskriege. Ich habe dann eine Fahrkarte nach H. gekauft, das liegt zwei Stationen weiter. Die Karte hat über DM 2,00 mehr gekostet.
Th: Sie haben lieber DM 2,00 mehr bezahlt, als vor dem Beamten stottern zu müssen.

B: Ja, also das mach mich dann halt so fertig. Ich denke dann, jedes Kind, das sprechen kann, kann eine Fahrkarte bis W. bestellen. Und ich habe Abitur und kann so was Einfaches nicht machen. So was macht mich ganz fertig.
R: Da geht es mir also ganz ähnlich. Ich weiß nicht, wie oft ich schon im Lokal Tee getrunken habe statt Kaffee. Ich kriege das k einfach so schlecht raus. Es ärgert mich dann furchtbar, daß ich wieder nicht das kriege, was ich eigentlich möchte.
M: Also das finde ich jetzt ganz erleichternd. Ich habe immer gedacht, ich bin die einzige auf der Welt, die nicht das bestellt, was sie möchte, sondern das bestellt, was sie sagen kann. Ich habe in meinem Leben schon so viele Hähnchen gegessen, weil ich das gut sagen kann und hatte immer viel mehr Lust auf was anderes.

6.2.2.1 Exkursionen der Gruppenmitglieder

Zwischen der 7. und 11. Sitzung der Gruppentherapie, wenn sich ein Gruppengefühl herausgebildet hat und unsere Patienten sich besser kennen, führen wir Exkursionen in

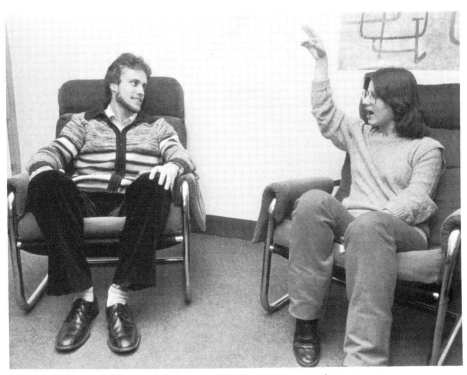

Abb. 22. Rollenspiel: Mit einem Bekannten über das Stottern sprechen

der Stadt durch (Abb. 22). Wir Therapeuten übernehmen die Rolle des Stotternden in alltäglichen Situationen. Wir kaufen ein, fragen stotternd nach dem Weg, nach der Uhrzeit usw. und unsere Gruppe beobachtet diese Situationen aus einer gewissen Entfernung. Wir sind damit auch Modelle für ruhige, selbstbewußte und blickkontakthaltende Stotternde. In der Tat hat sich uns gegenüber noch nie ein Gesprächspartner inadäquat, unfreundlich oder feindselig verhalten, obwohl wir bei diesen In-vivo-Rollenspielen darauf hofften, um so unseren Gruppenteilnehmern demonstrieren zu können, daß man sich auch stotternd wehren kann.

Diese Phase von Exkursionen bringt immer neue Aspekte in die Gruppendiskussion. Erleichternd wirkt die Feststellung, daß die Reaktionen der Gesprächspartner gar nicht so verständnislos und feindselig sind, wie unsere Patienten sie sich häufig vorgestellt haben. Die Frage, wie man aktiv auf einen Interaktionspartner eingehen, wie man sich wehren und wie man klarstellen kann, was man von einem Gesprächspartner erwartet, wird vielfach in Rollenspielen durchgespielt. Einfache Bitten, wie „Lassen Sie mich doch ausreden!" oder „Es ist keine Hilfe für mich, wenn Sie versuchen, meine Sätze fertig zu sprechen", werden zunächst im Rollenspiel erarbeitet und durchgespielt, dann aber auch „draußen" gestellt.

Die Stotterer sollen das Gefühl bekommen, daß das Stottern nichts ist, dessen man sich schämen, das man verheimlichen und kaschieren müßte. Zusätzliches Material bietet uns das Buch „An einen Stotterer"; einige Artikel daraus sind Pflichtlektüre. Immer wieder erarbeiten wir in Rollenspielen an konkreten Erlebnissen der Patienten, wie man offener mit dem Stottern umgehen, wie man es ansprechen und wie man dazu stehen kann.

Zusätzliche therapeutische Möglichkeiten liegen in der Methode der rational-emotiven Therapie (RET) nach Ellis (1979).

Wir haben schon in der ersten Phase der Gruppentherapie Patientenäußerungen gesammelt, denen wir „irrationale Einstellungen" zum Stottern haben entnehmen können. Solche Äußerungen waren z. B. bei Herrn R.: „Ich muß doch in der Arbeit ganz perfekt sein." Oder: „Ich schäme mich entsetzlich, wenn ich einmal sehr hängengeblieben bin." Wir kommen in dieser Phase auf die Methode von Ellis, die rational-emotive Therapie, zurück, formulieren solche Aussagen überspitzt und diskutieren sie, quasi als advocatus diaboli mit der Gruppe, z. B. „Mein Stottern ist ein so schlimmer Fehler, daß ich notwendigerweise in allen anderen Bereichen absolut perfekt sein muß." Oder: „Stottern ist ein schweres Versagen." Oder: „Ich muß von allen akzeptiert werden trotz meines Stotterns, damit ich mich wohlfühlen kann." Oder: „Durch mein Stottern kann ich verlangen, daß ich von allen geschont werde." Meistens ergeben sich darauf erbitterte Gruppendiskussionen, die sich aber oft bei den einzelnen Gruppenmitgliedern in Erleichterung auflösen. Herr R. sagte z. B. am Ende einer solchen Stunde: „Ich verstehe gar nicht mehr, warum ich mir das Leben so schwer mache. Das Stottern ist ein Handicap, aber kein Zwang, mich noch selbst in allen anderen Bereichen weiter einzuschränken." Gleichzeitig geht ihm auch auf, daß er aus dem Stottern Krankheitsgewinn zieht.

Wir befinden uns in der 20. Gruppensitzung, als Herr R. berichtet, daß er sich bei einem Tennisklub angemeldet habe. Dies sei schon immer sein Wunsch gewesen, er habe es sich aber nie zugetraut. In seiner privaten Situation hat sich auch etwas verändert. Er hat mit einem Kollegen Kontakt bekommen und wird häufig in dessen Familie eingeladen, so daß er auch die Abende nicht mehr ganz allein verbringt. Er wirkt sehr viel gelockerter und gelöster und sein Sprechen in der Gruppe ist flüssiger geworden. Wir versuchen, die Einstellungsänderung zum Stottern und die realistischere Selbsteinschätzung durch Rollenspiele und durch Übungen in der Praxis zu unterstützen. In der Gruppe werden Situationen nachgespielt, die für die Teilnehmer belastend waren, und es werden gemeinsame bessere Verhaltensmöglichkeiten überlegt, wobei „besser" nicht wie bisher im Sinne von „flüssiger sprechend", sondern im Gegenteil als „mutiger stotternd", „selbstsicherer und offener" diskutiert und gewertet wird.

Herr R. bekommt dadurch so viel Mut, daß er sich weitere Aufgaben stellt. So kauft er sein Fleisch nicht mehr abgepackt im Supermarkt, sondern stellt sich beim Metzger in der Schlange an und gibt seine Bestellung mündlich auf. Er traut sich zu, einige Male zu telefonieren und beginnt, nachdem er es mehrmals im Rollenspiel durchgespielt hat, zum erstenmal mit einem Fremden über sein Stottern zu sprechen. Er sagt, er sei dadurch von einer großen Verkrampfung befreit worden. Durch sein krampfhaftes Bemühen, sein Stottern zu verbergen, habe er sich erst in die Anspannung hineingebracht, in der er dann sehr schlecht sprach.

In der Gruppe werden die Erlebnisse mit Gesprächspartnern, mit denen man über das Stottern sprach, diskutiert. Es besteht fast die Gefahr, daß aus dem ständigen ängstlichen Vermeiden zu zeigen, daß man ein Stotterer ist, jetzt ein ständiges Ansprechen des Stotterns wird. Die wöchentlichen Gruppensitzungen geben jedem Gruppenmitglied so viel Stabilität und Sicherheit, um auch negative Erlebnisse und unangenehme Umwelterfahrungen verkraften zu können.

6.2.2.2 Einstellungsänderung

Nach insgesamt 9 Monaten wöchentlicher Sitzungen haben sich die Einstellungen unserer Gruppenmitglieder geändert. Das Stottern hat einen geringeren Stellenwert, es wird mit weniger Angst erlebt. Stottersituationen werden nicht mehr vermieden und es werden kaum mehr Tricks eingesetzt, das Stottern zu vermeiden. Das Verhaltensspektrum von jedem unserer Patienten ist wieder größer geworden. Wir können mit dem Sprechtraining beginnen. Bevor wir aber zu Darstellung des Sprechtrainings kommen, möchten wir einem Mißverständnis vorbeugen. Wir haben hier in Kürze die Fortschritte der Gruppe, die sich über immerhin ein Dreivierteljahr erstreckten, dargestellt. Was noch ergänzt werden sollte, sind die Phasen in der Gruppenarbeit, in denen eher Rückschritte zu verzeichnen sind. Wir sollten auch über ein Gruppenmitglied berichten, das sich sehr dagegen wehrte, sich sein „Stottern auf diese Weise bagatellisieren zu lassen", und aus der Gruppe austrat. Wir müssen uns in diesem Fall den Vorwurf machen, als Therapeuten nicht vorsichtig genug gewesen zu sein. Andererseits hatten wir gerade bei diesem Mitglied den Eindruck, daß sein Krankheitsgewinn den Leidensdruck, den das Stottern verursachte, überstieg. Auch Herr R. spielte eine kurze Zeit lang mit dem Gedanken, aus der Gruppe auszutreten. Er war damals labilisiert und wurde von zwei Gruppenmitgliedern heftig angegriffen. Jenen war sein ständiger Perfektionismus, sein Bemühen, es immer allen recht zu machen, und dann sein Selbstmitleid und das Klagen über die Umwelt auf die Nerven gefallen. Für uns als Therapeuten ist es oft schwierig, die Gruppe weder zu überfordern, noch Einzelne dabei zu unterfordern. Aus diesen Gründen sollte schon die Zusammenstellung einer Gruppe vorsichtig erfolgen. Wir versuchen, die Gruppen nach Schwere der Symptomatik, aber besonders auch der Sprechangst und Sekundärsymptomatik annähernd homogen zu machen. Wir nehmen z. B. auch leichte Stotternde mit großer Sprechangst in Gruppen auf, in der sich stärker Stotternde befinden. Die Gruppengröße überstieg bisher nicht die Anzahl von 7 Mitgliedern.

6.2.3 Die 2. Phase der Therapie: Das Sprechtraining

Wie schon erwähnt, behandeln wir die Patienten nun einzeln. Die Gruppe trifft sich in größeren Zeitabständen, um den Kontakt nicht zu verlieren und weiterhin über Probleme zu sprechen.
Das Sprechtraining ist unserer Erfahrung nach als Intensivtherapie am erfolgreichsten. So schreiben wir Herrn R. zu Beginn eine Woche krank und behandeln ihn pro Tag 4 Stunden.
Grundlegend für das Erlernen von Sprechtechniken ist die Symptomwahrnehmung. Der Patient muß sich mit seiner Sprechweise auseinandersetzen, d. h. er muß seine Tricks und sein Vermeidungsverhalten beim Sprechen und seine spezifische Art der Symptomatik kennenlernen, um zu einer flüssigen Sprechweise zu kommen. Er muß seine individuellen Verkrampfungen beim Sprechen fühlen lernen, um ihnen entgegenwirken zu können. Erfahrungsgemäß haben Stotternde eine schlechte Wahrnehmung dieser Prozesse. Sie irren sich häufig in der Einschätzung ihrer Symptomhäufigkeit, -dauer und -stärke.
Wir gehen von einer Videoaufnahme aus. Zunächst vergleichen wir sie mit der Aufnahme, die wir nach dem Erstgespräch machten, welches nun fast ein Jahr zurückliegt. Die flüssigen Anteile des Sprechens sind größer geworden. Dann vergleichen wir die beiden Aufnahmen im Hinblick auf seine Tricks, um Stottern zu vermeiden. Wir stellen fest, daß sie abgenommen haben. Er stottere jetzt eben mutiger und könne das Hängenbleiben akzeptieren, meint Herr R. Er ersetzt weniger Wörter durch Synonyme, verwendet aber immer noch oft Wörter, wie „also", „eben" und „halt", um ein Symptom aufzuschieben. Wir versuchen, diese Embolophrasie anzugehen, indem wir sie zunächst

bewußt besonders häufig verwenden und sie dann mit einem unangenehmen schrillen Tonsignal koppeln. Herr R. nimmt sich vor, ein Wort, bei dessen Vermeidung er sich ertappt hat, mehrmals in seinen darauffolgenden Sätzen zu verwenden.
Als nächstes wenden wir uns der Analyse seiner Symptome zu. Wir gehen von den leichteren Unflüssigkeiten zu den schweren Blocks vor. Er soll jedes Symptom genau nachahmen und sich auf die Verkrampfungen konzentrieren. Wir fragen jedesmal nach

- Atmung (Preßt er den Atem, strömt noch Luft, bis wohin geht die Verkrampfung?)
- Anspannung im Kehlkopf (Ist der Hals „zu"?) und Rachen
- Anspannungen in der Zunge (Wie fühlt sich die Zunge an, hart oder locker? Bewegt sie sich?)
- Anspannungen im Mundbereich (Pressen sich die Lippen aufeinander?)
- Mitbewegungen, Körpergefühl während des Symptoms.

Wir notieren gemeinsam bei jedem Symptom die Arten der Verkrampfung. Mitbewegungen im Gesicht treten nur noch mit tonischen Verkrampfungen auf, dabei zieht er auch die Schultern hoch und spannt sie an. Gemeinsam üben wir mehrere Stunden lang die Stottersymptome, Herr R. übertreibt seine Verkrampfungen beim Lesen und experimentiert mit ihnen. Er läßt sie leichter werden, versucht sie abzustoppen.
Die nächste Aufgabe ist die Beobachtung der Stottersymptome, die in der Spontansprache auftreten. Bei jeder wahrgenommenen Verkrampfung wird ein Chip zur Seite gelegt. Wir vergleichen anhand einer Tonbandaufnahme die Rate seiner wahrgenommenen mit den unbemerkten Symptomen. Nach ungefähr 4 Sitzungen beenden wir diese Prozedur; er kann mehr als 90% seiner Symptome unmittelbar wahrnehmen.
Als nächstes probieren wir gemeinsam, welche zusätzlichen Sprechhilfen er anwenden kann, um nicht mehr „in starke Blocks zu geraten".

6.3.1.1 Die Sprechtechniken

1. Metronomsprechen
Das Sprechen im Takt mit einem Metronom dient der Verlangsamung des Sprechtempos. Wir verwenden es überwiegend bei Patienten, deren Stottern eine Polterkomponente hat. Unserer Erfahrung nach weigern sich die meisten Patienten, dieses taktierende, syllabierende Sprechen in der Realsituation einzusetzen, da sie es als genauso auffällig wie das Stottern empfinden.

2. Stoppen
Das Stoppen dient der Verhinderung von Stottersymptomen. Der Patient, der seine Anspannungs- und Verkrampfungszustände beim Stottern gut wahrnehmen kann, soll beim ersten Anzeichen stärkerer Verkrampfung das Sprechen unterbrechen, entspannen und erst dann den Satz fortsetzen.

3. Anhauchen
Diese Sprechtechnik hat sich besonders bei Patienten bewährt. die überwiegend tonisch stottern. Sie hilft, Kehlkopfverkrampfungen und Atempressen zu vermeiden. Der Patient lernt, durch einen leichten Atemluftstrom die Stimmlippen vor dem fest verkrampften Glottisschluß zu bewahren, d. h. sie locker in Schwingung zu versetzen und dann entspannt ins Ausatmen hineinzusprechen (vgl. Fernau-Horn 1973, Schwartz 1977).

4. Sprechen mit Dehnung der Vokale
Diese Technik ist überwiegend geeignet, das Sprechtempo herabzusetzen.

5. Rhythmisch akzentuiertes Sprechen

Wir versuchen, Sprechhilfen zu vermeiden, die auffällig sind. Daher trainieren wir nie das Zeichnen einer liegenden Acht in der Luft oder einen singenden Ton beim Sprechen. Stotternde weigern sich i. allg. schon nach kurzer Zeit, solche Methoden anzuwenden, da sie meinen, so der Umwelt noch mehr aufzufallen. Für Herrn R. waren die Sprechhilfen Stoppen und Anhauchen die besten Möglichkeiten, flüssiger zu sprechen.
Wir erlernen die Sprechtechniken stufenweise (vgl. Wendlandt 1975). Wir gehen vom Lesen oder Nachsprechen einzelner Wörter aus. Dann lesen wir einfache kurze Lesetexte. Allmählich gehen wir dann zum freien Sprechen über, indem wir zunächst Bildergeschichten in kurzen Sätzen erzählen lassen oder Bildbeschreibungen durchführen. Erst in der letzten Stufe versuchen wir, die Sprechhilfen beim freien Sprechen im Dialog anzuwenden.

Am Ende unserer 20stündigen Intensivtherapie konnte Herr R. fast symptomfrei einen 10minütigen freien Vortrag über seine Stottertherapie halten. Er meint, die beste Sprechhilfe für ihn sei, sich ganz stark auf das Fühlen beim Sprechen zu konzentrieren. Das Training der Symptomwahrnehmung habe ihm am meisten geholfen, nun so flüssig sprechen zu können.

Aber natürlich ist er nicht symptomfrei und das besprechen wir auch mit ihm. Es ist wichtig, ihn darauf vorzubereiten, daß immer wieder Situationen eintreten werden, in denen er nicht flüssig sprechen wird. Die Sprechtechniken sollen eine Hilfe sein und ihm die Sicherheit geben, etwas gegen das Stottern einsetzen zu können. Er muß sich aber davon hüten, sich dazu zwingen zu wollen, jetzt immer flüssig zu sprechen.

6.2.4 Die 3. Phase der Therapie: Generalisierung der Sprechhilfen, Aufbau selbstsicherer Verhaltensweisen

Wir treffen uns nun wieder in der Gruppe und machen als erstes „Bilanz": Wir besprechen sehr genau mit der Gruppe, welche Situationen nun noch schwierig sind und an welchen Situationen die Sprechhilfen noch nicht „greifen". Als Grundlage nehmen wir die Daten, die wir bei der Eingangsuntersuchung gesammelt haben. Bei allen Gruppenteilnehmern haben sich die Sprechangstgrade erheblich reduziert. Jedes Gruppenmitglied erarbeitet für sich eine Liste noch schwieriger Sprechsituationen und ordnet sie hierarchisch nach Angst oder Schwierigkeitsgrad. Gemeinsam überlegen wir einfachere Zwischenschritte, wenn die Sprechangsthierarchie einen zu großen „Sprung" aufweist. So möchte z. B. Herr R. mit seinem Abteilungsleiter wegen dessen oft geringschätzigen und erniedrigenden Verhaltens sprechen, und sich dagegen zu Wehr setzen. Dies erscheint ihm aber momentan beinahe undenkbar. Gemeinsam überlegen wir uns einfachere Situationen, in denen er das erwünschte Verhalten auch ansatzweise zeigen muß.

Für alle Gruppenteilnehmer ist das Stottern selbst kein Problem mehr. Es fällt allen noch schwer, zu telefonieren und vor einer größeren Gruppe zu sprechen. Es zeigen sich auch bei mehreren noch Schwierigkeiten im Bereich der Selbstsicherheit. Um Unterstützung zu bitten, Kritik und Gefühle zu äußern, abzulehnen, neinsagen zu können und

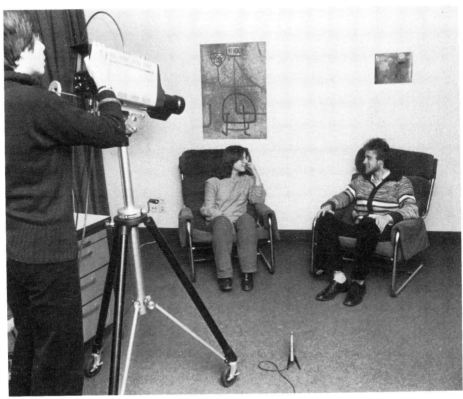

Abb. 23. Das Rollenspiel wird auf Video aufgenommen und in der Gruppe diskutiert

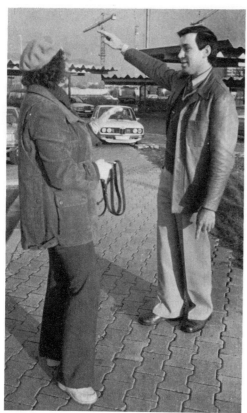

Abb. 24. Rollenspiel in vivo: Passanten nach dem Weg fragen

auch Forderungen durchzusetzen, macht vielen, und gerade Herrn R., noch am meisten Angst. In solchen Situationen ist es auch besonders schwer, die Sprechhilfen anzuwenden.

Die Sprechangsthierarchien bilden die Grundlage für unser weiteres therapeutisches Vorgehen. In ihnen sind die Situationen beschrieben, die wir weiterhin besprechen wollen und im Rollenspiel, im Therapieraum oder auch draußen üben und erlernen wollen (Abb. 23 u. 24). Von den Rollenspielen in der ersten Phase der Therapie unterscheiden sie sich dadurch, daß wir nun auch auf flüssiges Sprechen achten.

Wir Trainer legen noch auf etwas anderes besonderes Augenmerk.

Wir haben eingangs beschrieben, daß Stotternde oft schlechte Gesprächsteilnehmer sind, schlecht zuhören können und schlecht auf andere eingehen. So versuchen wir auch solche Fähigkeiten, wie zuhören können, sich in den anderen hineinversetzen können, Gefühle mitzuteilen und sprachlich und gestisch synchron zu sein, in die Rollenspiele und in die Gruppengespräche mit einzubeziehen. In Rollenspielen legen wir besonderen Wert auf den Rollentausch, so daß der Betreffende sein Verhalten auch von der anderen Seite der Interaktionssituation erlebt.

Berichtet ein Patient von einer ganz mißlungenen Situation, so versuchen wir, ihn nicht lange mit diesem Mißerfolgserlebnis alleine zu lassen. Wir gehen nach dem Prinzip vor, sich der Alptraumsituation möglichst schnell nochmals zu stellen. So erzählt Herr R. eines Tages von einem mißlungenen Telefongespräch mit einer Behörde, bei welchem sein Gesprächspartner, noch bevor Herr R. seinen Namen sagen konnte, ungeduldig auflegte. Er habe sich nicht getraut, einen neuen Ansatz zu machen. Wir ermutigen ihn, vom Therapiezimmer aus den Anruf zu wiederholen. Diesmal glückt der Versuch. Wir versuchen so, neue Vermeidungsketten nicht entstehen zu lassen.

Die Gruppenmitglieder protokollieren, in welchen Situationen sie die flüssigere Sprechweise und die in der Gruppe geübten und besprochenen Verhaltensweisen anwenden konnten. Diese Protokolle dienen auch der Motivierung in dieser letzten Phase der langen Therapie, aktiv weiterzuarbeiten.

Die letzte Phase der Therapie dauerte 15 Sitzungen.

Am Ende der Therapie sammeln wir erneut Daten. Wir wiederholen gewissermaßen die Eingangsuntersuchung, lassen aber die Sprechuntersuchung von einer Gruppe fremder Personen durchführen, um einen objektiveren Vergleich zu haben. Auch der Persönlichkeitstest wird wiederholt, um neben dem subjektiven Erlebnisbericht des Patienten objektivere Daten zur Überprüfung des Therapieerfolgs zu haben.

Es ist für Herrn R. nicht leicht, das Ende dieser lang andauernden, 1½jährigen Therapie zu verkraften. Um den Therapieerfolg weiterhin zu stabilisieren, machen wir unsere Gruppe auf die Selbsthilfebewegung der Stotternden aufmerksam.

6.3 Die Selbsthilfebewegung von Stotternden

Seit einigen Jahren hat sich in Deutschland eine Selbsthilfebewegung erwachsener Stotternder formiert. In vielen Städten gibt es Selbsthilfegruppen für Stotternde. Die Bewegung gibt auch eine Zeitschrift heraus, *Der Kieselstein*, und vertreibt Bücher[3]. Wir halten die Selbsthilfebewegung bei erwachsenen Stotternden für außerordentlich wichtig, gerade für die Patienten, denen wir keine Gruppen anbieten können. Die Eigenaktivität und Eigenverantwortung des Stotternden wird gefordert und zu starke Abhängigkeiten vom Therapeuten, die naturgemäß in einer so langfristigen Behandlung auftreten können, werden aufgefangen und vermindert. Wir raten jedem Patienten, sich dieser Bewegung anzuschließen, gerade auch denjenigen Patienten, die wir auf die Warteliste setzen müssen oder die wir aus arbeitstechnischen Gründen einzeln behandeln. Wenn wir Therapie im eigentlichen Sinne als Hilfe zur Selbsthilfe definieren, können wir solche Aktivitäten nicht wichtig genug nehmen. Im übrigen ist eine solche Gruppe der Ort, der auch das wichtige Problem der Nachsorge beim stotternden, behandelten Patienten übernehmen kann, und in der er sich weiterhin mit seiner Problematik auseinandersetzen muß.

6.4 Anleitung zur Erstellung der Sprechangsthierarchie für Patienten
(nach Wendlandt 1975)

Bei der Aufstellung der Hierarchie sind folgende Schritte zu beachten:

1. Schreiben Sie bitte alle Situationen auf, die mit dem Stottern zu tun haben und in denen Angst auftritt. Es sollen auch diejenigen Situationen aufgeführt werden, vor denen Sie sich fürchten und die Sie unter Umständen vermeiden oder aber schnell hinter sich bringen wollen. Auch Situationen, die Ihnen unbehaglich sind und in denen Sie sich unsicher und gehemmt fühlen, sind aufzuschreiben. Verwenden Sie für jede Situation ein Stück Papier oder eine kleine Karte, damit Sie diese Situationen nachher besser ordnen können. Beschreiben Sie die Situation so, als würde sie gerade stattfinden, als befänden Sie sich selbst jetzt in dieser Situation. Sie sollten also die Ich-Form verwenden und in der Gegenwartsform schreiben. Bitte achten Sie darauf, daß jede Situationsbeschreibung kurz gehalten ist (1–2 Sätze), sie sollte aber genaue Einzelheiten aus der eigenen Erfahrung beinhalten. Dazu ist es wichtig, stets Angaben zu machen über
   a) den Ort (Wo ereignet sich die Situation? Im Fahrstuhl, auf offener Straße, in einem Vortragssaal etc.)
   b) die Personen (Wer ist anwesend? Eine kleine Gruppe mir völlig fremder Personen, ein Arbeitskollege, mein bester Freund, niemand etc.)
   c) die Umstände (Unter welchen Bedingungen fand die Situation statt? Während der Geburtstagsfeier eines Freundes, während ich mich beeilte, zur Arbeitsstelle zu kommen etc.).

   Schreiben Sie nicht die Gefühle auf, die Sie in der Situation hatten, diese werden ja aus der Stellung in der Hierarchie ersichtlich.

2. Sie haben nun eine Anzahl Kärtchen mit unterschiedlichen Situationen vor sich. Wenn Sie sie durchschauen, so werden Sie feststellen, daß sich ein Teil der Situationen ähnelt. Mehrere Kärtchen entstammen jeweils dem gleichen Problemkreis und können zu einem Thema zusammengefaßt werden (z. B. „Sprechen mit Fremden" oder „Telefonieren" oder „Gespräch mit Vorgesetzten oder Autoritäten"). Ordnen Sie die Kärtchen zu derartigen Problemkreisen, und versehen Sie diese mit dem jeweils passenden Thema.

3. Gehen Sie die Situationen eines Themenkreises noch einmal durch. Ergänzen Sie

---
[3] Die Kontaktadresse ist: Stottererselbsthilfe e. V. Düsseldorf, Postfach 2141, 5657 Haan 2

die einzelnen Themenkreise, indem Sie weitere Situationen, die Ihnen einfallen, hinzufügen.
4. Versuchen Sie nun, die Situationen auf den Kärtchen, die zu einem Thema gehören, nach der Stärke der Angst zu ordnen. Stellen Sie sich intensiv vor, wie schlimm es für Sie wäre, diese Situation zu erleben. Sie können Punkte von 0 bis 100 vergeben, um die empfundene Angst einzuschätzen, wobei „0" völlige Angstfreiheit und „100" Panik bedeutet. 50 würde einer Angst entsprechen, die man gerade noch ertragen kann, Kennzeichnen Sie die Karten mit dem von Ihnen geschätzten Angstgrad.
5. Die nach Schweregrad geordneten Situationen eines jeden Themenkreises sind die sog. Stotterhierarchien. Überprüfen Sie noch einmal, ob die Reihenfolge stimmt. Jede Stotterhierarchie sollte aus 10–20 Situationen bestehen und mit der harmlosesten beginnen.
6. Nachdem Sie die Kärtchen in die endgültige Reihenfolge gebracht haben und somit eine oder mehrere Hierarchien erhalten haben, schreiben Sie bitte die Situationen jeder Hierarchie in der von Ihnen festgelegten Reihenfolge auf ein Stück Papier und numerieren Sie die Situationen der Reihe nach durch. Die Liste(n) ist (sind) für den Therapeuten bestimmt.

6.5 Das stotternde Kind in der logopädischen Praxis

6.5.1 Das Alter der physiologischen Iterationen

Manchmal bringen besorgte Eltern ihr erst zwei- bis vierjähriges Kind zu uns mit der Bitte, das „Stottern" zu behandeln. Die Sorgen der Eltern nehmen wir ernst. Wir beraten sie und klären sie auf, daß es sich in diesem Alter um physiologische Iterationen handelt. Der Erfolg der Beratung steht und fällt mit dem Vertrauen der Eltern in unsere Diagnose. Nicht umsonst wird vor der Gefahr des diagnosogenen Stotterns gewarnt. Die Eltern werden in zeitlichen Abständen immer wieder bestellt. Sie können sich jederzeit mit Fragen an uns wenden und erfahren dadurch auch eine Entlastung von der alleinigen Verantwortung der Sprech- und Sprachentwicklung ihres Kindes.

6.5.2 Elternberatung und Kindergruppe

Wenn das Stadium der physiologischen Iterationen schon im Übergangsstadium zu Balbuties ist, d. h. wenn das Kind schon tonisch mit Habituierungsmechanismen stottert, müssen wir unser Vorgehen modifizieren. Wir machen einleitend eine Videoaufnahme und beginnen mit einer umfassenden Elternberatung (s. Kap. 2.4). Die Elternberatung wird ergänzt durch eine Kindergruppentherapie, die folgendes beinhaltet:

– Sprach- und Sprechspiele
– Spielerisches Lernen von Sprechhilfen in Rollenspielen und im Spiel mit Handpuppen
– Spiele zum Zuhörenlernen
– Übungen zur Gestik, Pantomimenspiele
– Bewegungsspiele, rhythmische Spiele.

Diese Form der Therapie scheint uns für Vorschulkinder und auch Schulkinder der ersten Grundschuljahre geeignet. Das Stottern wird nicht thematisiert. In spielerischer Form soll die Sprechfreudigkeit gefördert und darüber hinaus auch weitere beim Kommunikationsprozeß wichtige Fähigkeiten geübt werden.

Die Kindergruppe erleichtert uns auch oft die Einsicht in die Eltern-Kind- oder Kind-Geschwister-Problematik. Wie sich ein Kind in der Gruppe verhält, wie es auf andere eingeht, ist eine wichtige zusätzliche Beobachtung, die uns in der Elternberatung hilft. In allen Fällen kindlichen Stotterns halten wir die Beratung und die „Behandlung" der Eltern für die vordringlichste therapeutische Aufgabe. Erst in zweiter Linie kommt die Therapie des Kindes. Beinahe ebenso wichtig ist ein Schulbesuch und das Gespräch mit den Lehrern unseres „Patienten". Wenn wir davon ausgehen, daß Stottern eine erlernte Kommunikationsstörung ist, so halten wir es gerade bei Kindern, bei denen dieser Lernprozeß noch im Gange und das Stottern noch nicht verfestigt ist, für unabdingbar notwendig, die Umwelt des Kindes auf solche Lernprozesse hin zu überprüfen und nach Möglichkeit zu verändern. Sicherlich ist es für stark stotternde Kinder notwendig, ihnen auch eine geeignete Umwelt zu schaffen. Durch den Besuch der Sprachheilschule wird die stigmatisierende Außenseiterposition in einer normalsprechenden Klasse vermieden. Die Klassen sind kleiner, das schulische Lernen ist mit der Therapie gekoppelt und auf das sprechgestörte Kind kann besser eingegangen werden.

Sollen wir, neben der Elternberatung, überhaupt das stotternde Kind behandeln? Die Frage ist oftmals schwer zu beantworten. Die Therapie kann unter Umständen mehr zerstören als verbessern, wenn sie einem Kind, dem die Sprechstörung noch gar nicht bewußt ist, und das ohne Leidensdruck unbefangen agiert, das Bewußtsein, „nicht richtig zu sprechen", erst vermittelt.

Daher vermeiden wir es, in seiner Anwesenheit mit den Eltern über die Problematik des Stotterns zu sprechen. Mit ihm sprechen wir das Thema dann an, wenn wir ganz sicher sind, daß es sich seiner Störung bewußt ist.

6.6 Die Behandlung des älteren Kindes

Ungefähr ab dem 10. Lebensjahr beginnen wir, zusätzlich zur Elternberatung, das Stottern „direkt" zu behandeln. Wir möchten anhand einer Fallbeschreibung die Behandlung eines stotternden Kindes genauer beschreiben.

6.6.1 Fallbeschreibung

Martin F., 12 Jahre, wird von seinen Eltern in unserer Ambulanz vorgestellt. Er stottert tonisch-klonisch. Die Symptome traten vor fünf Jahren auf, als Familie F. mit einer anderen Familie gemeinsam Urlaub machte. In der Feriengruppe befand sich ein gleichaltriger Junge, der stark stotterte. Als Martin auch Stottersymptome zeigte, beunruhigten sich die Eltern zunächst nicht, sondern nahmen an, er habe das eben abgeschaut, und es werde sich bestimmt bald von selber verlieren. Auch der Hausarzt bestätigte sie in dieser Meinung. Sie verbesserten Martin in dieser Zeit oft und hielten ihn an, sich doch etwas Mühe zu geben und ordentlich zu sprechen. Das hatte aber keinen Erfolg. In den letzten beiden Jahren verfestigte und verstärkte sich das Stottern und wurde für die Eltern eine echte Sorge. Seine Freizeit verbringt Martin mit seinen Freunden. Wir fragen, wie diese auf das Stottern reagieren. Die Anwort kommt prompt: „Gar nicht, da stottere ich ja nicht." Die stärksten Stottersymptome treten zu Hause auf, aber auch in der Schule ist das Sprechen nicht flüssig. Zudem bemerken die Eltern an Martin eine Tendenz, sich zunehmend zurückzuziehen. Er geht nicht mehr gerne einkaufen und meidet andere Erwachsene und Verwandte, wenn sie zu Hause zu Besuch sind.

Martin ist Einzelkind. Der Vater ist vielbeschäftigter Unternehmer, die Mutter ist Hausfrau. Martin ist ein guter Schüler. Deutsch und Sport sind seine Lieblingsfächer. Die Familie lebt in finanziellem Wohlstand. Martin hat einen Freundeskreis und ist dort gut integriert. Seine Entwicklung verlief normal. Er begann früh zu sprechen.

Die Eltern sind verzweifelt. Sie können sich beim besten Willen nicht erklären, warum gerade Martin stottert. Martin ist sich seines Stotterns bewußt. Er ist nicht zufrieden mit seinem Sprechen: „Ich gehe gern in die Schule und komme auch mit den Klassenkameraden gut aus. Zu Hause, wenn ich schnell etwas erzählen will oder auch so beim Abendessen, kriege ich manchmal fast nichts raus. Ich weiß auch nicht weshalb."

Während des Erstgesprächs und auch bei der Tonbandaufnahme, die wir gemeinsam machen, zeigt er eine mittlere tonisch-klonische Symptomatik. Das Lesen, auch das Reihen- und Nachsprechen, gelingt ihm fast symptomfrei. Das freie Sprechen macht größere Schwierigkeiten. Die Eltern, mit der Tonbandaufnahme konfrontiert, meinen, er spreche zu Hause oft bedeutend schlechter. Sie versprechen, zu Hause eine Tonbandaufnahme zu machen und diese mitzubringen. Martin bitten wir, zum nächsten Treffen Protokolle anzufertigen, in welchen Situationen das Stottern wie stark auftritt.

Wir telefonieren mit dem Klassenlehrer, der folgendes berichtet: Martins Schulleistungen sind gut. Er ist ein sensibles, phantasiebegabtes Kind und kann sich schriftlich sehr gewandt ausdrücken. Er hat einen guten Status in der Klasse, sein Stottern wird akzeptiert. Nach Wissen des Lehrers wurde Martin noch nie deshalb gehänselt, zumal ein noch sprechauffälligeres Kind zur Klasse gehört.

Bei Pausenaufsichten fiel ihm oftmals auf, daß Martin mit seinen Mitschülern ganz flüssig spricht. Aber wenn er im Unterricht aufgerufen wird, stottert er doch auffällig, auch beim Lesen. Er beteiligt sich kaum mehr aktiv am Unterricht und wirkt ängstlich, wenn er vor der Klasse sprechen soll. Im Kollegium wurde schon diskutiert, ob man Martin überhaupt noch aufrufen solle. Wir besprechen mit dem Lehrer, daß das keine gute Lösung sei. Der Junge soll ebenso wie seine Mitschüler behandelt werden. Die Lehrer sollen ruhig abwarten, bis Martin ausgeredet hat. Würde man ihm die Angstsituationen ersparen, so würden seine Ängste nur noch größer werden.

Zur nächsten Sitzung haben wir wieder die ganze Familie bestellt. Wir machen eine Videoaufnahme, die uns als Grundlage zur Elternberatung dienen soll. Wir haben Spiele bereitgestellt und bitten die Familie, wie zu Hause gemeinsam zu spielen. Wir filmen eine Sequenz von 40 min.

Beim Betrachten der Videoaufnahme fällt uns folgendes auf: Martin kann bestimmen, was gespielt wird. Die Eltern zeigen sich ihm gegenüber kooperativ. Die Atmosphäre ist auf den ersten Blick gelöst. Aber die Eltern kommunizieren nicht miteinander. Martin vermittelt zwischen den Eltern und zeigt dabei starke tonisch-klonische Symptome. Die Mutter lebt die tonischen Symptome förmlich mit. Wenn Martin den Atem preßt, verkrampft sie sich auch. Wenn er dann wieder flüssig sprechen kann, strahlen ihn beide Eltern befreit an. Während der Stotterblocks legt die Mutter häufig die Hand auf seinen Arm, wie um ihm weiterzuhelfen. Als sie miteinander das Spiel „Denk fix" spielen, fallen vom Vater häufig solche Ausdrücke wie: „Aber diese Frage solltest du doch beantworten können"; „Du geht doch jetzt schon auf das Gymnasium". Martin ist mehr dem Vater als der Mutter zugewandt. Er lächelt ihn häufig an, hat häufiger mit ihm Blickkontakt und freut sich sehr für ihn mit, als dieser das Spiel gewinnt. Als das Ende der Videoaufnahme angekündigt wird, sagt Martin: Schade, daß es schon zu Ende ist, wir spielen doch so selten miteinander", und blickt dabei den Vater an.

Zur nächsten Therapiesitzung werden die Eltern alleine bestellt. Wir haben uns für das Betrachten der Aufnahme 2 h Zeit genommen. Den Eltern selbst fällt schnell auf, daß sie Martins Stottern gar nicht übergehen und ignorieren, wie sie es ursprünglich angenommen hatten. Sie bemerken die eigene Verkrampfung und das nonverbale Eingehen auf jedes Stottersymptom. Ausführlich besprechen wir mit den Eltern, wie sie hilfreich auf Martins Stottern reagieren können und spielen es anschließend im Rollenspiel durch. Wir heben ihr kooperatives Verhalten positiv hervor.

Im weiteren Verlauf der Sitzung beginnen die Eltern, sich gegenseitig Vorwürfe zu machen. Herr F. tadelt seine Frau, sie sei allzu milde und verwöhne Martin, während Frau F. zurückgibt, er übe auf Martin Leistungsdruck aus, und gerade das sei Gift für ein stotterndes Kind. Wir lassen die Eltern eine Zeit lang ihre unterschiedlichen Erziehungseinstellungen miteinander diskutieren und sprechen dann vorsichtig die eheliche Situation an. Nach einer Pause berichten die Eltern zögernd von ehelichen Problemen, die jedoch keinerlei Einfluß auf das Stottern ihres Sohnes haben könnten, da sie sich darüber nie vor Martin auseinandersetzten. Sie seien schon in Anbetracht von Martins Sprechschwierigkeiten immer darauf bedacht gewesen, Streit vor ihm zu vermeiden und ihre Probleme unter sich auszumachen. Wir können anhand des Bandes ganz gut mit den Eltern erarbeiten, daß ihre Probleme vor Martin eben doch nicht geheimzuhalten sind. Die Mutter berichtet noch, wie schwierig es für sie sei, daß Martin sich mit zunehmendem Alter immer stärker am Vater orientiere, obwohl sie doch den ganzen Tag sich mit ihm befasse und viel mehr Mühe mit seiner Erziehung habe. Sie sei oft geradezu eifersüchtig, und auch jetzt mache es ihr Probleme, auf dem Band zu sehen, wie häufig Martin seinen Vater anlächele, und wie sie doch vergleichsweise zu kurz komme. Allmählich verstehen die Eltern, warum Martin im Gespräch mit ihnen und in der häuslichen Situation am stärksten stottert. Sie sind bereit, zur Klärung ihrer ehelichen Probleme, eine Eheberatungsstelle aufzusuchen und ernsthaft daran zu arbeiten. Sie sollten sich auch über die Erziehungsziele und ihr Erziehungsverhalten einig werden. Wir übernehmen die Therapie Martins, die uns notwendig erscheint, da es sich um eine verfestigte Stottersymptomatik mit Sekundärsymptomen handelt. Wir sammeln noch weitere Daten. Gemeinsam mit Martin werden die Protokolle ausgewertet, die sich im wesentlichen mit den Angaben der Eltern und des Lehrers decken. Danach erstellen wir die Sprechangsthierarchie. Wir werten die Tonband- und Videoaufnahme im Balbutiogramm aus. Im Kinder-Angst-Test (KAT) zeigt Martin keine auffälligen Werte.

Therapie

Wir beginnen die Therapie mit dem Entspannungstraining nach Fernau-Horn. Martin, der das Vertrauen in sein Sprechen verloren hat und beim Stottern seinen ganzen Körper verkrampft, soll zunächst ein Gefühl für eine entspannte Körperhaltung und Atmung erfahren. Nach jeder Entspannungssitzung unterhält sich die Therapeutin mit ihm. Martin berichtet von der Schule, von seinen Freunden, von seinen Freizeitaktivitäten und von den Situation zu Hause. Es gelingt, ein Vertrauensverhältnis herzustellen. Martin spricht auch oft über sein Stottern, das er als etwas völlig Unkontrollierbares und Rätselhaftes erlebt. Sein Sprechen in der Entspannungssituation wird auf Tonband aufgenommen und danach gemeinsam angehört. Es freut ihn, daß er da ganz flüssig und symptomfrei sprechen kann. Nach fünf Entspannungssitzungen besprechen wir mit Martin, daß wir uns nun dieses Stottern doch genauer ansehen wollen. Wir machen eine Videoaufnahme, bei der ein für Martin fremder Therapeut anwesend ist. Unter dieser Bedingung stottert Martin stärker. Gemeinsam analysieren wir danach die Aufnahme. Zuerst soll er die flüssigen Anteile seines Sprechens herausfinden, dann konzentrieren wir uns auf die Symptome. Schon nach wenigen Sitzungen kann Martin seine Eigendiagnose: „Ich stottere", sehr viel differenzierter ausdrücken: „Ich presse manchmal meinen Atem, dabei ziehe ich die Schultern hoch und verkrampfe meinen Oberkörper. Ich verkrampfe auch den Mundbereich und ziehe dabei noch die Augenbrauen hoch. Manchmal wiederhole ich Silben, stelle Wörter im Satz um und verwende oft das Wort „also", wenn ich Angst habe zu stottern. Zwischen Stotterblocks habe ich ein sehr hohes Sprechtempo." Es war für ihn ein Stück harte Arbeit, das Videoband so genau zu analysieren. In der Folgezeit übt die Therapeutin regelrecht mit Martin seine Stottersymptome, um seine Wahrnehmung zu verbessern. Es gelingt ihm relativ rasch, seine Symptome willentlich zu wiederholen. Zudem verliert das Stottern dabei einen Teil seiner Unberechenbarkeit. Danach beginnen wir, Sprechhilfen einzuüben. Mit Hilfe des Metronoms übt Martin ein langsameres Sprechtempo ein. Er kann auch bald in kurzen Rollenspielen, in denen sich die Therapeutin als ungeduldiger Gesprächspartner gebärdet, dieses ruhige Tempo beibehalten. Der nächste Lernschritt heißt Stoppen. Martin soll lernen, sobald er einen beginnenden Tonus erspürt, im Sprechen einzuhalten, die Schultern zu entspannen, auf eine „weiche", entspannte Mundmuskulatur zu achen und im weichen Stimmeinsatz weiterzusprechen.

Wir erlernen diese Sprechhilfe zunächst beim Lesen, dann beim Nachsprechen und gehen allmählich ins freie Sprechen über. Der Spiegel hilft, die Mitbewegungen und die Verkrampfung von Schultern und Mundmuskulatur zu kontrollieren. Er protokolliert die Sprechsituationen in der Schule, auch da zeigt sein Sprechen eine deutliche Verbesserung. Um die Sprechhilfen auf gefürchtete Situationen zu generalisieren und Sprechangst abzubauen, geht die Therapeutin mit Martin in die Stadt. Vor fremden Erwachsenen waren seine Sprechängste am größten. Wir fragen Fremde nach dem Weg, nach der Uhrzeit, holen beim Informationsstand Auskunft ein usw. Immer wenn seine Ängste so groß sind, daß er das Gefühl hat, sich auf die Sprechhilfen nicht mehr konzentrieren zu können, gibt Martin der Therapeutin ein Zeichen, die dann für ihn weiterspricht. Unter dieser erleichternden Bedingung gelingt Martin fast jedesmal ein symptomfreies und flüssiges Sprechen.

Er stellt sich selbst immer schwierigere Aufgaben, z. B. am Fahrkartenschalter in einer längeren Schlange anzustehen und eine Karte zu verlangen. Auch die Fortschritte in der Partnertherapie seiner Eltern zeigen sich allmählich in der häuslichen Situation. Die Eltern berichten, sie kämen wieder besser miteinander aus, sie seien nicht mehr so angespannt und könnten nun auch Unstimmigkeiten vor und mit Martin ansprechen. Die Atmosphäre sei echter geworden. Martin berichtet strahlend, sein Vater habe jetzt mehr Zeit für ihn, sie hätten jetzt einen Abend in der Woche zum Spielen eingeplant und auch am Wochenende sei der Vater mehr zu Hause. Er beteilige sich jetzt an den Unternehmungen, die Martin früher mit der Mutter allein vorbehalten waren.

Die Therapiesitzungen finden noch einmal monatlich im Sinne der Nachsorge statt. Martins Sprechen hat sich deutlich gebessert, das bestätigen seine Protokolle, auch die Lehrer und Eltern. Seine Sprechängste haben abgenommen, er beteiligt sich besser am Unterricht. Es gibt immer noch Situationen, in denen er stottert. Die starken Toni treten kaum mehr auf. Er sagt, es sei aber nicht mehr so bedrückend für ihn, da er ja wisse, worauf er achten muß und was er dagegen einsetzen kann.

Nach 35 Sitzungen beenden wir die Therapie. Vier Monate später sehen wir Martin mit seinen Eltern wieder. Die Katamnese zeigt, daß der Therapieerfolg im wesentlichen aufrechterhalten wurde.

Wie der Leser aus der dargestellten Fallbeschreibung entnehmen kann, bevorzugen wir bei der Behandlung des kindlichen Stotterns eine verhaltenstherapeutische Vorgehensweise. Wir beginnen mit der Symptomwahrnehmung, erlernen Sprechtechniken und suchen dann im nächsten Behandlungsteil, diese Sprechtechnik auf unterschiedliche Situationen anzuwenden. Hierbei gehen wir von der Verhaltensanalyse der Sekundärsymptomatik und der Sprechängste aus. Da sich Martins Sprechängste hauptsächlich auf Situationen mit Erwachsenen beschränkten, war unsere Methode der Wahl eine Sprechangstdesensibilisierung in vivo, wie man sie bei Wendlandt (1975) nachlesen kann. Bei Kindern, die wegen des Stotterns Schwierigkeiten mit Gleichaltrigen und mit ihrer peer group haben, führen wir gruppentherapeutisch Rollenspieltrainings durch. Hier spielen wir mit den Kindern und Jugendlichen soziale Konfliktsituationen unter Zuhilfenahme der vorher erlernten Sprechtechniken durch. Unser Lernziel ist der Abbau von Sprechängsten und gleichzeitig die Förderung sozialer Kompetenzen. Themen solcher Rollenspiele waren z. B.:

- eigene Bedürfnisse einbringen, sich in der Gruppe durchsetzen
- Wut und Aggression zeigen
- mit anderen kooperieren
- Freude zeigen, Lob austeilen usw.

Die Thematik der Rollenspiele ergibt sich aus den Verhaltensanalysen der teilnehmenden Kinder.
Es folgen noch einige Anmerkungen zum Thema Symptomwahrnehmung bei Kindern und Jugendlichen. Wie wir schon sagten, ist die Voraussetzung überhaupt das Störungsbewußtsein des Kindes. Die Vorgehensweise erfordert vom Therapeuten viel Fingerspitzengefühl und hängt auch von der Einstellung des Kindes zu seinem Sprechen, von seiner Angst vor dem Stottern und nicht zuletzt von seiner Beziehung zu uns ab. Wir müssen ganz genau überlegen, wieviel wir einem Kind zumuten dürfen, so daß die Konfrontation mit seinem Stottern für das Kind selbst verarbeitbar bleibt. Nur in wenigen Fällen, und hier ist die Falldarstellung von Martin F. nicht ganz typisch, können wir wie beim Erwachsenen von einer Videoaufnahme des freien Sprechens ausgehen und zunächst die flüssigen Teile seines Sprechens, dann die leichteren Symptome und schließlich die schweren Symptome miteinander erarbeiten. „Vorsichtiger" sind folgende Vorgehensweisen:

- Symptomwahrnehmung vor dem Spiegel
- Symptomwahrnehmung mit Tonband
- Symptomwahrnehmung beim freien Sprechen oder Lesen: Das Kind und der Therapeut nehmen für jedes wahrgenommene Symptom einen Chip; nach einer Sprechsequenz wird die Anzahl der Chips verglichen.

Es ist immer wieder notwendig, das Kind zunächst mit möglichst ungestörtem Sprechen zu konfrontieren und von weniger gestörten sprachlichen Modalitäten zu den stärker gestörten voranzugehen. Jede Symptomwahrnehmung sollte bei der Analyse der flüssigen Anteile des Sprechens ansetzen.
Es läßt sich im Fall von Martin F. nicht mehr rekonstruieren, welcher unserer therapeutischen Ansätze zur Bewältigung seines Stotterns am erfolgreichsten war. War es die Instruktion der Eltern und der Lehrer? Oder war für die glückliche Wende die Verbesserung der Beziehung seiner Eltern ausschlaggebend? Half ihm die Symptomwahrnehmung und das Sprechtraining mehr oder war es mehr der Angstabbau durch die Sprechangstdesensibilisierung? Überflüssig war sicher keine dieser Maßnahmen. Auch bei Kindern und Jugendlichen, die im Vergleich zu Erwachsenen eine relativ kurze „Stotterergeschichte" hinter sich haben, ist ein mehrdimensionales therapeutisches Vorgehen bei der Behandlung des Stotterns notwendig.

6.7 Zur Frage der medikamentösen Therapie beim Stottern

Obwohl in der modernen Therapie des Stotterns die psychotherapeutischen Verfahren – in der letzten Zeit die Methode nach van Riper und die Verhaltenstherapie – sowie Maßnahmen zur Förderung des flüssigen Sprechens im Vordergrund der logopädischen Bemühungen stehen, muß doch daran erinnert werden, daß immer auch medikamentöse, und sogar aktivere Applikationen zur Beseitigung der Stottersymptomatik angewendet wurden.
Nur ungern denkt man an den chirurgischen Eingriff, den in der Mitte des vergangenen Jahrhunderts ein vielgerühmter Chirurg namens Dieffenbach ausgeführt hat und dessen Spezifikum für Stotternde darin bestand, daß eine keilförmige Exzision an der Zunge vorgenommen wurde, die nach den ersten Berichten schlagartig das Stotterleiden beseitigt haben soll. Glücklicherweise ist diese schreckerregende Methode schnellstens wieder verlassen worden. Seitdem ist es auf der Seite der Chirurgen im Hinblick auf das

Stotterleiden endgültig still geworden. Um so heftiger kommen von Zeit zu Zeit Stimmen auf, die meinen, das Sprachleiden pharmazeutisch beeinflussen zu können.

Zweifellos können zur Behandlung der nervösen Grundbefindlichkeit milde hydrotherapeutische Maßnahmen empfohlen und durchgeführt werden. Darauf weist schon der erfahrene Phoniater Max Nadoleczny (1926) hin. Er verordnete bei Stotternden Abreibungen mit lauem oder zimmerwarmem Wasser und längere warme Bäder. Er empfahl gute Luft und Heilkurse, die möglichst in Ferienkolonien und Waldschulen durchgeführt werden sollten.

Stotternden Kindern verordnete er gerne Baldriantee und Erwachsenen gab er Brom. Diese und ähnliche sedierende Präparate sind auch später zur Dämpfungen der Übererregbarkeit eingesetzt worden. In jüngerer Zeit sind dies vor allem Tranquilizer, die bekanntlich in der Psychotherapie eine zunehmende Rolle spielen, während früher Barbiturate, etwa Lepinaletten, oder auch Kombinationspräparate, wie Neo-Secatropin, bevorzugt wurden.

In letzter Zeit hat ein Präparat im Zusammenhang mit dem Stottern von sich reden gemacht, das allgemein bei akuten und chronischen schizophrenen Psychosen, aber auch bei Manien und gerontopsychiatrischen Zustandsbildern Anwendung gefunden hatte. Bei Kindern war dieses Präparat bei Tics benutzt worden. Erstmals hat man 1962 davon berichtet, daß das Neuroleptikum *Haloperidol*, das als Haldol-Janssen im Handel ist, erfolgreich bei Stottern eingesetzt wurde. Diese Anfangserfolge sind dann durch andere Autoren bestätigt worden, so daß eine Zeit lang bei Stotterern das Präparat Haloperidol ambulant verabreicht wurde. Da die Nebenwirkungen nicht unbeträchtlich sind – Müdigkeit, erhöhte Schlafneigung, aber auch Nachlassen der Konzentrationsfähigkeit und sogar Auftreten von Unruhegefühl und Irritiertheit –, ist man gehalten, Haloperidol einschleichend und in kleinen Dosen zu geben (ca. 3mal täglich 5 Tropfen). Das Zielsymptom bei der Anwendung von Haloperidol ist sicher die Herabsetzung der motorischen Hyperaktivität. Nach den bis jetzt vorliegenden Erfahrungen kann man wohl davon ausgehen, daß auch dieses Präparat keine überzeugende „Heilwirkung" auf das Stottern hat.

Im Gegensatz zu manchen Ärzten sind wir der Meinung, daß man mit Medikamenten außerordentlich zurückhaltend sein sollte. Wohl ist es von Fall zu Fall und von Zeit zu Zeit einmal notwendig, bei einem besonders erregten und psychisch labilen Kind durch medikamentöse Gaben die logopädische Therapie zu unterstützen. Grundsätzlich aber sollten psychotherapeutische Betreuung und logopädische Übungsbehandlung Kern der Stotterertherapie bleiben.

6.8 Bibliographie

Brutten GJ, Shoemaker DJ (1971) A two-factor learning theory of stuttering. In: Travis LE (ed) Handbook of speech pathology and audiology. Prentice-Hall, Englewood Cliffs, New Jersey

Cherry C, Sayers B (1956) Experiment upon the total inhibition of stammering by external control, and some clinical results. J Psychosom Res 1:233–246

Ellis A (1977) Die rational emotive Therapie. Pfeifer, München

Fernau-Horn H (1973) Die Sprechneurosen. Hippokrates, Stuttgart

Fiedler PA, Standop R (1978) Stottern. Urban & Schwarzenberg, München

Hartlieb K (1969) Praktikum der Stimm- und Sprachheilkunde aus biokybernetischer Sicht. Reinhardt, München

Hood SB (Hrsg) (1978) An einen Stotterer. Stotterer-Selbsthilfe e. V. Düsseldorf, Postfach 2141, 5657 Haan 2

Meichenbaum D (1977) Cognitive-behavior modification. Plenum, New York

Minsel W-R (1974) Praxis der Gesprächspsychotherapie. Böhlau, Wien

Nadoleczny M (1926) Kurzes Lehrbuch der Sprach- und Stimmheilkunde. Vogel, Leipzig

Riper C van (1973) The treatment of stuttering. Prentice-Hall, Englewood Cliffs, New Jersey

Rogers CR (1951) Client-centered therapy. Houghton Mifflin, Boston

Schoenaker T (1978) Stottern: Theorie und Praxis. Z. Individualpsychol. 70–79. Reinhardt, München

Scholz H-J, Eckert R (1978) Sachwörterbuch: Stottern und Poltern. Fink, München
Schwartz M (1977) Stottern ist heilbar. Econ, Düsseldorf
Shames GH, Sherrick CE (1963) A discussion of nonfluency and stuttering as operant behavior. J Speech Hear Disord 28:3–18
Sheehan JG (1958) Conflict theory of stuttering. In: Eisenson J (ed) Stuttering: A symposium. Harper & Row, New York
Tausch R, Tausch A-M (1979) Gesprächspsychotherapie, 7. Aufl. Hogrefe, Göttingen
Wendlandt W (1975) Resozialisierung erwachsener Stotternder, 2. Aufl. Marhold, Berlin
Wendlandt W (1979) Verhaltenstherapeutisches Sprechtrainingsprogramm für Kinder und Jugendliche. Marhold, Berlin
Westrich E (1971) Der Stotterer. Psychologie und Therapie. Dürrsche Buchhandlung, Bonn
Wyatt GL (1973) Entwicklungsstörungen der Sprachbildung und ihre Behandlung. Hippokrates, Stuttgart

7 Aphasie und Dysarthrie

7.1 Aphasie

Auf einer West-Berliner Bühne ist vor kurzem das Schauspiel des amerikanischen Dramatikers Arthur Kopit „Schwingen" zur deutschen Erstaufführung gelangt. Dieses Stück hat für die Logopädie eine besondere Bedeutung. Kopit nämlich wurde von dem Schlaganfall seines Vaters so stark berührt, daß er nach gründlichen Recherchen in Kliniken und Rehabilitationseinrichtungen die Geschichte eines Schlaganfalls in dramatische Aktion versetzte. Betroffen wird eine ältere Frau, die früher einmal Sportfliegerin war. Die dramatischen Ereignisse spielen sich im Bewußtsein dieser Kranken wider.

Das Stück beginnt damit, daß die ehemalige Pilotin Emily friedlich in einem Sessel sitzt. Plötzlich geht die Lampe aus, das Ticken der Wanduhr hört auf, und nach diesen Warnsignalen mit Unterbrechungen der Seh- und Hörfähigkeit bricht die Katastrophe über die Patientin herein.
Der Dramatiker Kopit hat sich gut informiert. Er führt uns eine Aphasiepatientin vor, die nicht alles versteht, die ihre Äußerungen falsch ausdrückt, deren Wortreproduktionen verstümmelt sind – das Bild der Welt scheint aus den Fugen geraten. Die Wahrnehmungen stimmen nicht überein mit dem, was entäußert wird, der Zusammenhang der Sinne scheint auseinandergebrochen. Das Zeitgefühl, die Ortsbestimmung, das Denken und das Bewußtsein sind durch den Schlaganfall zerstört worden. Die Hirnläsion von Emily ist in der linken Hirnhälfte lokalisiert; das bewirkt, daß das Denk- und Sprechvermögen betroffen ist, so daß die Denkvorgänge nur eine mühsame sprachliche Ausdrucksgestaltung finden. Dagegen scheint die rechte Hirnhälfte unverletzt, denn Musik wird unverzerrt und als angenehm wahrgenommen.

Die Aufführung dieses Stückes bringt erstmals an die Öffentlichkeit, was im Fachschrifttum der Aphasiologie schon länger zu beobachten ist: eine Zunahme von Veröffentlichungen, d. h. ein verstärktes Interesse aber nicht nur an den pathologischen Vorgängen, sondern auch an den Möglichkeiten und Maßnahmen einer gezielten therapeutischen Einwirkung.

Was uns Kopit in einfacher, dem breiten Publikum verständlicher Form darstellt, das finden wir auch in Schilderungen von Schlaganfallpatienten, die ihre Empfindungen und Vorstellungen in Verbindung mit der Apoplexie aufschreiben, die berichten, wie sie mit ihren Depressionen fertig werden und wie sie allmählich die frühere Unabhängigkeit zurückgewinnen. Dabei darf nicht verschwiegen werden, daß ein nicht unerheblicher Teil der Apoplektiker niemals mehr die volle Gesundheit im Körperlichen oder Sprachlichen erreichen wird.

Nun ist der Schlaganfall keine moderne Krankheit. Er ist bereits in der frühen Medizingeschichte beschrieben worden, infolgedessen liegen auch die Wurzeln der Aphasiologie Hunderte von Jahren zurück. Allerdings hat erst im letzten Viertel des vergangenen 19. Jahrhunderts die neuere Aphasieforschung, vertreten durch Broca, Wernicke und Lichtheim, ihren Anfang genommen. Aber noch immer besteht eine Differenz zwischen dem, was man inzwischen über die ätiologischen und pathogenetischen Vorgänge bei Hirnfunktionsausfällen weiß, und den Chancen, diese zu beseitigen bzw. zu reduzieren.

Unter diesem Aspekt muß man wohl auch die leidige Tatsache sehen, daß die Logopäden sich verhältnismäßig spät, erst in jüngster Zeit, den therapeutischen Problemen bei den verschiedenen Formen der Aphasie zu-

Tabelle 12. Klassifikation und Benennung von Aphasien seit Wernicke. (Aus Peuser 1978)

Störungs-bereich	Wernicke 1886	Bay 1967	Gloning 1968	Goodglass 1972	Kleist 1934
Expressiv	Motorische: Kortikal- Subkortical- Transkortical-	Aphasie + Dysarthrie (=kortikale D.) (keine) Aphasie	Motorische Amnestische	Broca Anomische	Motorische 1. Laut- 2. Wort- 3. Namens- 4. Satzstummheit
Rezeptiv	Sensorische: Kortikal- Subkortikal- Transkortikal Leitungs-	Aphasie + Nosoagnosie, Euphorie	Sensorische Leitungs-	Wernicke Transkortikal-sensorische Conduction	Sensorische 1. Laut- 2. Wort- 3. Leitungs- 4. Satz- 5. Wortsinn-taubheit
Expressiv/ Rezeptiv			Globale	Globale	

gewandt haben. Zuvor blieb die Behandlung der kommunikationsbehinderten Aphasiepatienten – wenn wir von ganz wenigen Zentren sachgemäßer Betreuung absehen – meist dem Zufall überlassen. Es fanden sich bestenfalls die nächsten Kontaktpersonen bereit, eine Art Sprachtraining mit den betroffenen Aphasiekranken durchzuführen, oder man fand in der Nachbarschaft einen Lehrer oder Pfarrer, der bereit war, Übungsstunden mit dem plötzlich „Sprachlosgewordenen" abzuhalten.

So ist es auch zu erklären, daß ein beträchtlicher Teil der Publikationen über die Behandlung der Aphasie von Sprachbehindertenpädagogen geleistet wurde. Erst in unseren Tagen hat man an den Ausbildungsstätten für Logopädie die Notwendigkeit einer raschen und gezielten logopädischen Betreuung von Aphasikern erkannt. Demzufolge ist die Aphasiologie zu einem festen Bestandteil der Ausbildungspläne von Logopäden geworden.

Das bestimmt auch die zunehmende Neigung der Phoniater, diese Problematik zu bearbeiten, die früher fast ausschließlich in den Händen der Neurologen gelegen hat.

Hier bahnt sich die günstige Entwicklung an, daß ein Problem von vielen Seiten gesehen und bearbeitet wird. Man darf hoffen, daß sich zukünftig die Hilfen für Aphasiker rascher und intensiver anbieten.

7.1.1 Einteilung

Bei den Aphasien handelt es sich im Gegensatz zu den Dysarthrien, die man als motorische Sprechstörungen oder auch als Artikulationsstörungen bezeichnen kann, um Leistungsausfälle oder Reduzierungen im Sprach*system*. Eine Aphasie kann ausgelöst werden durch Gefäßprozesse, Tumoren, Hirntraumen, Enzephalitiden und hirnatrophische Vorgänge. Reine Formen der Aphasie findet man eigentlich nur bei den vaskulär bedingten Sprachausfällen, bei den übrigen haben sich die Symptome auch mit nichtsprachlichen Zeichen vermischt (Tabelle 12). So ist es nicht einfach, eine reine Form der Aphasie zu erkennen bzw. zu diagnostizieren.

Wir möchten uns bei den Modellen, die zwecks Einteilung vorgeschlagen wurden, auf einige wenige Beispiele beschränken.

Tabelle 12 (Fortsetzung)

Kreindler Fradis 1968	Lebrun	Leischner 1972	Luria 1964	Poeck 1975	Weisenburg McBride 1935
Motorische Amnestische	Motorische Agrammatische Amnestische	Motorische Motorisch-amnestische Amnestisch-motorische	Efferent-motorische Dynamische Afferent-motorische	Broca Amnestische	Expressive Amnestische
Sensorische	Sensorische Jargon Conduction	Sensorische Sensorisch-amnestische Amnestisch-sensorische Zentrale	Sensorische Semantische Akustisch-amnestische	Wernicke Leitungs-	Rezeptive
Gemischte Totale	Globale	Gemischte Totale		Globale	Gemischte

Leischner (1979), der sich in einer jüngsten Veröffentlichung eingehend und aus langjähriger Erfahrung mit den Aphasien auseinandersetzt, unterscheidet folgende Arten (Abb. 25):

1. Totalaphasie
2. gemischte Aphasie (Tabelle 13)
3. motorisch-amnestische Aphasie
4. sensorisch-amnestische Aphasie
5. motorische Aphasie
6. amnestische Aphasie
7. zentrale (Leitungs-) Aphasie
8. sensorische Aphasie
9. semantische Aphasie
10. Reste einer Aphasie
(Zur letzteren zählen nicht mehr sicher nachweisbare aphasische Symptome oder die völlig symptomverarmten Formen, bei denen eine Zuordnung zu einem bestimmten Typ nicht mehr möglich ist.)

Sehr verbreitet ist auch die Einteilung von *Wepman*, der eine expressive, rezeptive, expressiv-rezeptive und globale Aphasie neben Agnosien und Apraxien unterscheidet.

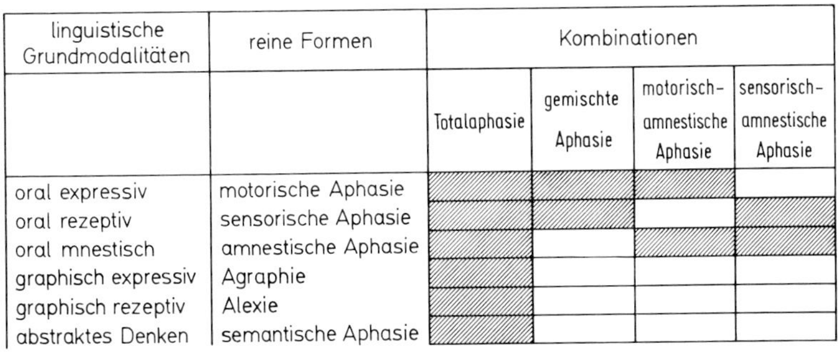

linguistische Grundmodalitäten	reine Formen	Kombinationen			
		Totalaphasie	gemischte Aphasie	motorisch-amnestische Aphasie	sensorisch-amnestische Aphasie
oral expressiv	motorische Aphasie				
oral rezeptiv	sensorische Aphasie				
oral mnestisch	amnestische Aphasie				
graphisch expressiv	Agraphie				
graphisch rezeptiv	Alexie				
abstraktes Denken	semantische Aphasie				

Abb. 25. Grundlagen der Einteilung der Aphasien. (Leischner 1979)

Tabelle 13. Unterscheidung zwischen Totalaphasie und gemischter Aphasie. (Aus Leischner 1979)

Fähigkeit	Totalaphasie	Gemischte Aphasie
Satzbildung	Unmöglich	Erste Ansätze einer Satzbildung, meist in Form einzelner Hauptwörter oder einzelner Tätigkeitswörter; letztere können aber noch nicht flektiert werden; daher Anbahnung eines Telegrammstiles
Sprachliche Aktivierung durch Vorsprechen alltäglicher unvollständiger Sätze	Können nicht vollendet, Wortpaare nicht ergänzt werden; sobald das gelingt, zeigt es die allmähliche Rückbildung in eine gemischte Aphasie an	Unvollständige Sätze werden ergänzt; Wortpaare können ergänzt werden; dabei können Paraphasien auftreten
Reihensprechen	Unmöglich oder schwer gestört	Teilweise gestört oder ungestört
Nachsprechen	Schwer gestört; gelingt höchstens bei kurzen Wörtern und dann meist paraphasisch	Mäßig gestört bis ungestört
Wortfindung	Meist hochgradig gestört	Mäßig gestört bis ungestört
Sprachverständnis	Sehr erheblich gestört	Noch gestört, aber für leichte Aufträge schon vorhanden
Schreiben	Schwere Agraphie	Im Spontanschreiben meist deutliche Störung der Satzbildung; beim Diktatschreiben meist Paragraphien
Lesen	Schwere Alexie	Häufig Paralexien und Störungen des Lesesinnverständnisses
Innere Sprache	Schwer gestört; Verbessern von Wörtern mit falscher Buchstabenstellung und Zusammensetzen von Wörtern aus ihren Buchstaben nicht möglich	Störungen im Verbessern von Wörtern mit falscher Buchstabenstellung und Zusammensetzen von Wörtern aus ihren Buchstaben können noch vorhanden sein, besonders bei abstrakten Wörtern
Reihenlegen	Bei der Buchstabenreihe gestört, bei der Zahlenreihe ungestört	Bei der Buchstabenreihe und bei der Zahlenreihe möglich

Noch kürzere Einteilungen sprechen von einer flüssigen oder nichtflüssigen Aphasie.

Eine pragmatische Einteilung, die auf die älteren Autoren zurückgreift, bieten Poeck und seine Mitarbeiter der Aachener Schule. Hier ist wie folgt gegliedert:

Amnestische Aphasie, bei welcher Wortfindungsstörungen und semantische Paraphasien im Vordergrund stehen. Damit in Verbindung kommt es bei der Formulierung von Äußerungen zu Ersatzstrategien, wenn einem das betreffende Wort nicht einfällt, was wiederum die Rede übermäßig auffüllt, andererseits aber informationsärmer macht. Das eigentliche Charakteristikum ist die Unfähigkeit, Dinge und Gegenstände benennen zu können.

Broca-Aphasie: Hier steht ein erheblich verlangsamter Sprachfluß bei äußerlich auffällig bemerkbarer Sprechanstrengung im Vordergrund. Die Artikulation ist unpräzise, sie erinnert an eine dysarthrische Sprechweise. Vor allem ist die Akzentuierung oder, pauschal ausgedrückt, die Prosodie gestört, während das Sprachverständnis nur mäßig beeinflußt ist. In stärker ausgeprägten Fällen finden wir einen Telegrammstil. Natürlich ist das Gespräch mit einem solchen Aphasiker außerordentlich langwierig und nur mit großer Geduld durchführbar. Man muß daran denken, daß die hochgradige Broca- bzw. motorische Aphasie differentialdiagnostisch kaum von der kortikalen Dysarthrie abgegrenzt werden kann, wo es im Extremfall auch zu einem völligen Nicht-mehr-sprechen-Können, d. h. Anarthrie kommt.

Wernicke-Aphasie: Hier finden wir den Sprachfluß intakt, das Sprachverständnis dafür eingeschränkt und somit die Kommunikationschancen reduziert. Es häufen sich phonematische und semantische Paraphasien, die sehr stark vom gewollten Wort abweichen und auch neue Wörter produzieren, sog. Neologismen. Die Amerikaner haben diese Art von Aphasie, die vom Zielwort stark abweicht, als „wild paraphasic misnaming" bezeichnet, im deutschen Sprachgebiet sagt man Jargon-Aphasie. Besonders auffallend ist die ungehemmte Sprachproduktion, die Logorrhöe. Von dieser Form ist differentialdiagnostisch abzugrenzen die Leitungsaphasie. Bei ihr stoßen wir bei gut erhaltenem Sprachverständnis auf Schwierigkeiten beim Nachsprechen, d. h. der Leitungsaphasiker spricht mit phonematischen Paraphasien.

Globale Aphasie: Die schwerste Form eines Sprachverlustes geht einher mit Sprachautomatismen oder sog. recurring utterances. Die Totalität des Ausfalls deutet darauf hin, daß es sich um eine Durchblutungsstörung im gesamten Versorgungsbereich der A. cerebri media handelt. Diese schwerste Form geht regelmäßig mit einer rechtsseitigen Hemiplegie, einer Halbseitenlähmung, einher, ebenso finden wir eine buccofaziale und Gliedmaßenapraxie.

Wenn wir einen Blick auf die *Ätiologie* der Aphasie werfen wollen, hilft uns eine statistische Aufstellung von Leischner weiter. Dieser Autor hat an einem größeren Krankengut ermittelt, daß es zum Sprachausfall kommt bei Hirngefäßerkrankungen in 73%, bei Hirnverletzungen, offen oder gedeckt, in 10%, bei Hirntumoren in 6,7%, bei Aneurysmen in ca. 3,9%, bei Hirn- oder Hirnhautblutungen ebenfalls in 3,9%; die übrigen Prozentzahlen machen Enzephalitiden, Hirnabszesse und Hirnatrophien aus. Zu betonen ist, daß infolge der Zunahme von Unfällen die Hirnverletzungen oft mit Sprachreduzierungen oder -ausfällen verbunden bei jüngeren Menschen zunehmen.

Es wurde erwähnt, daß bei der globalen oder totalen Aphasie auch eine teilweise oder völlige *Halbseitenlähmung*, eine *Hemiparese*, vorwiegend rechts auftritt. Diese Lähmung ist kaum zu übersehen und wird auch meist rechtzeitig krankengymnastisch oder ergotherapeutisch zusätzlich zur logopädischen Sprachtherapie behandelt. Aber wir müssen wissen, daß infolge der Hirnläsion, sei sie nun auf vaskuläre oder traumatische Weise entstanden, insgesamt die Sinnesorgane und kognitiven Leistungen, d. h. die geistigen Fähigkeiten, in Mitleidenschaft gezogen werden können. So kommt es zu Sehstörungen, einer *Hemianopsie*, die mit einer Einschränkung des seitlichen Gesichtsfeldes einhergeht und beim Lesen und Arbeiten, besonders auch im Straßenverkehr, recht hinderlich sein kann. Auf der betroffenen Körperhälfte können die Empfindungen reduziert oder ganz aufgehoben sein oder es kann eine extreme Kälteempfindlichkeit eintreten. Allgemein sind Energieverlust, rasche Ermüdbarkeit und Veränderungen der Persönlichkeit zu erwarten. Wir bemerken besonders am Anfang des Sprachausfalls eine depressive Stimmungslage und eine erhöhte Affektlabilität, die sich zur Weinerlichkeit ausarten und sogar eine echte Katastrophenreaktion hervorrufen kann.

Alle diese Bemerkungen deuten darauf hin, daß wir nicht den Ausfall isoliert betrachten dürfen, sondern die ganze Persönlichkeit in unsere therapeutische Betrachtungsweise und Zielsetzung einzufügen haben.

Dabei ist eine sehr wichtige Anmerkung zu machen. Bereits bei der Erhebung der Anamnese, die sich bei Aphasiepatienten als sehr schwierig erweisen kann und wo wir meist die Hilfe der nächsten Kontaktpersonen benötigen, müssen wir in Erfahrung bringen, wie sich unser Patient *vor* dem Schlaganfall oder *vor* dem Unfall sprachlich bewegt und auseinandergesetzt hat. Wir brauchen für unser therapeutisches Vorgehen die Einschätzung des *prämorbiden Sprachniveaus*. Von selbst sollte sich verstehen, daß bei einem zurückgezogen lebenden Menschen, der mit anderen kaum in Berührung kommt und wenig verbale Äußerungen in lauthafter oder schriftlicher Form von sich gibt, sprachtherapeutisch kein zu hoher Anspruch gestellt werden darf. Wir müssen die Kommunikation so gestalten, daß wir unsererseits keine Sprachbarrieren aufrichten. So sollte man bei der Wiedererziehung der Sprache bei einem Handwerker Vokabeln benutzen, die für seine Tätigkeit von Belang waren. Dagegen ist bei einem Intellektuellen das Sprachumfeld so weit abzustecken, daß wir mit den verschiedensten Modalitäten den versunkenen Wortschatz zu deblockieren vermögen.

7.1.2 Die Untersuchung des Aphasikers

Für die Einschätzung der Aphasie sind zahlreiche Verfahren entwickelt und angegeben worden (Abb. 26). Zum Einstieg bei der Klärung der Größe des Sprachverlustes genügt es zunächst, in Verbindung mit dem Erstinterview bestimmte sprachliche Verhaltensweisen nachzuprüfen:

Spontansprechen: Man beachtet die Deutlichkeit der Aussprache, die Präzision der Artikulation, den Rhythmus und die Melodie der Rede; diese nennt man die ektosemantischen Elemente des Sprechens oder „Prosodie". Bemerkenswert sind die Geschwindigkeit des Sprechens, die Pausengestaltung, die Wiederholung von Wörtern oder Silben, die Automatik immer wiederkehrender Äußerungen, Störungen beim Benennen von Gegenständen durch den Einsatz von Stellvertreterwörtern, phonematische Paraphasien, semantische Paraphasien und der Einbau von neuen Begriffen und Wortfolgen (Neologismus) oder die Veränderung im Satzbau durch Telegrammstil oder Dysgrammatismus.

Reihensprechen: Wir lassen die Wochentage, die Monate oder auch Zahlenreihen aufsagen.

Nachsprechen: Es kommt darauf an, ähnlich klingende Phoneme unterscheiden zu können. Das kann sich auf die Vokale beziehen, beispielsweise ü und i; es kann aber auch die verschiedenen Artikulationsorte bei der Bildung der Konsonanten b, d oder g betreffen. Praktisch ist es, die phonematischen Oppositionen der Wörter benennen zu lassen, wie „dir" und „Bier", „Maß" und „Moos" oder im Auslaut „Hand", „Hanf" und „Hans". Man soll auch Sätze nachsprechen lassen, was besonders schlecht bei der Leitungsaphasie gelingt.

Sprachverständnis: Bei diesen Prüfaufgaben soll festgestellt werden, ob der Patient unseren Aufforderungen Folge leistet. Nachprüfen sollte man einfache Aussagesätze, Fragesätze, kompliziertere Satzfolgen und Textzusammenhänge.

Benennen: Durch diesen Test ist die anamnestische Aphasie abzugrenzen, weil hier Fehlbenennungen häufiger vorkommen. Auch der motorische Aphasiker kann den Eindruck erwecken, daß er die Dinge und Gegenstände nicht benennen kann, aber das liegt hier mehr an der vergeblichen artikulatorischen Bemühung. Das Benennen kann sich auf Handlungen und Gegenstände beziehen, man kann Farben prüfen oder Bilder erklären lassen.
Diese Prüfungen können durch Differentialdiagnostika vervollständigt werden. Bewährt hat sich der Token-Test, weil er geeignet ist, aphasische von nicht-aphasischen Patienten zu unterscheiden. Man muß allerdings wissen, daß der Token-Test nicht nur das Sprachverständnis, sondern höhere Leistungen prüft, so daß man letztlich nur Hirn-

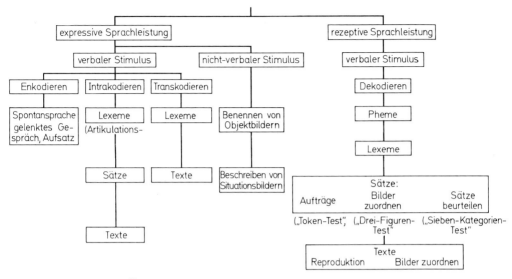

Abb. 26. Verfahren zur Überprüfung der Sprachleistung. (Peuser 1978)

geschädigte mit und ohne Aphasie voneinander trennen kann.

Für alle Testverfahren gilt, die adäquaten Reizwörter für die Patienten herauszufinden. Man muß auf dem prämorbiden sprachlichen Niveau mit dem Aphasiekranken kommunizieren.

Selbstverständlich sind auch die anderen Leistungen der Kulturtechniken mit zu untersuchen, d. h. Schreiben und Lesen. Eine gründliche Untersuchung darf ebensowenig versäumen, festzustellen, ob der Aphasiekranke imstande ist, seine Körperteile auf mündlichen Auftrag hin zu zeigen (Körperschema, Autotopagnosie). Hierher gehört die Fähigkeit, bedeutungstragende Gesten richtig auszuführen, wie z. B. Winken, Drohen, Hand an die Mütze legen und dgl. Die Apraxie, eine Störung eben dieser Fähigkeit, kann mit der Aphasie bzw. mit der Hemiplegie verbunden sein. Man muß auch jetzt daran denken, nur Handlungen ausführen zu lassen, mit denen der Apoplektiker oder Verunfallte früher vertraut gewesen ist, sei es in einem handwerklichen oder in einem intellektuellen Beruf.

Ergänzende Untersuchungsbefunde werden wir von den Neurologen erhalten, die uns über die Orientierungs- und Merkfähigkeit und das Urteilsvermögen des Patienten aufklären, d. h. wie weit und ob er imstande ist, Begriffe zu finden oder zu bilden.

7.1.3 Die Behandlung der Aphasie

Man kann von allen therapeutischen Ansätzen sagen, daß bisher noch keine Behandlungsmethode das Problem der Aphasiekranken zufriedenstellend gelöst hat. Auch hier gilt, was wir beim Patientengut in der Stimm- und Sprachheilkunde so oft feststellen können, daß es nicht vordringlich und nicht allein auf die Betreuung und Behandlung eines Defektes oder sprachlichen Ausfalls ankommt, sondern daß unsere „heilenden" Bemühungen sich in erster Linie auf den Patienten als Persönlichkeit erstrecken müssen.

Wir schließen uns amerikanischen Vorstellungen (Schuell 1975) über die Therapie von Aphasien an, wenn wir darin übereinstimmen, daß es nicht unsere Aufgabe ist, in didaktisch pädagogischer Weise Wörter oder Koartikulationen aussprechen zu lehren, sondern daß wir den Sprachprozeß im ganzen anregen müssen. Das bedeutet, nicht nur die verbalen, sondern auch die akustischen, optischen und taktilen verbliebenen Fähigkeiten aus dem Patienten herauszulocken. Das heißt aber auch, daß die Motivation des Patienten und seine Bereitschaft, an der sprachlichen Rehabilitation eigenverantwortlich teilzunehmen, von entscheidender Bedeutung ist. Die Vielfalt der vorgeschlagenen Behandlungsmethoden läßt erkennen, daß es nicht in erster Linie auf die Methode, sondern auf den Therapeuten und seine Beziehung zu dem Aphasiepatienten ankommt. Wir sollten von vornherein im Gespräch mit den Angehörigen und auch dem Patienten gegenüber Nüchternheit in der Voraussage der sprachlichen Erfolge walten lassen. Es wäre unsinnig, unser therapeutisches Ziel zu hoch zu stecken. Wir müssen in jedem Fall damit rechnen, daß ein geringer Sprachdefekt auch künftig bestehen bleiben wird.

Leben nach dem Schlaganfall
Es soll hier nicht auf die Möglichkeiten der Medizin, bei akuten oder chronischen zerebrovaskulären Insuffizienzen auf operative oder medikamentöse Weise helfen zu können, hingewiesen werden. Diese Fragen lassen sich nur nach gründlicher Untersuchung und Einschätzung des einzelnen Kranken klären. Unsere Aufmerksamkeit richtet sich aber unabhängig von den noch bestehenden Chancen, etwa bei Sklerosierung der Hirnarterien oder verengtem Lumen der A. carotis, auf die nicht unwichtigen und zuweilen vernachlässigten soziotherapeutischen Aktivitäten. Anders gewendet bedeutet das, den Aphasiekranken von Beginn der ersten Behandlungssitzung an darauf einzustellen, daß er früher oder später unabhängig von seinem Therapeuten imstande sein sollte, die normalen Erfordernisse des Alltags selbst wieder in den Griff zu bekommen. Aus diesem Grunde ist auch die Einzelbehandlung möglichst bald in eine Gruppenbehandlung zu überführen, die dazu befähigen soll, daß die Aphasiekranken später in einem Verein oder Klub kommunikativ tätig werden können. Natürlich benötigen wir für diese Aufgabe die intensive Mitarbeit der Angehörigen. Wir müssen von Anbeginn an viel Aufklärungsarbeit bei den Ehepartnern bzw. den anderen Kontaktpersonen leisten. Man muß sich immer wieder vergegenwärtigen, was für ein dramatisches Geschehen der plötzliche Sprachverlust für die Umgebung bedeutet. Wir müssen unsere Beratung in zweierlei Richtung vornehmen. Zunächst, indem wir auf die Grenzen der Behandlungsmöglichkeiten hinweisen, und dann indem wir den Betroffenen die Chancen einer neuen Kommunikation bieten. Dies ist im wirklichen Sinne des Wortes Rehabilitation, weil es dem Aphasiepatienten das soziale Umfeld erneut eröffnet. Wir können bei ihm aggressive Tendenzen abbauen und einer möglichen Krise entgegenwirken und vorbeugen.
Bei vielen Aphasikern spielen die Ehepartner nach der Erkrankung eine andere Rolle. Dies kann in falsche Bahnen führen. Eine zu intensive emotionale Hinwendung zum Kranken kann ihn von der noch möglichen Übernahme einer Eigenverantwortung und eigenen Aufgaben fernhalten. Auf diese Weise würde er nur noch unmündiger werden, als ihn die Krankheit bereits gemacht hat. Auf der anderen Seite – und das ist gar nicht so selten – ist der Schock, einen früher vielleicht dominanten Ehepartner zu verlieren, so stark, daß die gefühlsmäßige Bindung gänzlich abbricht, daß man sich abwendet von dem vorher bewunderten Partner, ihn allein und isoliert läßt und ihm keine Chance gibt, sich auf ein zwar eingeschränktes, aber doch erträgliches Lebensniveau einzustellen. Unsere Lehrbücher über die Aphasie und die Beiträge in den Fachzeitschriften vernachlässigen diese soziale Arbeit an und mit Aphasiepatienten. Dabei ist die Lösung dieses Problems sicher von gleicher Dringlichkeit und Bedeutung wie der Wiederaufbau der Sprache, die ergotherapeutischen oder krankengymnastischen Maßnahmen und die medikamentöse Unterstützung von seiten des behandelnden Hausarztes.
Leischner hat hochgerechnet, daß wir in der Bundesrepublik ca. 10.000 Aphasiker haben.

Dabei bezog er sich nur auf die erwachsenen Aphasiker; die Jungendlichen, traumatisch bedingten, hat er nicht mit einbezogen. Aber bereits diese Zahl zeigt, daß wir noch zu wenig Behandlungsmöglichkeiten haben, d. h. daß der Großteil der Patienten nach der akut medizinischen Versorgung im Krankenhaus ohne weitere, rehabilitative Nachbehandlung bleibt. Möglicherweise müssen wir von der Seite der Logopäden aus bei dieser großen Anzahl von Aphasikern Kompromisse schließen. Wir werden nicht jeden Fall, insbesondere die leichteren, intensiv behandeln können, aber es bietet sich an, wie auch in der Stimmtherapie und bei den Redeflußstörungen, eine Intervallbehandlung vorzunehmen. Das würde bedeuten, von vornherein eine Behandlungsperiode von der Dauer eines Vierteljahres festzulegen und danach eine Therapiepause einzuschieben. Ohne Zweifel ist bei der Aphasie, wie allgemein bei der Behandlung von Kommunikationsstörungen, eine konzentrierte Therapie vorteilhafter als eine protrahierte, nur ein- oder zweimal in der Woche durchgeführte Behandlung. Aus diesem Grunde sollte man für die Erstbehandlung eine kurmäßige Betreuung anstreben. Das hat nicht nur den Vorteil, daß der Patient den ganzen Tag über beobachtet, versorgt und behandelt werden kann, sondern daß das Therapeutenteam in ständigem Kontakt bleibt, so daß der Phoniater, Neurologe, Psychologe, Linguist und Logopäde die Fortschritte oder auch das Sistieren der Sprachanbahnung problematisieren und möglicherweise korrigieren können. Häufig hat man sich auch über den Verlauf der Aphasien Gedanken gemacht. Jeder erfahrene Sprachtherapeut bemerkt, daß sich Aphasien spontan zurückbilden. Es ist jedoch schwierig, über die spontane Remission wissenschaftlich ermittelte Daten zu erhalten. Dies läßt sich dadurch erklären, daß ein Teil der Aphasiker stationär behandelt wird, aber ein weit größerer Teil nach der anfänglich medizinischen, medikamentösen und krankengymnastischen Betreuung wieder entlassen wird und dann meist der weiteren Kontrolle, insbesondere auch logopädischen Untersuchungen, nicht mehr zur Verfügung steht.

Leischner (1979) hat erkannt, daß diese Rückbildungsvorgänge mit einem Syndromwandel einhergehen können, der dann fast immer eine deutliche Besserung anzeigt. Interessant ist nach den neuesten Beobachtungen, daß die Therapieerfolge bei den „nichtflüssigen" Aphasien besser sind als bei den „flüssigen". Bei der letzten Gruppe ließ besonders die Besserung des Sprachverständnisses zu wünschen übrig. Wie dem auch sei, wir werden aus verständlichen Gründen nicht umhin können, die uns überwiesenen Aphasien zu behandeln und wir können es uns schwerlich erlauben, eine unbehandelte Aphasikergruppe mit einer behandelten zu vergleichen.

Leischner, der viele Erfahrungen bei der Behandlung stationärer Aphasien gesammelt hat, faßte die Ursachen für ein unbefriedigendes Behandlungsergebnis wie folgt zusammen:

1. Progredienz einer Hirngefäßerkrankung
2. Persönlichkeitsveränderungen bei schweren Hirntraumen
3. zusätzliche organische Erkrankungen, besonders des Herz- und Gefäßsystems
4. mangelnde Behandlungsbereitschaft von seiten des Kranken oder seiner Angehörigen
5. ungenügende Dauer der Behandlung.

Aber auch er geht in seiner Schlußbetrachtung davon aus, daß die Mehrzahl der Aphasiekranken nicht nur behandlungsfähig und -würdig, sondern auch behandlungserfolgreich sind.

7.1.4 Ein Fall von Aphasie bei einem Kind

Meine erste Begegnung mit Thomas (12 Jahre) werde ich so leicht nicht vergessen. Als ich in das Krankenzimmer komme, versucht er den Kopf zu wenden, aber es gelingt ihm nicht. Auf meinen Gruß hin ist nur ein unartikuliertes Lautgebilde zu hören. Die linke Hand scheint sehr verkrampft zu sein. Aus den Mundwinkeln fließt Speichel. Die Frage nach seinem Namen beantwortet er mit einem nein-ähnlichen Laut. Neben dem Bett steht die Mutter, die mir sofort einige Erläuterungen geben will. Ich bitte sie, sich noch ein wenig zu gedulden. Ich versuche noch einmal, Thomas einen gezielten Laut zu entlocken, indem ich ihm „Mama" vorsage, aber es will ihm nicht gelingen, er begnügt sich mit seinem „nein". Ähnlich geht es mit dem Wort „Papa". Nachdem er auf „Buch", „Ball" und „Baum" auch nicht reagiert, verabschiede ich mich von ihm und kündige meinen Besuch für den nächsten Tag an.

Von der Mutter, die ich aus dem Zimmer gebeten habe, erfahre ich einiges zur Vorgeschichte. Bis vor zwei Monaten – damals sei der Junge von einem Lkw überfahren worden – habe er mit einigem Erfolg eine Sonderschule für Lernbehinderte besucht. Diese Schule besuche er seit drei Jahren. Nach dem Unfall war er ins Unfallkrankenhaus gekommen und dort einige Tage bewußtlos gelegen; vor wenigen Tagen wurde er in die Kinderklinik seiner Heimatstadt verlegt. Die Ärzte machten der Mutter wenig Hoffnung, sie wollten den Jungen als lebenslänglichen Pflegefall nach Hause geben. Nur durch das energische Bemühen der Mutter sei der Junge zu uns gekommen. Der Unfall und seine Folgen sind für sie ein großer Rückschlag. Nachdem der Junge nämlich aus familiären Gründen längere Zeit in einem Heim gelebt hatte, sei er in der Sonderschule „aufgeblüht" und die Mutter hätte Hoffnungen geschöpft.

Auf die bange Frage, was denn nun werden soll, wie es weitergehen wird, kann ich nur um Geduld für die nächsten Wochen bitten. Die Mutter bietet alle denkbare Hilfe an, um dem Sohn weiterzuhelfen. Sie will täglich kommen und sich seiner annehmen, weil sie meint, die Pflegekräfte müßten entlastet werden und sie habe doch Zeit, diese Arbeit zu übernehmen. Dazu muß gesagt werden, daß der Junge weder Stuhl noch Urin halten kann. Am nächsten Tag versuche ich Thomas dazu zu bringen, daß er seine Lippen gezielt bewegt. Doch weder ein m noch ein mu noch ein ma will er nachahmen. Nach einigen mühsamen Versuchen verfällt er wieder in sein „nein". Diese Bemühungen dauern drei Tage. Wahrscheinlich fällt es dem Jungen schwer, sich an die neue Umgebung zu gewöhnen. Die Mutter ist für ihn das einzig Vertraute. Von ihr läßt er sich auch ohne Gegenwehr füttern, denn einen Löffel oder eine Gabel kann er noch nicht allein halten. Am 4. Tag versuche ich es mit Summübungen; das scheint ihm zu gefallen, denn zum ersten Mall summt er mit und fällt nicht in das bekannte „nein".

Neben der logopädischen Behandlung wird der Junge am Tag zweimal krankengymnastisch nach der Methode Bobath behandelt. Das ist für ihn eine echte Anstrengung. Die Mutter und auch die Krankengymnastin berichten, daß er sich sehr gegen diese Behandlung wehrt und dabei auch weint. Nach der Behandlung ist er sehr müde. Ich muß den Tagesplan ändern, weil es keinen Sinn hat, unmittelbar nach der Krankengymnastik noch logopädische Übungen zu machen. Auf den Bilder-Brockhaus hat er zu Beginn der 2. Woche noch nicht reagiert. Die Krankengymnastin gibt den Tip, Thomas könnte vielleicht auf dem Bauch liegend lesen. Ich nehme die Anregung auf und habe einige Anzeigen von gängigen Gebrauchsartikeln herausgesucht, die nicht nur bildlich, sondern auch textlich dargestellt sind. Ich lese die Texte vor. Thomas reagiert nicht. Nun lese ich das Gleiche noch einmal vor, vertausche aber das entscheidende Wort, indem ich in der Seifen-Anzeige beispielsweise von Kaffee spreche und in einer Kaffee-Anzeige von einem Auto. Während dieser Übung liegt Thomas wie vorgeschlagen auf dem Bauch und stützt sich auf seine Arme. Bei den Falschlesungen sagt er plötzlich mehrmals hintereinander „nein". Doch ist dies noch kein sicherer Hinweis darauf, ob er noch lesen kann oder ob sich sein „nein" nur auf die Abbildung bezieht. Diese Übungen setze ich einige Tage fort und verbinde sie mit Summ- und Tongebungsübungen. (Bei Frau Braun in der Rheinischen Landesklinik für Sprachgestörte in Bonn hatte ich bei einer Hospitation gelernt, daß der Therapeut die Übungssitzung immer mit einem positiven Erlebnis für den Patienten abschließen müsse.)

In den ersten Wochen will mir das nicht gelingen. Ich versuche deshalb, besonders fröhlich zu sein und ihm auch den einen oder anderen kleinen Scherz zu erzählen, was er augenscheinlich wahrnimmt.

In der dritten Woche kommt es zu einem langen Gespräch mit der Mutter. Sie erkennt den Einsatz der Krankengymnastin an, und hat auch den Eindruck, daß der Junge sich inzwischen besser eingelebt habe. Aber daß die krankengymnastische Behandlung so hart sein muß, das will sie nicht verstehen. Ich verweise sie deshalb an die Krankengymnastin. Mir ist wichtig, die noch immer sehr verzweifelte Mutter zur Mitarbeit zu gewinnen, die dem Jungen dienlich ist. Es kann nicht dabei bleiben, daß sie beinahe jeden Tag klagt, wie schlecht es um ihn stehe. Sie soll und muß lernen, den Jungen bei seinen kleinen Erfolgen, die er täglich hat, zu stützen und zu ermutigen. Ich erkläre ihr, daß der hilfreiche Satz für Thomas lautet: „Du kannst schon wieder ein bißchen mehr . . .", und danach sollte sie ihm das sagen, was sie gerade hervorheben will. Bisher hat sie ihn immer, wenn er sich irgendwie bewegen oder äußern sollte, mit der Bemerkung: „Das geht doch nicht, das darfst du nicht!" eingeschränkt. Wenn sie Zweifel an der Behandlung habe, solle sie uns das unter vier Augen sagen, aber nicht, wenn Thomas dabei ist. Gerade in den letzten Tagen hatte sie am Krankenbett einige Zweifel geäußert. Dem hält sie entgegen, daß sie nur den Jungen habe, auf den sie sich ganz eingestellt hat, nur für ihn lebe sie. Obgleich ich innerlich diese Haltung verstehen kann, muß ich die Mutter um etwas mehr einsichtsvolle Härte bitten. Sie will es versuchen.

Das Pflegepersonal hat unterdessen Unterweisung in Eßtherapie bekommen, morgens und abends übernehmen Schwestern das Füttern, mittags die Mutter.

In der 9. Woche hat sich der Allgemeinzustand gebessert. Thomas kann inzwischen tagsüber im Rollstuhl sitzen, er ist also nicht mehr ausschließlich ans Bett gefesselt. Das Nachsprechen von Sätzen aus dem Alltagsleben gelingt. Auch Dritte können das Nachgesprochene klar verstehen. Nur spontan spricht Thomas so gut wie nichts. Wenn er etwas haben will, stößt er „höh" aus, für die Mutter ein Signal, so lange zu fragen, bis sie weiß, was er will. Meist geht es um Süßigkeiten, die sie in großen Mengen mitbringt. Auf dem Schoß hält er Zeitschriften, die er allein umblättert und es macht den Eindruck, als lese er wenigstens die Bildunterschriften.

7.1.4.1 Exkurs

Was ein Logopäde im einzelnen mit einem Aphasiker macht, ist für einen Dritten wenig ersichtlich, weil es gerade in der Anfangsphase der Behandlung stört, wenn noch jemand zuhört oder zusieht. Schon die stumme Anwesenheit kann den Patienten ablenken. Folglich ist es nicht einfach, den anderen Mitarbeitern der Klinik zu erklären, wie weit die sprachlichen Fortschritte des Patienten vorangekommen sind. Die mitbehandelnden Krankengymnasten und Beschäftigungstherapeuten haben es den Logopäden gegenüber um einiges leichter, ihre Behandlungserfolge zu zeigen.

Wenn ich daran denke, wie unbeweglich Thomas war, als er zu uns kam: er konnte den Kopf nicht gezielt bewegen, noch ihn halten, auch an selbständiges Sitzen war nicht zu denken. Nun nach 9 Wochen wendet er den Kopf, er kann ihn zeitweise schon wieder gerade halten und sitzt für jedermann sichtbar in seinem Rollstuhl. Daß er ihn noch nicht allein verlassen kann, ist weniger wichtig. Diese Fortschritte sieht jeder auf der Station. Die Schwester, der Arzt und natürlich auch die Besucher. Ich habe sogar den Eindruck, daß Thomas selbst ein bißchen stolz ist, wieder so weit zu sein. Dagegen lassen sich die sprachlichen Fortschritte nicht spektakulär vorzeigen, er verharrt bei seinem „höh". Das habe ich aber nicht nur bei Thomas erlebt, auch bei anderen Aphasiepatienten erging es mir ähnlich.

In der Übungsphase haben die Patienten gut mitgearbeitet, sie bilden einzelne Laute, vollenden kleine Sätze, und sprechen ganze Sätze nach. Einem Dritten kann man das nur selten vorweisen. Warum? Die Patienten haben sich an unsere Art der Ansprache gewöhnt, d. h. sie haben sich darauf eingestellt. Wir wiederum haben uns auf sie eingehört, wir können verstehen, was sie uns mitteilen wollen. In der Stationsbesprechung sprechen alle von den sichtbaren Erfolgen. Nur am Sprachlichen scheint es noch zu hapern, wird allgemein festgestellt. Wir können dann nur entgegnen, daß Spontan- und Übungsphase nicht miteinander vergleichbar sind. Es ist auch leichter, wiedergewonnene Bewegung zu demonstrieren, als sich mühsam sprachlich mitzuteilen. Der Patient weiß, daß er sich blamieren kann, weil er noch unsicher in der Sprachanwendung ist. In der Übungsphase verlangen wir vom Patienten Sprache unter Schonbedingungen. Wir bemühen uns, jegliche Störung und Ablenkung fernzuhalten. Dagegen ist die sprachliche Beanspruchung bei einer Visite eher einer Prüfungssituation gleichzusetzen, wenn man es aus der Sicht des Patienten nimmt. In der Übungsphase nehmen wir manchmal Reaktionen des Patienten wahr, die Dritte gar nicht als eine Reaktion einstufen würden, und wir „hören" auch manchmal etwas, was sich für Dritte recht unverständlich darstellt. So wird es ungläubig aufgenommen, wenn ich von einem Patienten berichte, daß er auf mündliche Aufforderung mir eine Gabel, einen Löffel, ein Buch zeigt bzw. gibt, während die Schwestern beim Füttern diese Erfahrung nicht machen konnten. Diese „Zweifel" an den logopädischen Fortschritten muß der Logopäde in der Anfangsphase der Behandlung ertragen lernen.

Doch zurück zu Thomas. Er hat in der 9. Woche eine elektrische Schreibmaschine bekommen, auf der er von sich aus die ersten Schreibversuche macht. Ich gebe ihm einen kleinen Text zum Abschreiben, und er bemüht sich, das gut zu machen. In den ersten Tagen muß er sich noch an die Technik gewöhnen. In der 10. Woche schreibt er erste kleine Nachrichten von sich aus nieder.

Inzwischen haben sich einige Schwestern beschwert, daß für den Jungen zu wenig getan werde. Sie vertreten in den Stationsbesprechungen die Meinung, der Junge habe Zeit genug und dürfe nicht so nutzlos seinen Tag verbringen. Das führt zu einer längeren Aussprache. Bisher war durch den nicht sehr guten körperlichen Zustand an weitere Behandlungen nicht zu denken, zumal Thomas sich Anstrengungen geistiger Art gern entzog. Ein Psychologe wird hinzugezogen, der erklärt, bei Thomas sei mit emotionaler Wärme und Hinwendung viel zu erreichen, er lasse sich dann auch zu Leistungen bewegen.

Das Ergebnis der Stationsbesprechung ist, daß alle, die mit Thomas zu tun haben, sich noch intensiver um sein Verständnis bemühen und daß sie versuchen, ernsthaft mit ihm zu rechnen. Inzwischen ist eindeutig erwiesen, daß Thomas lesen kann. Er hat zu verstehen gegeben, daß er weitere Asterix-Hefte haben möchte. Seine Schullehrer besuchen ihn in der 11. Woche, was bei ihm große Freude auslöst. Sie bringen einen Brief seiner Klasse mit, den er gleich beantworten will. Wir setzen gemeinsam einen Brief auf, den er mit der Maschine abschreibt. Die Lehrer sagen uns zu, daß sie uns über den Lehrplan der Klasse informieren wollen, damit wir wissen, welche Fortschritte inzwischen in der Schule gemacht wurden. Thomas bemüht sich unterdessen stärker sprachlich, mit richtigen Wortäußerungen Kontakt aufzunehmen. Meist sind es nur Zwei-Wort-Sätze. Er wendet sich an Mitpatienten und ihm fremde Menschen und erfährt beglückt, daß er Echo auslöst.

Ab der 16. Woche teile ich mit einer Kollegin die Behandlung und so ist es möglich, Thomas zweimal täglich zu behandeln. Er gewinnt bald lebhaftes Zutrauen zu der Kollegin.

Es ergibt sich, daß ein 11jähriger Bluterpatient zu Thomas ins Zimmer gelegt wird. Dies wirkt wie ein Wunder, denn Uwe begnügt sich nicht mit dem brockenhaften Sprechen, mit dem sich die Erwachsenen zufriedengeben. Er nimmt keine Rücksicht und reagiert einfach nicht, wenn Thomas undeutlich oder unverständlich spricht. Thomas bemüht sich plötzlich um eine deutliche Sprache, allerdings zunächst nur bei Uwe. Die Beweglichkeit der Hände ist besser geworden und erste Malversuche werden gemacht.

Manche Konsonantenverbindungen, wie pl – pr und br – kr und kn, machen noch Schwierigkeiten. Dafür hat Thomas aber einen entscheidenden Fortschritt gemacht, denn er kann wieder alleine gehen, auch wenn er sich noch des Geländers bedienen muß. Allerdings können die Schuhe noch nicht selber gebunden werden.

Kleine Diktate in die Schreibmaschine gelingen in der 18. Woche, die Fehlerquote ist nicht sehr hoch. Da die Jungen einen Fernseher im Zimmer haben, ist es möglich, sich über Sendungen am Vortag berichten zu lassen. Er gibt Kurzberichte im Telegrammstil. Bei Nachfragen wird in vollständigen Sätzen geantwortet.

Die Logopädin hat den Eindruck, daß Thomas ungern viel tut, daß er aber bei Aufforderung oder Nachfassen zu Leistungen anzuspornen ist, allerdings in Grenzen. Ähnliche Klagen kommen von der Krankengymnastik. Die Übungen für den Alltag, die in der Beschäftigungstherapie mit Thomas erarbeitet werden, finden bei ihm wenig Gegenliebe. Ihm will gar nicht gefallen, daß er sich allein anziehen, die Schuhe binden, das Hemd richtig knöpfen soll. Nur zu gern läßt er sich von anderen helfen. Leider findet er auch immer wieder mal einen „Dummen", der dem „armen" Jungen hilft. Bei Uwe allerdings beißt er auf Granit. Der lacht nur, wenn Thomas halb angezogen aus dem Zimmer gehen will. Und je mehr er lacht, um so ärgerlicher reagiert Thomas. Er beginnt sogar einige Flüche anzuwenden.

Nach den Weihnachtsferien – er war 14 Tage zu Hause und wir schreiben insgesamt die 27. Woche – fällt es uns allen besonders schwer, Thomas aus seinem Phlegma herauszulösen. Er regrediert ins kindliche Sprechen, verweigert eigenständiges Anziehen, Rechnen lehnt er ganz ab, Krankengymnastik sei sowieso überflüssig. Er wolle seine Ruhe haben. Nur unter großen Mühen läßt er sich wieder in den Klinikalltag eingliedern. Die Ferien haben ihm anscheinend Annehmlichkeiten gebracht, die er gern beibehalten möchte. Aber wir dürfen die Verwöhnung von seiten der Mutter nicht übernehmen.

Er versucht sogar, sich den Behandlungen zu entziehen, indem er sich bei anderen Mitpatienten im Zimmer „versteckt" hält. Dort kann er Späße machen, über die gelacht wird, ohne daß er sich sonderlich anstrengen muß. Obgleich seine Sprechweise verlangsamt ist, bleibt er in Streitgesprächen keine Antwort schuldig. Er ist nun so weit, daß er sprachlich provozieren möchte und ist sichtlich enttäuscht, wenn ihm das nicht gelingt.

Unter diesen Umständen ist ein systematisches Arbeiten nicht einfach, dennoch kommen wir so weit, daß er schriftlich Aktivsätze, wenn auch murrend, ins Passiv umwandelt. Wir können mit ihm Oberbegriffe bilden, eine Aufgabe, die lange Zeit Schwierigkeiten bereitet hatte.

Das Umwandeln von Sätzen aus der Gegenwart in die Zukunft und Vergangenheit wird von der 30. Woche an mehr oder weniger fehlerfrei geleistet. Die logopädische Behandlung wird nun zugunsten der schulischen Förderung auf eine Übungsstunde täglich reduziert. Zwei Wochen später lassen wir Thomas die eine oder andere Fernsehsendung, die wir jeweils am Vortag gemeinsam bestimmen, schriftlich nacherzählen. Dabei zeigt er eine gute Beobachtungsgabe.

Die letzten drei Wochen stehen bevor. Leider kennt Thomas seinen Entlassungstag. Nun versucht er alle Ansätze zu gezieltem Arbeiten mit immer neuen Ausreden zu unterlaufen Wir haben uns vorgenommen, Thomas zu präziserer Aussprache anzuhalten. Er legt es auf eine schludrige Aussprache an und wird recht ausfallend, wenn ihm unsere Korrektur nicht gefällt.

Unsere Versuche, in seiner Heimatstadt eine Anschlußbehandlung zu erreichen, schlagen zunächst fehl. Nach den Erfahrungen des „Weihnachtsurlaubs" müssen wir annehmen, daß die Mutter, wenn der Junge wieder daheim sein wird, sich wenig Mühe mit der Aussprache geben wird. Aber seine Lehrer wollen sich der Artikulation annehmen, damit das, was wir sprachlich erreicht haben, gefestigt und möglichst weiterentwickelt werden kann.

Als sich Thomas am letzten Tag mit einer kleinen Ansprache auf der Station verabschiedet, möchte keiner glauben, daß dies derselbe hilflose „Sprachkrüppel" sein soll, der vor ca. 9 Monaten zu uns kam. Wir freuen uns alle mit ihm und sind stolz, daß es so weit gekommen ist. Kein Fachdienst kann sagen, es sei ausschließlich sein Verdienst gewesen. Es ist das Ergebnis einer ständigen Zusammenarbeit aller.

7.1.4.2 Nachbetrachtung

Mit der Falldarstellung einer Aphasie bei einem Jungen soll darauf aufmerksam gemacht werden, daß die Zahl der Kinder und Jugendlichen mit „Sprachausfall" in den letzten Jahren ständig zugenommen hat. In der Mehrzahl der Fälle handelt es sich um Folgeerscheinungen nach Unfällen, d. h. meist Verkehrsunfällen. Es konnte auch gezeigt werden, daß die Heilungschancen bei Jüngeren verhältnismäßig günstig sind.

Daneben dürfen wir aber keinesfalls die erwachsenen Aphasiker aus dem Auge verlieren. Das Bild hat sich in den letzten Jahren ein wenig verändert. Früher waren es vorwiegend ältere Menschen mit Schlaganfall, in den letzten Jahren sind es zunehmend jüngere zwischen dem 30. und 50. Lebensjahr mit zerebrovaskulären (Hirngefäß-)Erkrankungen.

Bei Jugendlichen und Erwachsenen gilt es gleichermaßen, wenn auch mit unterschiedlichem Ansatz, die Sprachausfälle wie Wortbildung, Worterinnerung und Wortverständnis zu aktivieren.

Lenneberg (1972) stellte die Behandlungsregel auf, „daß erhöhter Streß bei den Aphasikern, deren Sprachwille pathologisch geschwächt ist, die Sprachfähigkeit steigert. Die Patienten hingegen, die eine starke Motivation zur sprachlichen Kommunikation haben, können sich unter Streß noch schlechter als sonst verständlich machen. Letzterer Zustand findet sich weitaus häufiger." Wir gehen konform mit der Meinung des Autors, daß die biologischen Wurzeln der Sprache im emotionalen Apparat des Menschen liegen. Eine gewisse Stütze für diese Annahme kann man darin erblicken, daß bei stimmungsgefärbter Rede die expressiven Behinderungen der Sprache weniger deutlich zum Ausdruck kommen als bei sachbezogenen Aussagesätzen.

7.1.5 Beratung von Angehörigen

Die Beratungstätigkeit bei den *Angehörigen* ist ein wichtiger Teil der Aphasiebehandlung und stellt jedesmal erneut eine Herausforderung und ein Wagnis dar. Sie ist ein Stück Dolmetschertätigkeit zwischen dem Patienten und seinen nächsten Bezugspersonen. Man muß behutsam vorgehen. Zunächst gilt es, den Sachverhalt und das Ausmaß der Sprachschädigung und Personbetroffenheit mit einfachen Worten darzustellen. Es übersteigt meist die Vorstellungskraft der Umwelt, den plötzlichen Kommunikationsverlust im partnerschaftlichen Verhältnis neu einzuordnen und aufzubauen.

Man kann dies alles nicht in *einem* Gespräch vermitteln. Den Angehörigen muß ein Weg gezeigt werden, wie sie das Ereignis und dessen Folgen verarbeiten können, ohne ihren Patienten mit ungesteuerter Zuwendung „zuzuschütten". Vor allem müssen sie erkennen, daß Sprachlosigkeit nicht auch Gedankenlosigkeit bedeutet. Es versteht sich von selbst, daß in diesen Gesprächen kein Platz für Euphorie sein darf, dennoch muß man eine optimistische Grundhaltung spüren, die eine der Triebfedern für das Engagement auf beiden Seiten ist.

Wenn man auf der Grundlage vieler Gespräche einen guten Kontakt zu den Angehörigen gefunden hat, dann wird es auch leichter gelingen, sie zu gegebener Zeit davon zu überzeugen, daß nun keine weiteren Erfolge in der Therapie mehr zu erwarten sind.

Bis zu diesem Zeitpunkt muß der Patient seinen Standort in der sozialen Kommunikationsgemeinschaft wiedergefunden haben. Das schließt nicht aus, daß der Logopäde Anlaufstelle für alle sprachlichen und seelischen Nöte bleibt.

7.2 Dysarthrie

Die Aphasie gibt uns nicht selten ein differentialdiagnostisches Problem auf, nämlich die Abgrenzung zur Dysarthrie bzw. Anarthrie (Anhang D).

Klinisch finden wir bei der *Dysarthrie* eine behinderte Artikulation. Es ist eine verwaschene, unpräzise, näselnde, in Extremfällen nahezu unverständliche Sprache, die im amerikanischen Fachschrifttum als „hot potato speech" bekannt ist. Neben der Artikulation ist häufig die Stimmgebung und die Prosodie der Rede, d. h. das Sprechtempo, der Rhythmus, die Lautdynamik und die Sprechmelodie mitbetroffen. Bei zusätzlicher Stimmveränderung hat man den Terminus *Dysarthrophonie* eingeführt. In diesen Fällen besteht eine Koordinationsstörung zwischen Atemvorgabe und Sprechabsicht.

Aus der Schilderung des klinischen Zustandes ergibt sich, daß wir bei der Prüfung auf Aphasie die artikulatorische Motorik, die Diadochokinese der Artikulation, d. h. die Möglichkeit zu Bewegungsveränderungen im Mund- und Nasenrachenraum mitprüfen müssen. Dazu gehört die Lippenbeweglichkeit und die Motorik der Zunge, die man sich herausstrecken, in die beiden Mundwinkel führen und kreisförmig im Uhrzeigersinn und entgegengesetzt um die Lippen führen läßt.

Dazu rechnet auch die Feststellung, ob der velopharyngeale Verschluß ausreichend gelingt.

Man hat sich sehr bemüht, die Dysarthrien einzuteilen, um therapeutisch gezielter eingreifen zu können. Mediziner versuchten aufgrund der unterschiedlichen Ätiologie die beiden Störungsbilder Aphasie und Dysarthrie auseinanderzuhalten.

So Leischner (1979): „Alle Störungen des Sprechens, die durch Funktionsbeeinträchtigungen der motorischen Hirnnerven bedingt sind, nennt man Dysarthrien ... Dysarthrien sind keine Sprachstörungen, sondern Sprechstörungen, sie gehören daher im strengen Sinne nicht in den Bereich der Sprachpathologie und daher auch nicht in den Bereich der Neurolinguistik."

Der Sprachpathologe Darley u. Mitarb. (1975): „Dysarthrie ist ein Sammelname für eine Gruppe von Sprechstörungen als Folge von Störungen der muskulären Kontrolle über die Sprechmechanismen durch eine Schädigung des zentralen oder peripheren Nervensystems. Es kennzeichnet Probleme der oralen Kommunikation durch Lähmung, Schwäche oder Inkoordination der Sprechmuskulatur. Diese Störungen unterscheiden sich von Läsionen der höheren Zentren, die ihrerseits die Bewegungen und Bewegungsfolgen falsch programmieren (Sprech-Apraxie) und zu einer ungenügenden Organisierung und Prozessierung der linguistischen Einheiten führen (Aphasie)."

Peuser der sich kürzlich ausführlich mit der Aphasie beschäftigt hat, kommt in seinen Ergebnissen zu der Folgerung, daß artikulatorische Störungen nicht nur als ein rein phonetisches Problem gesehen werden dürfen, sondern daß Störungen der Dekodierung, des Speicherns und des Abberufens von semantischen und morphologischen Komponenten mit auf diese Störfaktoren einwirken (Peuser 1978). Es scheint deshalb patholinguistisch kaum möglich, eine scharfe Trennung der zentralen Sprachstörungen von den mehr peripher gelegenen vorzunehmen.

7.2.1 Einteilung

Über die *Einteilung der Dysarthrien* gibt es unterschiedliche Auffassungen. Man kann

sie nach dem Zeitpunkt des Eintretens klassifizieren, d. h. ob die Dysarthrien von Geburt an bestehen oder ob sie erst später erworben sind. Eine andere Möglichkeit ist die ätiologische Untergliederung: vaskulär, neoplastisch, traumatisch, entzündungsbedingt, toxisch, metabolisch, degenerativ. Oder man ordnet sie nach neuroanatomischen Gesichtspunkten, wie zerebral, zerebellar, Hirnstamm, spinal; vereinfacht: zentral oder peripher. Ordnen könne man auch nach den betroffenen Hirnnerven oder den Komponenten des „Sprechapparates": Respiration, Phonation, Resonation, Artikulation, Prosodie. Letztlich ist die Einteilung nach nosologischen Einheiten möglich: Parkinsonismus, Myastenia gravis, amyotrophe Lateralsklerose. So kann es nicht verwundern, daß wir viele Schemata haben, die versuchen, die Dysarthrien in ein praktikables Ordnungssystem zu bringen. Besonders in der nordamerikanischen Fachliteratur finden sich ins einzelne gehende Tabellen (Grewel, Peacher, Froeschels). Eine einfache, überschaubare Klassifikation schlagen Darley et al. (1975) vor.
Die Autoren gehen davon aus, daß es 6 hauptsächliche Komponenten oder Ebenen der motorischen Organisation gibt, wovon jede durch eine besondere Struktur und Funktion gekennzeichnet ist.

1. Auf der niedrigsten Ebene verläuft das untere motorische Neuron. Es ist die letzte Etappe der motorischen Befehlskette von der Hirnrinde bis zum ausführenden Muskel. Klinisch ist sie bekannt als bulbäre Ebene.
2. In der Hierarchie der sprechmotorischen Organisation finden wir die vestibulär-retikuläre Ebene. Sie ist in erster Linie geschaffen, die Reflexaktivität des unteren motorischen Neurons zu regulieren. Es handelt sich um konzentrierte Gruppen von Neuronen oder neuronalen Zusammenschlüssen wie die Retikularformation im Hirnstamm.
3. Die neuroanatomische Ebene umfaßt die Basalganglien und andere in der Nähe gelegenen Zellzusammenballungen. Sie wird als die extrapyramidale Komponente besschrieben und übt einen unbewußten, automatischen Einfluß auf die motorische Gestaltung aus.
4. Diese Komponente liegt in der motorischen Hirnrinde und aktiviert bzw. produziert die willkürlichen Bewegungsformen. Man kann auch den Ausdruck „oberes motorisches Neuron" verwenden, um die Bewegungsrelevanz zu unterstreichen.
5. Diese Ebene ist das Kleinhirn, das die Bewegungen nicht initiiert, aber die Genauigkeit aller Bewegungsmuster kontrolliert, die von den anderen vier Ebenen ausgehen.
6. Das höchste Plateau der Bewegungsstrukturierung liegt eigentlich schon außerhalb der motorischen Befehlsübertragung. Es birgt die Programmierung und Konzeptualisierung der beabsichtigten Sprechbehandlung.

Man muß sich selbstverständlich die hierarchisch gegliederte Stufenfolge im funktionellen Zusammenspiel vorstellen. Es handelt sich nicht um autonom arbeitende Systeme. Jedes System ist nur arbeitsfähig, wenn es in Kooperation mit den anderen Subsystemen aktiviert bzw. initiiert wird.
Es ist notwendig, die verbale Schichtung der Sprechmotorik aufzuzeigen, weil man dann mehr Verständnis für die Lokalisation der Ausfälle gewinnt. So unterteilt Darley die Dysarthrien in Übereinstimmung mit den Störungen, die sich auf den verschiedenen motorischen Ebenen vollziehen. Er nennt folgende Möglichkeiten, die wir in der Tabelle 14 (im deutschen neurologischen Schrifttum wird das periphere motorische Neuron mit den angeschlossenen Muskelfasern als motorische Einheit bezeichnet) zusammengefaßt darstellen:

Schlaffe Dysarthrie: Hier handelt es sich um Störungen der untersten motorischen Einheit, des tiefstgelegenen motorischen Neurons. Das ist verbunden mit Lähmungen im bulbären und fazialen Bereich. Betroffen sind auch Hirnnerven, die die Zunge oder

Tabelle 14. Einteilung der Dysarthrien (Darley 1975)

Störungsbezeichnung	Ort der Schädigung
Schlaffe Dysarthrie	Unteres motorisches Neuron
Spastische Dysarthrie	Oberes motorisches Neuron (bilateral)
Ataktische Dysarthrie	Zerebellar
Hypokinetische Dysarthrie (Parkinsonismus)	Extrapyramidal
Hyperkinetische Dysarthrie (Chorea, Dystonie u. a.)	Extrapyramidal Schnelle Hyperkinesie Langsame Hyperkinesie
Gemischte Dysarthrien	Verschiedene Hirnsysteme
Spastisch-schlaffe (amyotrophe Lateralsklerose)	
Spastisch-ataktische Hypokinese (Wilson-Erkrankung)	
Multiple Sklerose u. a.	

den Pharyngolarynx innervieren. Als Hauptsymptom liegt eine Schwäche der Muskelkontraktion, d. h. eine Hypotonie vor. Entsprechend prägt sich der sprachliche Defekt in den verschiedenen Teilen der Sprachproduktion aus, d. h. bei Respiration, Phonation und Resonation. Ein Beispiel für die schlaffe Dysarthrie ist die Myasthenia gravis. Als hervorstechende Sprachveränderungen sind Hypernasalität, unpräzise Aussprache von Konsonanten, verhauchte Phonation, eintönige Redeweise, hörbare Inspiration, angerauhte, heisere Stimme, Benutzung kurzer Sätze und reduzierte Lautheit zu nennen.

Spastische Dysarthrie: Hier liegen Störungen im Bereich des oberen motorischen Neurons vor, die begleitet sein können von anderen motorischen Ausfällen, wie spastischer Hemiplegie oder pseudobulbärer Lähmung. Letztere weist im Gegensatz zur Bulbärparese oder -paralyse gewisse Unterschiede auf. Bei der Pseudobulbärlähmung ist das Gesicht ausdruckslos, der Speichel fließt aus den Mundwinkeln heraus, die Lippenbewegungen sind verlangsamt und deutlich in der Beweglichkeit eingeschränkt. Die Zungenbewegungen sind verlangsamt und im Ausmaß reduziert, der Patient vermag oft die Zunge nicht jenseits der Zahnreihe herauszustrekken, ebensowenig bewegt sich der weiche Gaumen und die Phonation ist kraftlos. Bei dieser Lähmungsform hören wir folgende Sprechauffälligkeiten: unpräzise Bildung der Konsonanten, einförmige Intonation, heisere, in die Tiefe verlagerte Stimme, Verlangsamung der Sprechweise, Hypernasalität, verzerrte Vokale und mitunter Stimmbrüche.

Ataktische Dysarthrie: Hier ist das Zerebellarsystem geschädigt. Sprachpathologisch stehen im Vordergrund: unpräzise Aussprache der Konsonanten, irreguläre artikulatorische Abbrüche, verschliffene Vokale, Heiserkeit, gedehnte Phoneme, verlängerte Redepausen, Einförmigkeit der Tonhöhe und Lautstärke, insgesamt verlangsamte Sprechweise.

Hypokinetische Dysarthrie: Sie ergibt sich bei Störungen des extrapyramidalen Systems. In diese Gruppe können wir den Parkinsonismus einreihen. Symptomatisch sind Abweichungen im Tonhöhenbereich, Einschränkung der Modulationsfähigkeit. Die Stimme kann nicht mehr kraftvoll eingesetzt werden. Weitere Zeichen sind unsaubere Konsonantenbildung, heisere Stimme, Tonschwankungen und -abbrüche.

Hyperkinetische Dysarthrie: Defekt im extrapyramidalen System. Darley ordnet die Hyperkinesen in schnelle und langsame Formen. Zu den schnellen rechnet er neben den Tics auch das Krankheitsbild der Chorea. Hier sieht man rasche, unstete, unfreiwillige Bewegungen mitunter zusammen mit einem verlangsamten motorischen Rhythmus und variablem Tonus. Es kommt aber auch bei ausgeprägteren Formen der Chorea vor, daß geringe oder gar keine dysarthrischen

Sprechmomente auftreten, häufiger hört man dagegen prosodische Alterationen.

In diesen Störungsrahmen gruppiert sich das sehr seltene *Gilles-de-la-Tourette-Syndrom*. Erstmals 1884 beschrieben, stellt es eine Kombination von schnellen ticartigen Bewegungen und Merkwürdigkeiten bei der Vokalisation dar. Plötzlich werden wenig ausgeformte, schlecht artikulierte Äußerungen produziert, die nicht selten zur Echolalie und Koprolalie ausarten.

Die zweite Gruppe dieser Dysarthrieform, die langsamen Hyperkinesen, weist drei Abartigkeiten auf: Athetose, Dyskinesie und Dystonie. Sprachpathologisch sind die verwaschene Konsonantenaussprache, Verzerrung der Vokale, rauhe Stimmqualität, unregelmäßige artikulatorische Abbrüche, Reduktion der Tonhöhe, unangemessenes Pausenverhalten (verlängerte Intervalle und Phoneme), exzessive Lautheitsveränderungen und plötzliche Abbrüche der Stimme bemerkenswert.

Gemischte Dysarthrien: Das sind Fehlschaltungen oder Defekte im Bereich mehrerer motorischer Subsysteme. Ein großer Teil der Patienten leidet nicht nur an Ausfällen in einem motorischen System, sondern in mehreren, wie z. B. beim Schlaganfall. Zu den Mischformen rechnet auch die *amyotrophe Lateralsklerose*, eine progressive Degeneration im Schaltsystem des oberen und des unteren motorischen Neurons. Nach der örtlichen Betroffenheit sollte man die Zeichen einer bulbären schlaffen Dysarthrie und einer pseudobulbären spastischen Dysarthrie in gemischt schlaff-spastischer Ausprägung erwarten. Doch ist zu bedenken, daß die Degenerationsherde in Zeit, Ort und Ausmaß verschieden ansetzen, so daß entweder die schlaffe oder die spastische Form in der Symptomatik überwiegen kann.

In diese Gruppe fällt die *multiple Sklerose* mit der geläufigen, aber nicht obligaten Symptomentrias, d. h. Nystagmus, Intentionstremor und Dysarthrie. Die Sprechweise wird als verlangsamt, ziehend, teilweise als unverständlich beschrieben. Die Wörter werden so gesprochen, als ob sie nach Art des Verselesens gemessen oder skandiert werden mit einer Pause nach jeder Silbe. Die Silben werden betont langsam und zögernd ausgesprochen. Bemerkenswert ist bei dieser Erkrankung, daß der verbale Abbau von einer eben hörbaren dysarthrischen Unsauberkeit bis zur Unverständlichkeit erfolgen kann, wobei plötzliche Verschlechterungen und Verbesserungen (Remissionen) die Regel sind.

Nach neueren Berichten aus der Fachpresse sind im frühen Stadium der multiplen Sklerose Sprachauffälligkeiten sehr selten oder treten überhaupt nicht auf. Auch die vielzitierte skandierende Sprechmanie soll eher eine Ausnahme als typisch sein. In einer nordamerikanischen Studie hatten über 50% der MS-Kranken eine normale oder sogar überdurchschnittliche Sprechfähigkeit. Die skandierende Sprechweise ist also durchaus nicht charakteristisch. Tatsächlich fällt an Sprechabweichungen der Verlust der Lautheitskontrolle, eine Art Heiserkeit und Artikulationsstörungen auf (s. S. 117).

Erwähnt sei, daß auch die *Wilson-Erkrankung*, das ist die progressive hepatolentikuläre Degeneration – eine Stoffwechselerkrankung –, in die Gruppe der gemischten sprechmotorischen Störungen gehört. Neben Dysarthrie und Dysphagie (schmerzhafte Schluckstörung) imponiert ein maskenhafter Gesichtsausdruck. Auch bei anderen Erkrankungen, vorwiegend auf dem Sektor der Neurologie und Psychiatrie, mit z. T. unbekannten Ursachen kann die Sprachmotorik mitbetroffen sein. Wir sehen dann Kombinationen ataktischer, spastischer, schlaffer, hypokinetischer oder hyperkinetischer Dysarthrien.

Auf eine Störung der motorischen Sprechprogrammierung muß noch aufmerksam gemacht werden, nämlich die *Sprechapraxie*. Diese unterscheidet sich von der Dysarthrie als eine höhere Form von Sprachstörung dadurch, daß es nicht so sehr zu fehlerhaften Produktionen von Konsonanten, zu Verzerrungen oder Auslassungen kommt und daß auch nicht die langsame oder schwache, inkoordinierte Redeweise im Vordergrund steht, also sprachliche Veränderungen, die letztlich mit der Muskelfunktion zusammenhängen. Bei der Sprechapraxie werden viel stärker Substitutionen im Phonembereich hörbar, Ergänzungen, die oft keinen echten Bezug zum Sinn erkennen lassen. Phoneme werden hinzugefügt, wiederholt und verlängert. Diese Störungen erscheinen im Vergleich zu den relativ simplen artikulatorischen Veränderungen bei der Dysarthrie als komplizierter. Im Gegensatz zur Aphasie hat aber der sprechapraktische Patient keine Schwierigkeiten mit den bedeutungstragenden Spracheinheiten. Wenn er Mühe hat, ein Wort zu artikulieren, dann nicht deshalb, weil er an Wortfindungsstörungen leidet, denn er kann beweisen, daß er das Wort spontan niederschreiben und es sofort mühelos aus einer Reihe gleicher und ähnlicher Wörter herausfinden kann. Sein Problem liegt also nicht auf der semantischen Seite der Sprache, sondern in den bereits mit Bedeutung beladenen, in Bereitschaft für eine bestimmte Sprechhandlung stehenden elementaren Sprechmustern. Der Sinn für eine beabsichtigte Rede ist bereits fertig programmiert, aber infolge einer Fehlschaltung im nächst zuständigen Weitervermittlungsbezirk geraten Teile der kleineren, elementaren Sinnbausteine durcheinander.

Die Sprechapraxie ist demnach als eine Störung bei der Zusammenstellung der motorischen Sprechmuster anzusehen. Sie fällt auf durch artikulatorische Abweichungen und sekundär durch kompensatorische prosodische Veränderungen. Der apraktische Sprecher zeigt Schwächen bei der Gestaltung oraler Artikulationsfolgen, insbesondere bei der Phonemproduktion. Dies kann mit einer Aphasie verbunden sein, muß es aber nicht. Differentialdiagnostisch von der Sprechapraxie kaum abzugrenzen ist die *buccofaziale Apraxie,* die die Gesichts- und Mundmuskulatur betrifft. Man kann sie bei der Mehrzahl der Aphasiker zusammen mit phonematischen Paraphasien feststellen.

7.2.2 Therapie

Die *Therapie der Dysarthrien* wird sich auf den jeweiligen Fall einzustellen haben. Hauptziel ist die Verbesserung der Artikulationsfähigkeit. Dies kann erreicht werden durch betont langsames Sprechen, Silbe-um-Silbe-Aussprache, gezielte Übungen mit besonders schwierigen Phonemen, Aktivierung der Ausdrucksfähigkeit (prosodisches Training), Laut-Leise-Koordinationsübungen. Atemübungen müssen auf die Verlängerung der Ausatmung und einen gleitenden, nicht stockenden Atemstrom gerichtet sein. Gezielte Phonationsübungen (Ventiltönchen, Seufzen und andere Vitalimpulse) tragen neben dem örtlichen Abbau von Spannungen im Bereich der inneren und äußeren Kehlkopf- und Halsmuskulatur zur gesamtkörperlichen Entspannung bei.

7.3 Die Aufgaben des Logopäden bei neurologischen und psychiatrischen Störungen und Erkrankungen

Bei neurologischen sowie psychiatrischen Krankheiten stehen sprachliche Auffälligkeiten meist nicht im Vordergrund. Es gibt aber eine Anzahl von psychophysischen Störungen, die in das Gebiet der Stimm-, Sprech- und Sprachheilkunde hineinreichen und die auch für die Diagnostik als Früh-, Begleit- oder Brückensymptome wesentlich sein können. Es ist nicht geplant, eine Systematik dieser Symptom- und Störungsbilder aufzuführen. Dazu dienen die entsprechenden Kompendien. Wir beabsichtigen lediglich, die ins Auge und Gehör fallenden Störungen aufzuzeigen, damit von der Seite der Logopäden aus nicht achtlos an diesen mitunter frühen Störungs- oder Krankheitszeichen vorübergegangen wird.

Wir können es uns ersparen, auf die Aphasie oder Dysarthrie einzugehen, da eine ausführliche Berichterstattung darüber an anderer Stelle erfolgt. Es ist aber anzumerken, daß bei der *Parkinson*-Erkrankung, die als extrapyramidale Läsion postenzephalitisch oder arteriosklerotisch im höheren Lebensalter auftreten kann, eine *extrapyramidale Dysarthrie* beobachtet wird. Diese Sprachstörung steht ganz unter dem Zwang der beim Parkinsonismus zu beobachtenden hypertonisch-hypokinetischen Bewegungsfolge. Die Mimik ist starr, der Körper versteift, der Gang und Stand unsicher und das Schreiten ist nur in kleinen Schritten möglich. Man spricht von Propulsion. Ähnliches sieht man beim Sprechvorgang wie z. B. verzögertes Hervorbringen der ersten Laute, die immer schneller werden, so daß kaum noch die Möglichkeit besteht, die überrasche Rede zum Stillstand zu bringen. Die Sprache des Parkinson-Kranken klingt verwaschen und undeutlich. Die Stimme ist sehr leise und kraftlos (Mikrophonie). Wie bei allen Erkrankungen auf neurologischem Gebiet ist die Sprachübungsbehandlung langwierig und nicht selten wenig erfolgreich.

Das gilt auch für ein anderes neurologisches Zustandsbild, die *Wilson-Krankheit,* eine hepatozerebrale Degeneration. Hier finden sich Sprech- und Sprachstörungen mit deutlich behinderter Artikulation bei Rigidität und allgemeiner Bewegungsarmut. Auch dies ist eine extrapyramidale Dysarthrie.

Die Besprechung *dysarthrischer extrapyramidaler Sprachstörungen* bei den infantilen zerebralen Paresen wird anderenorts ausführlich abgehandelt (s. S. 114). Allgemein gilt, daß die dysarthrischen Störungsbilder mit Beteiligung der Phonationsorgane einhergehen können. In diesen Fällen spricht man von *Dysarthrophonien.* Diese Stimmstörungen zeichnen sich durch Pressen, Heiserkeit und dröhnende, seufzend-ächzende Stimmgebung aus. Wechselweise findet man statt Mikrophonie aber auch eine überlaute Stimme (Makrophonie).

Eine Erkrankung, die gezielte Aufmerksamkeit finden muß, ist die *Multiple Sklerose* (MS) (s. S. 115). In jüngster Zeit beginnt man sich wieder intensiver diesem Leiden zuzuwenden. Die Entstehungsweise ist immer noch nicht eindeutig geklärt. Neuere Arbeiten gehen davon aus, daß es sich möglicherweise um eine Infektionskrankheit handelt. Ein sog. „slow virus" verursacht den herdförmigen Markscheidenzerfall, der sich über das ganze Gehirn ausstreuen kann, darum die Bezeichnung „disseminierte Entmarkungsenzephalitis".

Es ist verständlich, daß bei einer vom Topischen her nicht eindeutig abzugrenzenden Erkrankung die sicht- und hörbaren Symptome sehr verschieden ausfallen. Auf die neurologische Symptomatik wollen wir nicht eingehen. Früh auftretende Lähmungen können zu einem Zustand führen, der die Benutzung eines Rollstuhls erfordert. Einst wurde als typisch für die MS die Symptomentrias von Charcot betrachtet. Das sind Nystagmus, Intentionstremor und skandierende Sprache. Man weiß heute, daß diese Zeichen so nicht auftreten müssen. Das gilt auch für die skandierende Sprechweise, eine schleppende, abgehackte Diktion, die als Diadochokinese der Muskulatur der Sprechorgane bezeichnet worden ist. Daß es daneben zu dysarthrischen Sprachstörungen kommen kann, versteht sich bei dem sprunghaften Charakter der Krankheit von selbst.

Die Behandlung der Sprachveränderungen bei der MS ist von Fall zu Fall abzuwägen und auch fallweise durchzuführen. Im Vordergrund steht die psychische Stützung und nicht die logopädische Übungsbehandlung. Das darf aber nicht so mißverstanden werden, als wären die Dyskinesien (alle extrapyramidalen Syndrome sind gekennzeichnet durch ein Zuviel oder Zuwenig der motorischen Abläufe) psychogener Natur. Denn auch bei den bisher als psychisch bedingt angenommenen „Funktionsneurosen" (Tortikollis, Schreibkrampf, Blepharospasmus oder Tics) konnten aus der Sicht der Psychologie die mutmaßlichen Motivationen und psychogenen Mechanismen nicht beweiskräftig aufgehellt werden. Sicher ist wohl, daß die Stimmung die Motorik beeinflußt. Das deckt sich mit unserem Leitsatz, daß Stimme und Stimmung nicht nur etymologisch verwandt sind, sondern wechselweise aufeinander einwirken. Bei den Dyskinesien sind die emotionalen Auffälligkeiten vermutlich sekundär, bei manchen Patienten liegt eine reaktive Depression vor. Es wird angenommen daß beispielsweise die auffallende Euphorie bei MS-Kranken nichts mit dem Grundleiden zu tun hat, welches eher zur reaktiven Depression neigt, sondern mit der „zerebellaren Entzügelung der Motorik" (Mertens 1980).

Eine weitere Erkrankung, die Sprachstörungen zeitigt, ist die *Maysthenia gravis pseudoparalytica.* Diese ist ebenfalls eine recht seltene Störung, die durch extreme Ermüdbarkeit der willkürlichen Muskulatur gekennzeichnet ist. Wir finden in der Frühsymptomatik häufig Sprach-, Sprech- oder Stimmstörungen. Wie bereits von Seeman beschrieben, ist es auffallend, daß bei längerem Sprechen zunehmend ein näselnder Klang zu hören ist und die Artikulation undeutlich und verwaschen wird. Das rührt daher, daß das Gaumensegel bei ständiger Aktion ermüdet und schließlich schlaff herabhängt, so daß der weite velopharyngeale Spalt das Näseln hervorruft. Nach kurzer Pause erholt sich die Muskulatur dann wieder und der Näselklang verschwindet. Die Myasthenia ist prognostisch als ungünstig anzusehen. Therapeutische Maßnahmen von seiten der Logopäden haben wenig Wirkung, weil die Ermüdbarkeit durch Training nur noch verstärkt wird.

Bei der Muskelschwunderkrankung, der *progressiven Muskeldystrophie,* wo es auch zum Abbau der geistigen Leistungen kommen kann, stellen sich Sprachstörungen ein, die durch Atrophien im Bereich des M. orbicularis oris und der Zungenmuskulatur hervorgerufen werden.

Auf dem psychiatrischen Feld versammeln sich neurotische Sprachalterationen, die *Logoneurosen.* An erste Stelle ist der *Mutismus* zu setzen, eine psychisch bedingte Stummheit, die von Fall zu Fall unterschiedlich lange anhalten kann. Man unterscheidet davon je nachdem, ob die Sprachlosigkeit gegenüber allen Kontaktpersonen besteht oder nur auf bestimmte Personen beschränkt ist, auch einen elektiven Mutismus.

Für den Logopäden stellt sich das *autistische Problem* bei der Behandlung von Kindern. Nach vorliegenden Statistiken zeigen in der Altersgruppe zwischen 8, 9 und 10 Jahren unter 10.000 Kindern etwa 4–5 ein autistisches Verhalten. Jungen sind deutlich häufiger betroffen als Mädchen. Der Autismus ist ein Zustand, der meist im Säuglings- oder Kleinkindalter beginnt.

Über das Verhalten autistischer Kinder orientiert die entsprechende Literatur. Es ist eine Reihe interessanter und wichtiger Bücher erschienen (Wurst 1976; Weber 1970; Wing 1973; der Verlag Grummenerl, Lüdenscheid, hat verschiedene kleine Schriften für die Eltern herausgegeben: Offener Brief an die Eltern autistischer Kinder; Leben mit unserem autistischen Kind; Therapeutische Erfahrungen und neuere Überlegungen zum Verständnis des Autismus).

Die Betreuung dieser Kinder liegt in erster Linie in psychiatrischer bzw. psychologischer Hand. Von dort her sind Methoden entwickelt worden, wie man aus den einfachsten Lauten, die ein Kind produzieren kann, Worte anbildet. Jeder kleine Fortschritt ist bemerkenswert. Die Verhaltensschwierigkeit steht immer im Brennpunkt der Therapie. Mit viel Geduld gelingt es bei nicht wenigen Kindern, die stumm waren, sie zum Sprechenlernen zu bringen. Bis heute ist man sich aber nicht im klaren darüber, ob diese angelernte Fähigkeit wirklich die Benutzung der Sprache in durchdachter und flexibler Weise gewährleistet. Für autistische Kinder ist es mitunter kaum zu begreifen, daß sich ein Substantiv auf einen Gegenstand bezieht. Ein Wort wie „Tisch" steht für sie nicht als ein Gattungsbegriff, der Tische verschiedener Größe und Form symbolisch vertreten kann.

Es ist selbstverständlich, daß bei der Behandlung dieser Kinder die Eltern mit einbezogen werden müssen. Mitunter ist das autistische Problem ein Problem der Geschwisterbeziehungen und der emotionalen Bindungen an die Eltern. In den letzten Jahren sind in den USA und in Westeuropa „Interessengemeinschaften" entstanden, wo sich die Eltern dieser behinderten Kinder zusammenfinden, um gemeinsam ihre Problematik zu besprechen und anzugehen.

Auf ausgesprochen psychiatrische Krankheiten mit sprachlichen Abartigkeiten soll nur kurz hingewiesen werden. Viel Beachtung fand und findet die Schizophrenie. Unser Interesse erregen (neben autistischen Kontaktstörungen) die Wortneubildungen (Neologismen). Es ist charakteristisch, daß diese wohl bekannteste Psychose viele pathologische Sprachzustände imitiert, wie z. B. Stottern und dysgrammatische Fehlleistungen. Nicht selten wird eine eigene Sprache entwickelt, eine Privatsprache (Glossolalie) oder eine Nachahmungssprache wie bei den Papageien (Psittazismus). Insgesamt imponiert die Redeweise als maniriert und gespreizt.

Sehr vielfältige und unterschiedliche Kommunikationsstörungen sind auch mit Schwachsinn und seniler Demenz verbunden.

Wird die Rede durch Erwartungsangst gehemmt, spricht man von *Logophobie;* dies ist gleichbedeutend mit Sprechangst, Sprechscheu, Lampenfieber, Logopudie und Lalophobie. Diese Störung ist fast nur psychotherapeutisch anzugehen. Das gleiche gilt für den gesteigerten Redefluß, die *Logorrhöe,* die auch bei anderen Krankheitsbildern, beispielsweise bei der Schizophrenie, auftreten kann.

Zusammenfassend ist zu sagen, daß die psychotischen Störungen der Sprache, die auch als *Dysphasien* bezeichnet werden, alle Verschrobenheiten und Maniriertheiten des Sprechens und der Sprache aufweisen können. Selbstverständlich kann auch die Stimme abartig klingen so z. B. als Tiefstimme oder Fistelstimme. Schließlich ist die Prosodie häufig abnorm. Es besteht eine hörbare Diskrepanz zwischen dem, was inhaltlich mitgeteilt wird, und dem untertönigen melodischen Ausdruck.

Selten geworden sind die hysterischen Sprachstörungen, wie das Störungsbild Hysterie überhaupt mit der als typisch beschriebenen grimassierenden und näselnden Sprechweise.

Für alle aufgeführten Störungen gilt, daß die Diagnose immer auch durch den Neurologen oder den Psychiater gesichert werden muß. Die begleitenden Stimm- oder Sprachstörungen können nur Anhaltspunkte bieten. Was die logopädische Behandlung betrifft, so ist sie mühsam, langwierig und in den meisten Fällen ohne dauerhaften Erfolg. Das muß man wissen, um bei der Vergeblichkeit helferischen Bemühens nicht selbst in eine neurotische Sackgasse zu geraten.

7.4 Bibliographie

Brown JW (1975) Aphasie, Apraxie und Agnosie. Fischer, Stuttgart

Darley FL, Aronson AE, Brown JR (1975) Motor speech disorders. Saunders, Philadelphia

Elstner W, Karlstadt H (Hrsg) (1977) Dysphasie im Kindesalter. Terminologie – Ätiologie. Diagnostik, Rehabilitation, Integration. Universitetsforlaget, Oslo Bergen Tromsö

Jenkins JJ, Jiménez-Pabón E, Shaw RE, Sefer JW (1975) Schuell's aphasia in adults. Harper & Row, New York San Francisco London

Johnstone M (1980) Der Schlaganfall-Patient. Fischer, Stuttgart New York

Leischner A (1979) Aphasien und Sprachentwicklungsstörungen. Klinik und Behandlung. Thieme, Stuttgart

Lenneberg EH (1972) Biologische Grundlagen der Sprache. Suhrkamp, Frankfurt

Mertens H (1980) Estrapyramidale Syndrome – Funktionsneurosen. Selecta 5:421–424

Peuser G (1978) Aphasie. Eine Einführung in die Patholinguistik. Fink, München

Schuell H (1975) Aphasia theory and therapy: Selected lectures and papers of Hildred Schuell. University Park Press, Baltimore London Tokyo

Taylor ML (1981) Mit Aphasikern leben. Reinhardt, München

Weber D (1970) Der frühkindliche Autismus. Huber, Bern Stuttgart Wien

Wepman JM (1951) Recovery from aphasia. Ronald Press Comp., New York

Wing L (1973) Das autistische Kind. Maier, Ravensburg

Wurst E (1976) Autismus. Huber, Bern Stuttgart Wien

8 Stimmstörungen

8.1 Puberphonie

Die Feststellung, daß die Pubertät einen einschneidenden Zeitabschnitt in der Entwicklung eines Menschen darstellt, scheint banal. Dennoch müssen wir aus der Sicht des Logopäden auf diesen Lebensabschnitt vordringlich hinweisen, weil gerade in ihm der Ursprung für manche erst später auftretende Stimmauffälligkeit und -störung zu finden ist. Es ist erstaunlich, wie selbstverständlich wir die Scheidung der stimmlichen Sexualcharakteristiken, die sich während dieser Zeit vollzieht, hinnehmen.

Die Phase der Mutation wird heute meist zwischen dem 12. und 15. Lebensjahr angesetzt. Es scheint erwiesen, daß sie sich in die frühere Kindheit hinein verschoben hat. Normalerweise dauert der Vorgang 13–15 Monate. Die stimmlichen Veränderungen werden in erster Linie beim Singen hörbar: Das In-die-Höhe-Singen gelingt nicht mehr und die Stabilität der Tonreihe wird unsicher. Auch der Stimmumfang reduziert sich. Mädchen machen ebenfalls einen Stimmwechsel durch, allerdings verändern sich die Stimmgebungsorgane geringer, darum wird die Mädchenstimme auch nicht in dem Maße gesenkt wie die Knabenstimme.

Man kann davon ausgehen, daß die Mehrzahl der Jugendlichen ohne Komplikationen den Stimmwechsel durchmacht. Es treten aber auch Störungen auf:

1. kann sich das Eintreten der Mutation jahrelang verzögern
2. findet sich eine verlängerte Mutation (die klinischen Zeichen des Stimmwechsels können dann über Jahre hinaus andauern)
3. gibt es eine unvollständige Mutation (die Stimme entwickelt sich nicht zur normalen Erwachsenenstimme).

In all diesen Fällen finden wir eine überhöhte Stimmlage, Heiserkeit und Klangbrüche. Mutationsstörungen können mit organischen Ursachen einhergehen wie Stimmlippenasymmetrien, sehr kurzen Stimmlippen, Segelbildung zwischen den Stimmfalten; in der Mehrzahl aber finden wir funktionelle Störungen.

Im deutschen Sprachbereich nennen wir es Mutationsfistelstimme oder persistierende Knabenstimme, wenn die stimmliche Entwicklung sich nicht normal vollzieht und der Klang der Erwachsenenstimme entweder überhöht oder durch Stimmbrüche wechselnd unterbrochen wird. Die amerikanische Fachliteratur spricht in diesen Fällen von *Puberphonie,* ein Ausdruck, den wir gern übernehmen, weil er uns treffend erscheint.

In sehr vielen Fällen hat die Verzögerung oder das Ausbleiben der männlichen Stimme eine psychogene Ursache. Nach Freud persistiert die Knabenstimme infolge eines Ödipus- oder Narzißkomplexes.

Beim Ödipuskomplex begehrt der Knabe seine Mutter. Da Inzest aber ein soziales Vergehen darstellt, wird dieses Gefühl als Schuld empfunden und unbewußt wird so die sexuelle Reife, die sich auch in der Stimme ausdrückt, abgeleugnet. Besonders in Familien mit einem Kind kann sich diese ödipale Situation einstellen, weil hier die Beziehung zur Mutter eine vorrangige Rolle spielt. Beim Narzißkomplex liegt eine übermäßige Selbstliebe des Kindes vor, die homosexuelle Züge tragen kann. Ein passiver Typ wird in die feminine Sexualrolle hineingedrängt, wozu der höhere Stimmklang gehört.

Oft ist es schwierig, die Motive der andauernd überhöhten Stimmführung aufzudecken. Da helfen auch die Hypothesen von Freud nicht weiter. Mitunter werden sich mehrere Ursachen ergeben. Man geht wohl nicht fehl in der Annahme, daß auch ein Teil dieser Kinder die als Erwachsene auf sie zukommende Verantwortlichkeit ungern tragen möchten, weiterhin in mütterlicher Obhut bleiben wollen und eben deshalb die kindliche Stimm- und Sprechweise beibehalten werden. Man muß also nicht immer auf psychoanalytische Erklärungsvorstellungen zurückgreifen. Möglicherweise liegt auch eine besonders enge, imitierende Verbindung zu einer weiblichen Erwachsenen-Vorbild-Person vor. Auf keinen Fall vergessen darf man natürlich, daß ebenso organische Ursachen, beispielsweise Schwerhörigkeit, als Grund für die überhöhte Stimmlage anzusehen sind.

8.1.1 Fallbeschreibung

Von einer auswärtigen Behandlungseinrichtung wird uns ein 16jähriger Patient überwiesen, den wir Martin nennen wollen. In dem Begleitschreiben ist als Diagnose Mutationsfistelstimme festgestellt. Um die überhöhte Sprechstimmlage zu senken, sind bereits Stimmübungs- und Reizstrombehandlungen durchgeführt worden. Die eingeleitete logopädische Behandlung hat erreicht, daß die Übungsstimme relativ sauber klingt. In der Spontansprache hört man allerdings weiterhin eine gequetschte, gepreßte Stimme. Der Stimmumfang ist eingeschränkt. Besonders durch Aufregung (wie bei der Erstvorstellung) kippt die Stimme häufig um. Nach dem erhobenen Stimmstatus kann der Ton auf a 12 s lang gehalten werden, dann aber wird er „abgepreßt" und kippt nach oben. Laryngoskopisch sind die Stimmbänder blaß, glatt berandet, die grobe Funktion intakt, der Glottisschluß unvollständig mit spindelförmiger Spaltbildung. Stroboskopisch erkennt man bei mittlerer Amplitude deutlich Randkantenverschiebungen (RKV). Im Überweisungsbericht heißt es, daß eine psychische Überlagerung vorliegt; die Mutter ist selbst in psychotherapeutischer Behandlung.

Beim Eintreten stellt sich ein langaufgeschossener, etwas ungelenkiger junger Mann vor. Zur Anamnese gibt er im Beisein der Mutter an, daß er als Knabe sehr hell gesprochen habe. Während der Pubertät sei die Stimme kratzig und knarrend geworden. Außer der im Arztbericht angegebenen Vorbehandlung war bereits anderenorts eine logopädische Vorstellung erfolgt. Von seiten der Familie liegen keine Stimmauffälligkeiten vor.

Die laryngoskopische Betrachtung ergibt relativ kurze rosafarbene Stimmfalten, die, wie in der Voruntersuchung beschrieben, leicht exkaviert sind. Die Amplitude stellt sich bei der stroboskopischen Untersuchung mittelweit mit erkennbarer RKV dar. Die Stimmlage ist überhöht, die Sprechweise ist instabil mit gelegentlichen „Kicksern".

Der Stimmstatus ergibt eine Indifferenzlage bei g, Stimmumfang zwischen d und a'; die Tonhaltedauer auf Vokal 9 s lang, mit Summton 11 s. Der Stimmklang ist „unruhig", leicht angerauht. Die Stimmgattung läßt sich schwer feststellen. Die Rufstimme ist schwach entwickelt, die Atmungsform ist unauffällig (Atemmittellage), Prosodie lebhaft, Artikulation ausgeformt und Sprechgeschwindigkeit normal.

Wegen der besonderen Beziehung wird der junge Mann zusammen mit seiner Mutter der Psychologin vorgestellt, die eine mehrstündige Gesprächstherapie einleitet. Die Mutter gibt nach anfänglichem Zögern zu, daß sie – wenn auch schuldbesetzt – ein wenig Angst vor einem Therapieerfolg habe. Ihr Martin könnte ja dann so erwachsen werden, daß er sich vollständig von ihr ablöst. Schließlich sei er doch der Jüngste und das Kind, das ihr am meisten ähnele.

Die Psychologin versucht nun erst gar nicht, die Mutter-Sohn-Beziehung in den therapeutischen Griff zu bekommen, vielmehr richten sich ihre Gespräche auf *beide* Bezugspersonen, um mit der gezielten Anrede an Mutter und Sohn eine Veränderung des „Stimmbewußtseins" zu erreichen.

Beiden wird „plausibel" gemacht, daß der Vorteil einer männlichen Stimme wäre, daß die Mutter einen „normalen", unauffälligen Sohn gewönne, der sich, wie es die Natur gebietet, weiterhin Stück für Stück von ihr trennen würde, was sie getrost akzeptieren könnte und müßte. Für den Sohn ergäbe sich als Positivum, daß er beim Erlangen der korrekten Stimmlage im Kommunikationsaustausch mit anderen ohne „aufhorchendes" Zögern angenommen wird und sich nicht mehr unfreiwillig oder freiwillig dem Spott von Mitmenschen aussetzen muß. Es ist nur selbstverständlich, wenn er die Belastung des Erwachsenwerdens bewußt auf sich nimmt.

Die ersten gesprächstherapeutischen Sitzungen wurden zu dritt durchgeführt, später kam der junge Mann allein. Dann ging es um allgemeine Probleme des Erwachsenwerdens und Erwachsenseins. Bereits während dieser Zeit gelang es, die Stimme tief zu halten. Es ist bezeichnend, daß die „Tiefstimme" von ihm als Schock empfunden wurde. Er hörte sie als belastend „tief". Das warf am Anfang neue Probleme auf, die in weiteren

Gesprächen in ihrer „tieferen Bedeutung" aufgelöst werden mußten.
Neben der psychotherapeutischen Behandlung verlief die logopädische Therapie. Hier wurde die „Mechanik des Atemwurfes" in den Vordergrund gerückt. Es gelang nach recht kurzer Zeit, durch Atemwurf und Rufstimme die Stimme zu „vertiefen" und auch bei längeren Passagen in dieser Lage zu stabilisieren. Um diesen Vorgang zu unterstützen, wurde der Wechsel in den verschiedenen Tonlagen probiert und geübt. Martin sollte ein Gefühl dafür bekommen, in welcher Lage er „gelassen" sprechen konnte. Länger blieb die Angst, daß die Stimme wieder umkippen, versagen könnte. Aus diesem Grunde haben wir anfangs vierteljährliche, später halbjährliche Kontrollvorstellungen vereinbart, die bisher – es liegen die Ergebnisse von zwei Jahren vor – keinen Rückfall erkennen lassen. Der junge Mann scheint sich jetzt voll mit seiner Alters- und Geschlechtsrolle zu identifizieren.

Wir haben einen Fall geschildert, der verhältnismäßig rasch erfolgreich behandelt werden konnte. Sicher spielte dabei auch die Entscheidung des jungen Mannes eine Rolle, so rasch wie möglich den Erwachsenenstatus anzunehmen, sowie die Bereitschaft der Mutter, auf den zu beschützenden Jungen zu verzichten und den sich vom Elternhaus lösenden jungen Mann zu akzeptieren.
Oft wird die Frage gestellt, ob man während der Mutation, vor allem wenn sie verlängert ist, die Betroffenen weiter singen lassen soll. Man sollte nach allen Erfahrungen davon abraten, im Chor weiter zu singen. Beim Chorgesang ist die eigene auditive und auch kinästhetische Rückkopplungskontrolle am wenigsten gewährleistet. Wenn sich jemand als Solosänger betätigt, darf nur weitergesungen werden, wenn ein verantwortungsbewußter Gesangspädagoge die Übungen und den Ausbildungsverlauf überwacht.

8.2 Hormonell bedingte Stimmstörungen

Daß die Stimme zu den sekundären Geschlechtsmerkmalen gehört, beweist die unterschiedliche Tonhöhe der Geschlechter. (Das Kapitel „Stimmstörungen und Hormone" findet man im angloamerikanischen Fachschrifttum meist unter dem Titel „Störungen der Tonhöhe".) Auf die anatomischen und physiologischen Gegebenheiten bzw. Veränderungen während der Pubertät soll nicht eingegangen werden. Aber auch in der späteren Lebensgeschichte kann eine Verschiebung im endokrinen Haushalt die Balance der Stimme beeinflussen. In der Kindheit führt die vorzeitige Geschlechtsreife zum abnormen Körperwachstum und zur Entwicklung einer Männerstimme (*Pubertas praecox*). Umgekehrt kann Mangel oder Ausfall von Steuerungshormonen die Ausbildung der sekundären Geschlechtscharakteristik in der Adoleszenz verhindern, und es kommt so zu einer Verzögerung bzw. einem abnormen Verlauf der Reifevorgänge beim Stimmwechsel. *Nicht wenige Stimmstörungen, die uns als Berufsstimmstörungen vorgestellt werden, haben ihren Ursprung in einer nicht ausgereiften oder verspätet eingetretenen Mutation.* Auch krankheits- und unfallbedingt können die männlichen Keimdrüsen atrophieren und so eine überhöhte, eunuchoide Stimme als Folge der Unterentwicklung des männlichen Stimmorgans hervorrufen. Kastration vor Beginn der männlichen Reifeentwicklung erzeugt die in der Geschichte des Gesanges so berühmt gewordenen Kastratenstimmen. Moses (1956) beschrieb interessant die Physiologie und Psychologie dieses speziellen Timbres.

Ein geschultes Gehör bemerkt feine Stimmveränderungen während der *Menstruation*. Es kommt unmittelbar vor oder während der Menses zur vermehrten Wasseranbindung im Gewebe, die stärkere Durchsaftung bewirkt eine Änderung der Stimmfaltenmasse und -elastizität, was die tiefere Stimmlage und Einschränkung des In-die-Höhe-Singens erklärt. Diese geringgradigen Verschiebungen der Tongrenzen werden meist nur von Berufssängerinnen wahrgenommen. Es ist bezeichnend, daß von alters her in der Wiener Oper für die Gesangskünstlerinnen monatlich ein freier Tag zur Verfügung stand. Übrigens läßt sich bei Frauen, die stimmlich unter der Menstruation besonders leiden, durch Verordnung von Kontrazeptiva (Ovulationshemmer, Antibabypille) Linderung verschaffen.

Im Verlauf einer Schwangerschaft können die eben beschriebenen Veränderungen verstärkt auftreten (*Laryngopathia gravidarum*). Man kann die Patientinnen beruhigen, da nach der Geburt sich die stimmverändernden Befunde wieder zurückbilden.

Zur Virilisierung (Vermännlichung), d. h. zur *Androglottie* (männliche Stimmlage), führen Behandlungen mit männlichen Hormonen, wie sie mitunter bei krebskranken Frauen notwendig werden. Es kommt zu anatomischen Veränderungen am Kehlkopf, die Kehlkopfmuskulatur nimmt zu und die Elastizität der Stimmbänder verliert an Spannkraft. Diese Alterationen können ebenso nach Verabfolgung von Anabolika, das sind Steroidkörper, die eine ähnliche chemische Zusammensetzung aufweisen wie die männlichen Hormone (Testosteron), auftreten. Man findet die verwandte chemische Ringverbindung übrigens bei Kombinationspräparaten mit weiblichen Geschlechtshormonen; auch in diesen Fällen kann es zu stimmlichen Veränderungen kommen wie zur Unsicherheit beim Intonieren, so daß die Stimme an Glanz verliert und belegt oder brüchig klingt. Fatal ist, daß die Androglottie bereits nach wenigen Tabletten oder Injektionen eines Hormonpräparats auftreten kann. Andererseits sind Fälle bekannt, wo Frauen jahrelang aufgrund medizinischer Indikation männliche Geschlechtshormone appliziert wurden, ohne daß Folgeschäden am Kehlkopf auftraten.

Eine häufig gestellte Frage ist heute, ob *Antibabypillen* (Ovulationshemmer, Kontrazeptiva) schädlich für das Stimmorgan sind. Was können wir Patientinnen antworten, die Verhütungstabletten einnehmen? Reine männliche Hormone sind in diesen Pharmaka nicht enthalten, doch können die synthetisch aufgebauten Komponenten oder chemischen Verbindungen eine ähnliche Wirkung wie Testosteron hervorrufen. Nach allem was im Augenblick über diese Frage vorliegt (empfehlenswert: Heinemann 1976) gibt es keinen gültigen Beweis dafür, daß die „Pille" der Stimme schadet. Man ist aber gut beraten – darüber sind sich die Fachleute einig –, wenn man bei Sängerinnen, die Kontrazeptiva einnehmen, wiederholt phoniatrisch-logopädische Untersuchungen durchführt.

Zu den in der Praxis häufiger vorgestellten Stimmveränderungen im Rahmen von *Mutationsstörungen* gehört die persistierende Knabenstimme (Mutationsfistelstimme, Puberphonie). Das ist die Unfähigkeit der jugendlichen Stimme, den männlichen Stimmklang zu erwerben (s.a. Fallbeschreibung, S. 120). Die reifende Stimme erleidet einen Bruch. Die tiefere Stimmlage wird nicht erreicht. Die Stimmführung ist unsicher und schwankt jäh zwischen tiefen und hohen Tönen. Über diese Mutationsanomalie liegt ein ausgedehntes Schrifttum vor. Viele Autoren gehen davon aus, daß eine psychogene Form von Stimmstörung vorliegt. Psychoanalytiker meinen, daß es sich um einen länger schwelenden Reifekonflikt handelt, d. h. um die Unfähigkeit sich von der Mutter zu lösen, einen narzistischen oder ödipalen Komplex. Beim Ödipuskomplex entbrennt eine pathologische Liebe auch sexueller Natur zur eigenen Mutter, die gerade während der Pubertät auftreten kann. Da Blutschande bekanntlich als soziales Verbrechen gewertet wird, kommt es zu Gegenmaßnahmen, die eine stimmliche Regression bei den Jünglingen hervorrufen.

Beim narzistischen Komplex ist die im gewissen Grade notwendige Eigenliebe übersteigert. Der Betroffene kommt vom Ich in infantiler Manier nicht mehr los.

Wie immer man zu den psychoanalytischen Deutungen stehen mag, auf alle Fälle besteht eine funktionelle, nicht organisch bedingte Fehlsteuerung mit Beibehaltung der Kinderstimme. Darum sprechen auch andere Autoren einfach von einer motorischen Ungeschicklichkeit. Es gelingt nicht, den infolge der Reifungsvorgänge anatomisch und nerval umgebildeten Kehlkopf in der strukturell neuen Form zu gebrauchen. Es gibt auch Mutationsstörungen bei Mädchen und Frauen, nur fallen sie wegen des kleineren Tonsprungs nicht so stark auf.

An dieser Stelle sei ein kurzer Rückgriff auf die *Entwicklung der Stimme* eingeschaltet. Mit Beginn der Pubertät (menschliche Reifezeit) vergrößert sich das Kehlkopfskelett, die Stimmlippen werden länger und breiter. Beim jungen Mann betragen die Zuwachsraten etwa 1 cm, beim Mädchen ein Drittel davon. Die Stimme vertieft sich bei Männern um durchschnittlich 1 Oktave, bei Frauen um eine Terz oder auch überhaupt nicht. Mit der Erweiterung des Umfangs geht die Kräftigung des Stimmklangs einher.

Ärzte beschreiben nach Kehlkopfspiegelung während der Mutationsphase meist folgenden Befund: dreieckförmiger Spalt im hinteren Drittel der Glottis (Stimmritze)-Mutationsdreieck, Hyperämie (erhöhte Durchblutung) der Stimmlippen und Stellknorpel. Diese Rötung darf nicht als Entzündungszeichen mitverstanden werden, es ist die gewebsreaktive Folge von Umbauvorgängen.

Der Stimmwechsel setzt heute früher ein, etwa im 12. Lebensjahr, und kann von einem halben bis zu zwei Jahren andauern. Unvollständige Mutationsvorgänge können sich als überhöhte Sprechstimmlage und abnorm rasche Stimmermüdung ausweisen. Solche Stimmen sind ungeeignet für Sprechberufe.

Die Behandlung von puberphonischen, mutationsgestörten Patienten ist nicht einfach. Es muß eine sorgfältige Fallgeschichte erhoben werden, die den Hintergrund von Kindheits- und Persönlichkeitsentwicklung beleuchtet. Nicht selten ist der kontaktscheue Patient zu motivieren, überhaupt an einer Stimmübungsbehandlung teilzunehmen.

Im deutschen Fachschrifttum wird die mechanische Methodik des *Gutzmann-Handgriffes* zur Tiefstellung der Stimme empfohlen. Der Therapeut setzt seine Finger auf die Platten des Schildknorpels, die von außen gut tastbar sind. Der Patient wird aufgefordert, einen Summton zu halten, während der Thyreoidknorpel langsam rückwärts und nach unten gedrückt wird. So wirkt man der gewohnheitsmäßigen Hochstellung des Larynx entgegen und verkürzt durch den Druck nach hinten die Stimmfalten. Die unhygienische Tonhöhe wird gesenkt. Vorteilhaft ist, daß diese Manipulation auch vom Patienten selbst ausgeführt werden kann.

Man sollte einschränkend bemerken, daß angloamerikanische Autoren mit dem Gutzmann-Handgriff keinen rechten Erfolg gehabt haben. Das erhebt die Frage nach den weiteren Möglichkeiten, die Mutationsfistelstimme zu senken. Richtig ist es, mit korrigierenden Maßnahmen der Tendenz des Kehlkopfes, nach oben zu rücken, entgegenzuwirken. Man kann dies mit Summtönen oder tief angesetzten Seufzerübungen erreichen. Der Patient ist darauf zu sensibilisieren, die Tiefe des Tones zu spüren.

Eine beliebte Methode, die meist spür- und sichtbare Steifigkeit des Kehlkopfes im Verbund der Haltemuskulatur zu lockern, ist das Kieferschütteln – ein lockeres „Flattern" des Unterkiefers mit und ohne Tonbeigabe. Nicht selten können Patienten mit überhöhter Stimmlage tieftönig lachen, so daß das Lachstakkato die Vokalreihe hindurch eine Korrekturmethode für die Puberphonie sein kann. Es ist zuweilen verblüffend, wie erfolgreich man mit einfachen Methoden Stimmabweichungen behandeln kann.

Die Tieferstellung einer überhöhten Sprechstimmlage gehört zu den wichtigsten Aufgaben eines Stimmtherapeuten. Man kann behaupten, daß jeder Fall seine eigene Technik beansprucht. Nur darf der Leitfaden nicht aus der Hand gleiten, nämlich die Einheit von Stimme und Stimmung. Es ist unsinnig, mit mechanischen Methoden die Stimmlage zu senken und die Grundbefindlichkeit außer acht zu lassen. Stimme und Stimmung verhalten sich wie die Flüssigkeit in den Schenkeln kommunizierender Röhren: Die eine Säule kann nicht sinken oder steigen, ohne die andere nachzuziehen.

Das Nachlassen der Wirksamkeit von Hormonen läßt uns an das *Altern* (Geronto-Phoniatrie) denken. Wie alle Organe im Laufe des Lebens sich verändern, so macht auch der Kehlkopf, zeitlebens einer erheblichen Beanspruchung ausgesetzt, einen Gestaltwandel durch. Es kommt zur allmählich einsetzenden Verknöcherung der Knorpel, wo-

durch die Elastizität dieses sehr kompliziert aufgebauten Stützgerüstes herabgesetzt wird. Infolge Gewebeumbaus im Taschenfaltenbereich – es ändern sich Konsistenz und Sekretzusammensetzung der Schleimdrüsen, wo die Epithelschicht an sekretspendenden Zellen verarmt – kommt es zur ungenügenden Befeuchtung der Oberflächenbedeckung im Glottisbereich. Diese Vorgänge zeichnen sich bei Männern auffälliger ab. Der Stimmwandel steht in Verbindung mit Rückbildungsprozessen im Bereich der Lunge und des Rachens.
Die individuellen Unterschiede bei der Alterung der Stimme differieren erheblich. Es gibt Personen, die noch im hohen Alter erstaunliche Stimmleistungen vollbringen, wie man das markant bei älteren Sängern hören kann.
Bleibt kurioserweise zu vermerken, daß die alternde Stimme bei Männern nach oben, bei Frauen nach unten abweicht. Bei älteren Leuten mit längerem Siechtum stellt sich durch Kräfteverfall der Muskulatur eine marantische Dysphonie mit schwacher, verhauchter, instabiler Stimme ein. Der Spiegelbefund zeigt exkavierte, nicht vollständig schließende Stimmlippen. Schon die Grobfunktion läßt flatternde Bewegungsformen erkennen.
Neben den Geschlechtsdrüsen können auch andere Organe des Endokriniums Stimmstörungen oder -krankheiten auslösen, die allerdings selten sind. Bei der *Akromegalie* kommt es zu einem vermehrten Wachstum der Akren, der Körperendglieder, so auch der Zunge (Makroglossie), die zusammen mit der Vergrößerung des Kehlkopfgerüstes das Sprechen behindern kann.
Bei der *Addison*-Krankheit einer Nebennierenerkrankung mit Dynamie und Abfall der Körperleistungen, leidet naturgemäß auch die Stimmkraft.
Das *Myxödem,* eine Untersekretion der Schilddrüse, verursacht, wenn es in der Kindheit nicht rechtzeitig diagnostiziert worden ist, Kretinismus. Es kann aber auch bei älteren Leuten auftreten: Die Haut wird rauh und trocken, das Haar dünn, die Bewegungen verlangsamen sich und das Gewicht nimmt ab. Ein Frühsymptom ist die Vertiefung der Stimme und ein leichter Grad von Heiserkeit, besonders bei Frauen. Bei der Spiegelung des Kehlkopfes (Laryngoskopie) zeichnet sich deutlich eine Mengenzunahme der Stimmfalten ab. Im Hinblick auf alte Menschen ist zu bedenken, daß diese Krankheit meist erst spät erkannt wird.
Häufiger sind die unterschwelligen Formen abnormer Schilddrüsenfunktion mit subklinischer Symptomatik. 1928 beschrieb van den Hoeven das *thyreovokale Syndrom.* Nadoleczny hatte es als Pseudophonasthenie gekannt und Luchsinger nannte es die thyreogenbedingte Dysphonie. Bei diesen Patienten besteht eine mehr oder weniger erkennbare Struma (Kropf). Akustisch imponiert meist eine hyperfunktionelle Dysphonie: harter Stimmeinsatz, unreine (scheppernde) Tongebung und -führung, Kraftlosigkeit von Ruf- und Singstimme, Einschränkung des Tonumfangs, rasche Ermüdbarkeit. Hinzu kommen vegetative Dysfunktionen, wie emotionale Labilität, innere Unruhe, Nervosität, Konzentrationsschwäche, Herabsetzung der körperlichen und geistigen Leistungen. Es ist die Symptomatik, die man ein wenig verlegen zusammenfaßt als vegetative Dystonie, neurozirkulatorische Dystonie oder vegetative Dysregulation.
Es gibt zweifellos Stimmgestörte, bei denen die neuroendokrinovegetative Reizbarkeitsschwelle herabgesetzt ist. Es bleibt eine offene Frage, ob die gesteigerte Irritabilität eine Folge primärer Stimmklangveränderung ist oder ob das reizbare Vegetativum die Stimme sekundär schädigt. Nicht selten pfropfen sich vegetative Symptome einer typischen Berufsdysphonie auf, die im strengen Sinne durch Stimmabusus hervorgerufen wird. Man kommt dann mit Stimmübungsbehandlung oder Psychotherapie allein nicht weiter, ein Facharzt für innere Medizin muß zur Mitbehandlung hinzugezogen werden. Eine eingeschränkte Stimmleistung kann so auch einmal durch Medikamente der inneren Medizin behoben werden.
Stimmklangveränderungen imponieren auch

bei *Intersexualität*. Kennzeichnend ist hier, daß die psychische Einstellung oft nicht mit dem äußeren Erscheinungsbild übereinstimmt, daß beispielsweise die Stimme bei typisch weiblicher Verhaltensweise zu tief ist. So ist es nicht einfach, zwischen Körper, Psyche und männlicher bzw. weiblicher Stimmlage eindeutige Beziehungen herzustellen. Klarer liegen die Verhältnisse bei den verschiedenen Formen des männlichen oder weiblichen *Hypogonadismus* mit primärer oder sekundärer Testesinsuffizienz und den daraus sich ergebenen unterschiedlichen Formen des Früh- und Späteunuchoidismus. Ein Problem – nicht selten auch für die Logopädie – stellt die *Transsexualität* dar. Bekanntlich handelt es sich um eine Anlage, die bereits in der Kindheit hervortritt, aber zunächst von der Umwelt unterdrückt wird. Je älter die Kranken (Transsexualität ist inzwischen von der Psychiatrie als Krankheit anerkannt) werden, um so heftiger streben sie danach, ihre äußeren Geschlechtsmerkmale operativ umwandeln zu lassen. Dieses hartnäckige Bestreben ist ein wichtiger Teil der Diagnose. Der Transsexuelle identifiziert sich vollständig mit dem anderen Geschlecht.

Über die Entstehung der auseinanderklaffenden Geschlechtsidentität kann man heute nur soviel sagen, daß sie bereits in utero festgelegt wird, wahrscheinlich infolge hormonaler Fehlprägung. Wichtig ist, daß diese Patienten nur im Rahmen eines langfristigen Programms behandelt werden. Die Operation, die keine grundsätzlichen Schwierigkeiten bietet, aber erst nach längerer Beobachtungsphase vorgenommen wird, ist nur ein Abschnitt in einem Gesamtkonzept, an dem Psychiater, Endokrinologen, Urologen, Internisten und Sozialarbeiter mit- und weiterarbeiten müssen.

Der Logopäde ist gefragt, wenn es um die stimmlichen Belange geht, d. h. wenn ein männlicher Transsexueller nach erfolgreicher operativer Umwandlung die Höherstellung seiner Stimme wünscht. Dies ist keine leichte Aufgabe. Der Logopäde ist gut beraten, wenn er die Zusammenarbeit mit den anderen am Problem beteiligten Fachleuten sucht bzw. weiterführt. Es sei nicht verschwiegen, daß man nach den bisher vorliegenden Erfahrungen den geschlechtsumwandelnden Operationen gegenüber jetzt zurückhaltender geworden ist. Nicht selten ist dies nämlich nur der radikale Versuch, mit einer Lebenskrise fertig zu werden. Nach Meldungen aus dem amerikanischen John Hopkins Hospital, das im vergangenen Jahrzehnt als Mekka der operativen Umwandlung galt, ist diese invasive Behandlungsmethode nach und nach eingestellt worden. Es scheint, als ob sich Transsexuelle mit ihrem Körper abfinden müßten. Die Frage der sexuellen Identität wäre dann vorrangig konservativ durch Beratung abzuklären.

Ein sehr seltenes Stimmphänomen sei abschließend genannt. 1920 wurde erstmals auf die hohe fistelnde und heisere Stimme einer Patientin hingewiesen, bei der ein *Werner-Syndrom* diagnostiziert worden war. Man stellte keine Entzündungszeichen fest. Die Stimmlippen waren nur im Bereich des Processus vocalis geschlossen, d. h. nach vorn und hinten blieb die Glottis offen. Das Sprechen klang wie bei einer offenen Rhinolalie. Heinemann (1976), der sich intensiv mit dieser Erkrankung befaßt hat, schlußfolgert, daß die Fistelstimme nicht Folge des häufig begleitenden Hypogonadismus ist, sondern im Rahmen des allgemeinen Krankheitsbildes gesehen werden muß. Typisch für dieses sind straff atrophische Hautveränderungen, Atrophie der Muskulatur und Schwund des subkutanen Fettgewebes, vorwiegend an den Extremitäten, aber auch am Kopf und Hals. Die atrophischen Umgestaltungen im Bereich des Ansatzrohres betreffen vermutlich ebenso die feinere Kehlkopfmuskulatur. Infolge Rigidität der Stimmfalten kommt es dann zu Fisteltönen.

Bei allen endokrin bedingten Stimmkrankheiten muß man davon ausgehen, daß in vielen Fällen eine *pluriglanduläre Insuffizienz* besteht, also viele Drüsen falsch funktionieren. Außerdem laufen Schaltverbindungen zwischen dem Endokrinium, dem Drüsenapparat und dem zentralen Nervensystem. Dafür steht der Sammelbegriff „Neuroendokrinium". Aufregungen, die wir täglich erleben, Affekte wie Wut, Freude, Trauer, Zärtlichkeit, die unsere Stimme jeweils charakteristisch verändern, werden aus nervalen *und* hormonalen Quellen gespeist. Psychopharmaka und Psychotherapie haben hier gleiche Chancen.

8.2.1 Ein Fall von hyperfunktioneller Dysphonie (Berufsdysphonie)

Eine mittelgroße, blonde, selbstbewußt auftretende Mittdreißigerin betritt den Praxisraum. Sie nimmt Platz und beginnt sofort ziemlich schnell, mit wenigen Pausen, überdurchschnittlich laut und monoton zu sprechen. Bei der einförmigen Sprechweise – es fehlen die rhythmisierenden und dynamisierenden Hebungen und Senkungen – ist die untertönige Rauhigkeit unüberhörbar. Die Stimme ist auch in der Konversation überhöht, sie klingt zeitweilig diplophon (doppeltönig). Schon äußerlich (Gesichts- und Halsverspannungen) sticht die mühselige Sprechweise ins Auge. Man fällt augenblicklich das fatale Urteil: verschriene Stimme!

Die Patientin berichtet, daß sie mit ihrer Stimme am Ende ist. Bereits nach geringer Sprechleistung treten Ermüdungserscheinungen auf. Es gibt Situationen, wo die Stimme völlig versagt. Die verminderte stimmliche Tragfähigkeit wirkt sich auf die gesamtkörperliche Belastbarkeit aus, d. h. Stimme und Stimmung sind gleichermaßen erschöpft.

Wir stellen die Frage nach dem Beruf. Die prompte Antwort lautet Lehrerin. Wir fragen weiter, wie lange sie schon pädagogisch tätig sei und ob jemals eine Belehrung über Stimmtechnik erfolgte, so z. B. während ihrer Ausbildung und beim Bemerken der ersten Symptome die Hilfe eines Arztes oder einer Logopädin in Anspruch genommen wurde. Sie erwidert, daß sie seit 4 Jahren im Beruf steht und Unterricht in Englisch und Kunst erteilt. Als Studentin hat sie kurzfristig an einem Seminar für Sprecherziehung teilgenommen, ist aber im Grunde wenig daran interessiert gewesen, weil sie schließlich nie zuvor stimmlich indisponiert gewesen wäre. Stimmübungsbehandlungen sind bis jetzt nicht erfolgt.

Wir wollen etwas wissen über die Art der geklagten Stimmbeschwerden, den Zeitpunkt des ersten Auftretens und die Situation, in denen die Störungssymptomatik besonders auffällig wird.

Antwort: Das Beschwerdebild ist recht vielgestaltig. Anfangs war es weniger schwer, nur vermehrter Räusperzwang, der sich tichaft gesteigert habe. Später kamen Mißempfindungen (Parästhesien) im Bereich des Ansatzrohres, des Nasen-, Mund- und Kehlkopfrachens, hinzu. Man hatte das Empfinden, als ob eine Erkältung im Anrücken sei, mit Rauhigkeit und Kratzen im Hals.

Deswegen, so fährt die Patientin in ihrem Bericht fort, ist sie oft zum HNO-Arzt gegangen. Dieser habe erklärt, daß die Schleimhäute einschließlich Stimmbänder gerötet seien; es liege eine Rhinopharyngitis oder Laryngitis vor, und man müsse eine antientzündliche Behandlung einleiten. Sie wurde gepinselt, erhielt Rotlicht, Mikrowellen oder Inhalationen, mußte Lösungen in Mund und Nase sprayen, gurgeln und Dragées nehmen. Mitunter wurden Antibiotika verabfolgt. Aber, so resümiert die Patientin, trotz dieser breitgefächerten und aktiven Behandlung sind die Beschwerden nie restlos abgeklungen, sondern immer von neuem aufgetreten. Ein Hinweis, zwecks Kontrolluntersuchung einen Stimmspezialisten, einen Phoniater, aufzusuchen oder Rücksprache mit einer Logopädin zu halten, ist nicht gegeben worden. Mehr zufällig hätte sie erfahren, daß es medizinische Berufe gibt, die sich mit der Rehabilitation von kranken Stimmen und krankem Sprechen befassen.

Zum situationsbedingten Auftreten der Stimmbeschwerden meint die Pädagogin, daß sie sich vor allem während des Unterrichts bemerkbar machen. Die ersten Stunden sind noch ziemlich leicht zu überbrücken, aber später – in der 3., 4. und 5. Stunde – wird die Anstrengung beim Sprechen so übermäßig, daß sie meist gezwungen ist, sich der Stimme gänzlich zu enthalten und den Unterricht schriftlich weiterzuführen. Dadurch kommt es zu disziplinarischen Schwierigkeiten in den oberen Klassen. Aber auch in den unteren, wo die Unruhe von vornherein größer ist. Auf unsere Frage, ob sie gern singt, antwortet sie, daß sie früher im Chor gesungen habe, aber jetzt nicht mehr imstande sei, die höheren Töne zu treffen.

Bei der Erhebung der Familienanamnese werden Affektionen der oberen Luftwege und Heiserkeit negiert. Zur eigenen Krankengeschichte: sie litt in der Kindheit unter Bronchitiden, die entsprechend behandelt wurden. So ist auch eine Mandelkappung vorgenommen worden. Nach der Pubertät sind diese Erscheinungen zurückgegangen.

Wir forschen nach, ob jemals Hormone oder Anabolika (Stärkungsmittel) verordnet worden sind und ob die Pille eingenommen wird. Sie sagt uns, daß sie seit 2 Jahren die Pille nimmt, aber niemals zuvor Hormone erhalten hätte. Im Zusammenhang mit der Einnahme des Kontrazeptivums sind keine stimmlichen Veränderungen aufgefallen. Andere schwere Erkrankungen liegen nicht vor. Erwähnenswert ist, daß täglich ca. 10 Zigaretten geraucht werden und daß im eigenen Haushalt noch zwei eigene Kinder im Alter von 4 bzw. 6 Jahren zu versorgen sind. Was ihre Position in der Schule betrifft, so mußte sie bereits ihr Stundendeputat reduzieren. Sie unterrichtet im Augenblick nur noch 18 Stunden, aber auch das fällt ihr

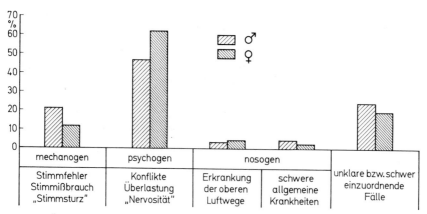

Abb. 27. Ätiologie der professionellen Dysphonie („Lehrerkrankheit")

schwer. Hinzu kommt, daß der Ehemann selten zu Hause ist, die Last der Erziehung der Kinder somit voll auf sie zurückfällt. Abends ist sie meist sehr erschöpft.
Alle diese Einzelheiten berichtet uns die Lehrerin mit scheinbarer Gelassenheit. Doch fällt uns bei genauerem Hinhören (funktionelles Hören) auf, daß sich hinter dieser zur Schau getragenen sachlichen Berichterstattung ein inneres Getriebensein, Angst und Unsicherheit versteckt. Das ist für uns der Anlaß, zu fragen, ob neben dem Stimmübel noch andere Leiden hervortreten, ob die Patientin ihren Beruf gern ausübt, ob sie Probleme hat, Konflikte sie bedrängen und wie wohl sie sich fühlt. Diese Gesprächswendung bleibt ohne direkte Beantwortung. Vielmehr erzählt die Lehrerin von ihren Kindern, die sie gern hat und mit denen sie sehr guten Kontakt pflegt. Erst als wir wissen wollen, ob auch der Ehemann in gleich gutem Verhältnis zu den Kindern steht, verliert die Patientin ihren Gleichmut. Es bricht „dysphon" aus ihr hervor, daß sie in Scheidung lebt. Wir erfahren, daß die Ehe schon seit längerem getrübt ist, daß die Stimmbeschwerden mit der zunehmenden Entfremdung der Ehepartner stärker geworden sind.
Diese Schilderung erleichtert uns den therapeutischen Einstieg. Wir verdeutlichen uns den engen psychologischen Zusammenhang zwischen Stimme und Stimmung und machen uns klar, daß ein Stimmträger zugleich immer auch ein Stimmungsträger ist. Alle unsere Äußerungen werden von der Tageslaune und der tiefer im Persönlichen verankerten Grundbefindlichkeit beeinflußt (Abb. 27).
An diesem Punkt brechen wir das Erstinterview zunächst ab. Die Anamnese ist noch nicht vollständig erhoben. Wir möchten aber jeden Eindruck einer planmäßigen Befragung vermeiden. Schon ganz am Anfang steht uns die therapeutische Bemühung näher als die anamnestische Vollständigkeit.

Der Patient muß selbst die Elemente zur Gestaltung seines Persönlichkeitsbildes herantragen. Wir erheben eine fließende Anamnese.
Bevor wir uns nun selbst ein Urteil über den faktischen Zustand der Stimme (Stimmstatus) bilden, sollten wir die zuvor erhobenen Befunde für unsere Einschätzung mitverwerten (Anhang E). Sofern keine Unterlagen vorliegen, ist es ratsam, den Stimmgestörten einem Phoniater oder HNO-Arzt mit der Zusatzbezeichnung „Stimm- und Sprachstörungen", ggf. einem Psychologen oder Psychotherapeuten wegen der begleitenden „Stimmungsstörung" vorzustellen.
Die Überweisung an einen Fachmann für Psychologie oder Psychotherapie ist oft eine nicht einfache Entscheidung. Wir wissen natürlich, daß die Stimmung entscheidend den Stimmcharakter prägt, möchten aber auch durch Betonung der psychologischen Komponente den betreffenden Patienten nicht über Gebühr verängstigen. Zweifellos sind die Beziehungen zwischen Psyche und Phone sehr subtiler Art. Wir sollten uns als Laienpsychologen jedenfalls davor hüten, als Elefant im seelischen Porzellanladen aufzutreten.

Erfreulicherweise konnte unsere Patientin berichten, daß sie bereits von einem HNO-Arzt angesehen worden ist, der ihr erstmals nach vielen unverbindlichen, vorangegangenen Konsultationen klarmachte, daß keine echten Entzündungszeichen zu erkennen seien und deshalb annahm, daß die Rötung (Hyperämisierung) der Stimmlippen auf funktionelle Überanstrengung zurückzuführen war. Die Diagnose lautet also nicht Laryngitis, sondern Stimmermüdungsschwäche. Er gab der Lehrerin den Rat, sich in einer phoniatrischen Abteilung fachgerecht untersuchen zu lassen.
Von dort liegt ein Untersuchungsbericht vor. Dieser bescheinigt ein normales Hörvermögen, die unabdingbare Voraussetzung aller weiteren stimm-, sprech- und sprachtherapeutischen Maßnahmen. Die groben Funktionen von Stimme und Sprechen scheinen ebensowenig gestört. Die Seitenstränge – das ist das „Ersatzgewebe", das sich beidseitig an der Rachenhinterwand nach Kappung oder Entfernung der Mandeln (TO oder TE) herausbildet – ist stärker gerötet und leicht ödematös aufgetrieben. Auch besteht eine geringgradige Septumdeviation, d. h. eine Verbiegung der Nasenscheidewand, die jedoch die Luftdurchgängigkeit nicht entscheidend beeinträchtigt.

Über die Frage, inwieweit organische Veränderungen den Tonraum des Ansatzrohres beeinflussen, ist viel diskutiert und geschrieben worden. Sicher ist, daß die Anatomie dieses Raumes für die Klangwirkung von Bedeutung ist. Das erhellt die Tatsache, daß die Menschen einen heraushörbaren unterschiedlichen Stimmausdruck haben, weil ihre anatomischen Gegebenheiten, die supraglottischen Raumverhältnisse, verschieden sind. Pauschal läßt sich sagen – das bestätigen auch langjährige Erfahrungen von Gesangspädagogen –, daß weite Räume der Stimme mehr Wohlklang verleihen als enge, eingeschränkte. Eine große, zur Wurzel hin ausladende, nach hinten verlagerte Zunge läßt die Töne gequetschter klingen als eine flott bewegliche, motorisch intakte Zunge.
Genauso steht es um die Beweglichkeit des Gaumensegels und des velopharyngealen Verschlusses. Die Öffnung zwischen weichem Gaumen und Nasenrachenwand wird nicht ganz abgeriegelt, sondern bei vokalischer oder konsonantischer Lautung kann immer noch etwas Luft entweichen. Jedenfalls gilt das für die deutsche Sprache, wo es nur drei Nasallaute gibt: m, n und ng. Diese geringe nasale Beimischung ist für eine ästhetische und tragfähige Klangwirkung unentbehrlich. Das ist der Grund, Nasalisierungsübungen vorzunehmen, die eine „hygienische" Nasalität bewirken.

Lenken wir unsere Aufmerksamkeit erneut auf unseren Fall einer Berufsstimmstörung: Der hinzugezogene Phoniater hat einen stroboskopischen Befund erhoben. Der Einblick auf die Glottis und in den Glottisraum hinein ist durch heftige Abwehrbewegungen und verstärkte Reflexaktivität erschwert. Man erkennt erst nach mehrmaligen Versuchen mittels endoskopischer Lupenbetrachtung, daß die Stimmlippen im mittleren und vorderen Bereich sehr schlaff reagieren, und ödematös, Reinke-Ödem-ähnlich, aufgetrieben erscheinen. Bei den Bewegungsfolgen über verschiedene Tonlagen hinweg flattern die aufgelockerten Stimmfalten ähnlich wie Fahnen im Wind. In der Schlußphase beobachtet man Preßverschluß oder den krampfhaften Versuch eines solchen, der die vorderen zwei Drittel verschließt, doch im hinteren Drittel einen offenen Spalt beläßt, so daß ein paradoxer Befund resultiert, nämlich Preßphonation bei extremer Stimmverhauchung, was auch den überhaucht angerauhten, heiseren Klang der Stimme erklärt. Die Amplitude, so weit man sie bei dem organisch veränderten Bild erkennen kann, ist vergrößert, eine Randkantenverschiebung (RKV) findet nicht statt. Die Schwingungen der Stimmfalten vollziehen sich infolge ungleichmäßiger Massenverlagerung nicht gleichzeitig und unregelmäßig. Diagnose: Berufsdysphonie (Lehrerkrankheit), sekundäre hypofunktionelle Dysphonie.

Man ist heutzutage bemüht, die Terminologie in der Stimmheilkunde zu vereinfachen. So spricht man von

– *hyperfunktioneller Dysphonie* (bei tendenziös spastischer Phonation; stroboskopisch zeigen sich neben meist unregelmäßigen Schwingungsfolgen eine verkürzte Amplitude und fehlende Randkantenverschiebung)
– *hypofunktioneller Dysphonie* (bei schlaffer Phonationsweise; stroboskopisch vielfach unregelmäßige Schwingungsformen, oft ungleichzeitig; erweiterte Amplitude, erkennbare Randkantenverschiebung)

Zwischen diesen Extremen der Stimmbandbewegung gibt es Zwischenformen (Dysphonia mixta), die jeweils einer genaueren Beschreibung bedürfen.

Wichtiger noch für die einzuschlagende Art der Behandlung ist der kurz- und langfristig zu beobachtende Symptomwandel. So kann im Verlauf von Tagen auditiv und stroboskopisch feststellbar der Wechsel von der Hypo- in die Hyperfunktion und umgekehrt erfolgen. Ebenso kann in einem Sprechberuf über Jahre hinweg eine anfänglich stimmliche Überspannung in eine sekundäre Hypofunktion übergehen.

Dringend empfohlen wird eine intensive Stimmübungsbehandlung für unseren Fall.

Für die Praxis reichen die laryngoskopisch und stroboskopisch erhobenen Befunde aus. Nach örtlichen Möglichkeiten, d. h. apparativer Ausstattung, kann man Elektroglottographie, subjektive und objektive Stimmschallanalysen, Pneumotachographie und Spirometrie hinzuziehen. An einigen phoniatrischen Zentren werden Komplexuntersuchungen der Atmung (Atemvolumen, Atemgeschwindigkeit, Atemzugvolumen u. a.) vorgenommen. Man kann aber auch in unserer elektronisch verwöhnten Zeit nüchtern feststellen, daß die apparativen Untersuchungen durchaus nicht für die Diagnose oder gar Prognose von ausschlaggebender Bedeutung sein müssen. Nach Einblick in das Untersuchungsergebnis eines Phoniaters oder HNO-Arztes, mit der Zusatzbezeichnung „Stimm- und Sprachstörungen", und nach gründlicher Befragung der Biographie und Krankheitsgeschichte wird der Stimmstatus erhoben. Es ist ratsam, dafür ein Formblatt zu verwenden. (Viele Institutionen haben ihre eigenen Formblätter entwickelt, je nachdem, welcher diagnostische Gesichtspunkt im Vordergrund stand und wie dieser bewertet wurde.) Unentbehrlich bei der Stimmprüfung sind folgende Items: Musikalität und Rhythmusempfinden, mittlere Sprechstimmlage (Indifferenzlage), Stimmumfang, Tonhaltedauer auf Vokal (a, i) und Konsonanten (s), Stimmgattung (Timbre).

Bei der Einschätzung der Stimmqualität sind wir im Augenblick noch darauf angewiesen, beschreibende Eigenschaftswörter zu verwenden, wie heiser, rauh, belegt, gepreßt, träge, mühsam, kloßig, doppeltönig u. a. Im allgemeinen kommt man mit einer Grobeinteilung aus. Eine Stimme ist normal, heiser oder verhaucht oder gepreßt.

Man soll nicht versäumen, die Singstimme in das Untersuchungsschema aufzunehmen, denn diese ist nicht selten ein Maßstab für die Leistungsfähigkeit der Stimme. Gleiches gilt für die Rufstimme.

Mit Sprechmelodie, Sprechgeschwindigkeit, Artikulationsvermögen, Flüssigkeit der Koartikulation, Pausenverhalten (Pauseneinteilung) und Atmungsform haben wir die wesentlichen Punkte der Stimmdiagnostik erfaßt. Nicht zu vergessen ist die Körperhaltung, einschließlich Mimik und Gestik. Verspannungen der inneren Kehlkopfmuskulatur zeigen sich oft auf frappante Weise im „Angestrengtsein" der Gesichtsmuskulatur, in verkrampften Bewegungen der Augenbrauen, Stirn- oder Nasenflügelpartie.

Bei unserer Patientin finden wir eine Indifferenzlage von f, einen Stimmumfang zwischen G-g″, eine Tonhaltedauer auf Vokal von 11 s. Der Stimmeinsatz ist verhaucht, die Sprechgeschwindigkeit deutlich beschleunigt, es werden kaum Pausen eingehalten.

In jeden aussagekräftigen Prüfkatalog gehört die Beurteilung des an- und abschwellenden Tonverlaufs (Schwelltonvermögen). Für die Sprech- und Singstimme weist die mühelose Ausführung auf Koordinationsfähigkeit, d. h. ein ungebrochenes Spiel der respiratorischen, phonatorischen und artikulatorischen Feinmotorik hin. Man erwartet von der Singstimme ein einwandfreies In-die-Höhe-Singen ohne Brüche im Tonverhalten, so auch – wenn auch vielleicht nicht so deutlich herauszuhören – von der Sprechstimme.

Man kann aus Erfahrung postulieren, daß ein stabiles, nur gering schwankendes Schwelltonvermögen und eine kräftige, gut abgestützte Rufstimme – eine Stimme, die mit einer Lautstärke von 80 bis 90 dB einen Ton zu „packen" versteht – Kennzeichen für eine leistungsfähige Stimme sind.

Wenn alle Befunde vorhanden sind, bestimmen wir die Art der funktionellen Stimmstörung. Diese Einordnung schult nicht nur die diagnostischen Fähigkeiten, sondern ist unentbehrlich für die Zusammenstellung eines personenzentrierten Therapieprogramms. Wir berücksichtigen dabei, daß Stimmbefunde sich nicht nur im Verlauf einer Behandlungsperiode, sondern von Tag zu Tag ändern können. Dies hängt mit der Tagesbefindlichkeit eines Menschen zusammen. So kann eine Hypofunktion (Funktionsschwäche) bereits am anderen Tage als Preßphonation (Überspannung) akustisch, laryngoskopisch oder stroboskopisch imponieren. Diese Wechselhaftigkeit (Proteusverhalten) von Stimmphänomenen muß man einkalkulieren, wenn man nicht diagnostisch und therapeutisch Fehler begehen will.

Bei der von uns untersuchten Lehrerin kommen wir zu dem Schluß, daß es sich um eine hyperfunktionelle Dysphonie mit sekundären organischen Veränderungen (Reinke-Ödem) handelt, wobei phonatorisch auch schlaffe (hypofunktionelle) Stimmlippen-Bewegungsfolgen einfließen. Diese Misch-Form (Dysphonia mixta) stellt uns vor ein schwieriges therapeutisches Problem. Bei „reinen" Störungen können wir vorzugsweise entspannend oder kräftigend vorgehen. In unserem Fall muß vom jeweiligen aktuellen Befund und therapeutischen Fortschritt ausgegangen werden. So wird, wie die Diagnostik, auch die Behandlung einen fließenden und nicht starr schematischen Charakter haben.

Außerordentlich wichtig ist es schon anfangs dem Patienten zu sagen, daß eine Stimmübungsbehandlung nicht mit einer üblichen medizinischen Medikation vergleichbar ist. Pillen oder Tropfen helfen wenig, günstigenfalls können lästige Halsbeschwerden, insbesondere wenn sie entzündlicher Natur sind, durch Tablettengaben gelindert werden.

Für die funktionell gestörte oder kranke Stimme auch mit sekundären Organalterationen gibt es nur eine Methode der Wahl, die intensive Stimmübungsbehandlung. Das bedeutet für den Patienten in der Woche einen mehrmaligen, bestenfalls täglichen Einsatz (unter optimalen Umständen, bei Freistellung von der Berufstätigkeit sogar zweimal am Tage) von 30 bis 45 min unter Anleitung und Betreuung durch einen Logopäden und fortlaufende Befundkontrolle durch einen Phoniater. Dies ist eine Forderung, die z. Zt. noch recht utopisch klingt. Darüber hinaus müssen wir von unserem Patienten erwarten, daß er die in den Übungssitzungen erarbeitete Übungsstimme zu Hause ständig weiter trainiert. Die Nahtstelle zwischen Übungsstunde und Alltagsstimme dicht zu machen, ist ein Hauptziel logopädischen Einsatzes. Bereits beim Erstgespräch muß Klarheit darüber bestehen, daß eine Stimmstörung, zumal in einem Sprechberuf, nicht auf die leichte Schulter genommen werden darf. Intensivbehandlung über einen längeren Zeitraum hinweg hat die Chance, eine „verschriene" Stimme, die jahre- oder jahrzehntelang auf einem falschen Gleis gefahren wurde, auf die normale Bahn zurückzuführen. Der Patient muß unsere Behandlung voll annehmen und zielgerichtet motiviert sein.

Es gibt unglückliche therapeutische Konstellationen, wo wir uns eingestehen müssen, daß wir mit einem Patienten nicht erfolgversprechend zusammenarbeiten können. Welche Gründe es auch immer sein mögen, man ist klug beraten, wenn man die Behandlung dann abbricht oder erst gar nicht aufnimmt. Ohne *aktive* Mitarbeit des Stimmgestörten verpufft jedes logopädische Engagement. Man sollte den Patienten vor die Alternative stellen, entweder mit ganzem Einsatz die Behandlung mitzutragen oder von vornherein darauf zu verzichten. Der Stimm*leidende* wird nur zu bereitwillig mitarbeiten, weil er fühlt und weiß, daß seine berufliche Zukunft auf dem Spiel steht.

Das weitere Vorgehen hängt davon ab, ob man allein in einer logopädischen Praxis arbeitet oder im Rahmen einer Institution im Team zusammen berät und plant. Teamarbeit steht heutzutage hoch im Kurs. Es ist vorstellbar, daß auch durch regelmäßige Zusammenkünfte einander benachbarter Logopäden, etwa in Form einer *Balint-Gruppe*, Teamarbeit geleistet werden kann. In der Beratermannschaft wird die Biographie und Anamnese der vorgestellten Patienten bedächtig und gründlich verfolgt. Es wird analysiert, ob möglicherweise wichtige Punkte, die den pathologischen Stimmzustand herbeigeführt haben, übersehen wurden. Schließlich versucht man anhand der Diagnose, einen umwegfreien therapeutischen Weg aufzufinden.

Zu den Entscheidungsfindungen gehören *Einzelbehandlung* und/oder *Gruppenbehandlung*. Viele Gebiete der Medizin, Psychotherapie und Psychologie geben heute der Gruppenbehandlung den Vorzug. Doch muß man kritisch bleiben und jeden einzelnen Fall erwägen. Bei unserer stimmgestörten Lehrerin soll zunächst die Einzelbehandlung klären, welche Übungsmittel die Stimme verändern helfen. Anschließend in der Gruppe wird eine Art „kritischer Therapie" fortgesetzt. Die Patienten beobachten sich und fordern sich gegenseitig heraus. Diese mehrspurige Behandlung hat sich auch bei anderen Störungs- und Erkrankungsformen (z. B. Stottern) als günstig erwiesen. Es verhindert eine zu enge Patient-Therapeut-Bindung und führt durch die kommunikative Situation in der Gruppe näher an den „Sprachalltag" heran. Die Stabilisation der Übungsstimme vollzieht sich nahezu nahtlos. Das ungesunde therapeutische Schonklima wird auf hygienische Weise angerauht. Ob nun Einzel- oder Gruppenbehandlung – eine synchron verlaufende Hörübungsbehandlung hat in jedem Fall zu erfolgen.

Erkenntnis und Erfahrung in der Stimm- und Sprachheilkunde haben gelehrt, daß Wahrnehmungsmängel (Perzeptionsdefekte) zu einem erheblichen Teil die Ursachen für expressive Störungen darstellen, so bei Sprachentwicklungsschwächen oder Stimmschäden. Im Grunde ist es ein kognitives Umweltproblem: wir müssen wieder schärfer und tiefer sehen, hören, tasten, riechen und schmecken lernen. Auf unserem Aktionsfeld bedeutet das Perzeptionstraining, Schulung und Wahrnehmung. Das akustische Wahrnehmungsvermögen und die kinästhetische Gestalterkennung, das orale Abschmecken des Lautes, müssen geschult werden – *Hörübungsbehandlung, Akupädie.*

Bereits die Stimmfärbung erfüllt einen unüberhörbaren kommunikativen Zweck. Mit einem Ausruf, der ohne spezifische semantische Bedeutung sein kann, vermag ich meinen Nachbarn hilfesuchend herbeizuzitieren oder ihn kalt von mir wegzustoßen. Das kommunikative Gewicht von Äußerungen muß in die Stimmübungsbehandlung mit eingebracht werden. So wie der Schwerkranke den Zuspruch braucht, so braucht erst recht der „Stimmverwundete" die helfende Antwort eines Kommunikanden. Anders ausgedrückt heißt das: *Stimmbehandlung darf sich nicht auf lautlicher Einbahnstraße vollziehen, wo die trainierten Laute und Lautfolgen wie ziel- und kraftlos abgeschickte Tennisbälle vor dem Sprachnetz des Partners liegen bleiben – es muß ein lebhaftes Ping-Pong-Spiel, ein Lautabtausch zwischen Partnern oberhalb aller Sprachbarrieren sein. Deshalb ist Gruppenbehandlung so vorteilhaft.*

Mit Hilfe des Tonbandgerätes, Plattenspielers oder Videogerätes lernen wir gute Stimmen erkennen, hören und einschätzen. Warum ist diese Stimme angenehm und jene unsympathisch? Was verleiht ihr Glanz, Timbre, Tragfähigkeit? Was ist das eigentlich – ein gestörte Stimme? Warum sprechen wir von heiser, rauh, verhaucht?

Wenn wir diese Stufe des Hörübungsprogramms erreicht haben, können wir dazu übergehen, die eigene Stimme kritisch abzuhören. Was stört uns an ihrem Klang? Fällt es uns schwer, sich mit ihr zu identifizieren? Haben wir ihr zuviel abverlangt? Woran liegt es, daß ihre ursprüngliche Leistungsfähigkeit gebrochen ist? Die Fragen verraten, wie engmaschig die Stimmweise in den Charakter einer Persönlichkeit verstrickt ist.

Bei der Prüfung der Perzeptionsfähigkeit beginnt man mit gewöhnlichen alltäglichen Geräuschen, wie dem Tropfen eines Wasserhahnes, Türenöffnen und -schließen, Rauschen von Wipfeln im Winde, Zwitschern der Vögel, Bellen eines Hundes, Anfahren eines Auto, Knattern eines Motorrades und anderen Schallereignissen. Erst wenn diese meist komplexen Geräusche erkannt werden, kann man anfangen, systematisch das Erkennen und Analysieren von Stimmen zu üben. Auf solche Art wird die Fähigkeit des funktionellen Hörens erworben. Man darf sich nicht mit der Aufnahme des Inhaltes einer Botschaft (Information, Mitteilung) begnügen. Es ist mindestens ebenso wichtig hören zu lernen, *wie* diese Nachricht transformiert wird: ironisch, sachlich, nüchtern, traurig, zornig, aggressiv. Die Zwischentöne herauszuhören ist die Voraussetzung dafür, zu spüren, ob der Stimmklang unstimmig ist. Schon während der Hörübungsbehandlung – am Beginn jedes therapeutischen Kontaktes – sollte klargestellt werden, daß wir nicht darauf aus sind, eine schöne Stimme anzuziehen. Unser Ziel ist nicht das Stimmodell, das der Patient sich bewußt oder unbewußt wünscht, weil es in Mode ist oder weil er einem Top-Star nacheifern möchte. Einziges Ziel ist die leistungsfähige Stimme. Diese Aufgabe ist bei entsprechender Mitarbeit (Motivation) erfüllbar. Eine Ummodelierung der Stimme ist nicht erstrebenswert und wohl auch nicht möglich, genau so wenig, wie man dem geprägten Charakter Valet sagen kann. Beschränken wir uns darauf, eine kranke, gestörte, schwächliche, gebrochene, leistungsunfähige, nicht tragfähige Stimme wieder kräftig, *leistungsfähig*, effizient zu machen. Kein logopädisches Mittel jedenfalls könnte aus einem schwachen Tenor einen Caruso oder aus einer verhauchten „sexy voice" eine Callas hervorzaubern.

Es ist notwendig, die Hörübungen über die ganze Behandlungsperiode auszudehnen. Vom Beginn bis zum Ende begleitet ein funktionelles Hörtraining die Stimmtherapie. Wenn wir eine adäquate, den Individualfall berücksichtigende Stimmübungsbehandlung ansetzen wollen, werden wir zunächst bestürzt sein von der Überfülle der angebotenen Methoden. Es ist für den Anfänger schwer, aus dieser Vielzahl das geeignete Mittel auszuwählen. Überdies wissen wir bereits, daß man niemals Atmung, Stimmgebung, Artikulation und Resonation isoliert einüben darf, sondern stets im Zusammenhang. Atemtherapie ist immer auch ein Stück Phonations- und Artikulationsbehandlung. Die Einheitlichkeit ist die Grundlage für eine gezielte Einzelbehandlung. Es ist das didaktische Prinzip jeder Art von Stimmbehandlung. Leitschiene für diese therapeutische Einheit ist die fortdauernde Bemühung um *Entspannung im Bereich der Sprech- und Körpermotorik*. Hierzu werden viele nutzbringende Verfahren angegeben. Diese sollten wie die Akupädie den gesamten Verlauf der Behandlung begleiten.

8.2.2 Ein notwendiges Wort zur Behandlungskontrolle

Zweifellos gehört es zu den Aufgaben des Stimmtherapeuten, den Erfolg einer Behandlung prognostisch einzuschätzen. Das kann die Motivationsenergie erhöhen. Vom Beginn der Behandlung an (Erstinterview) sollte Zustand und Fortschritt der Therapie beobachtet, analysiert und aufgezeichnet werden. Neben knappen Notizen über die im Verlauf einer Behandlungsperiode erkennbaren Stimm- und Stimmungsschwankungen hinaus hat es sich seit langem in der Phoniatrie-Logopädie eingebürgert, das Tonband und das Videotonband als Aufzeichnungs- und Behandlungsmittel einzusetzen. Die Aufnahmen vor und nach der Therapie bilden die Eckpfeiler. Dazwischen liegen die anderen, zu verschiedenen Zeitpunkten und mit jeweils unterschiedlichen Fragestellungen aufgenommenen Sprechproben von Berufs-, Alltags-, Konversations- oder Rufstimme.

Anzustreben ist die Simulation der beruflichen Situation. Dazu muß man wissen, daß bei normaler Konversation mit einer Lautstärke von 50 bis 60 dB gesprochen wird, während ein Lehrer im Unterricht 70 bis 80 dB Lautstärke anwenden muß, um den üblichen Störpegel zu überwinden. Unsere Sprechkontrollen sollten demnach mit der Lautstärke von 70 dB erfolgen, damit wir ein einheitliches Maß haben.[4]

---

[4] Dazu benötigt man einfache, finanziell durchaus erschwingliche Schallpegelmeßgeräte. Näher darüber informieren Firmenkataloge von Rohde & Schwarz, München; Brüel & Kjær, (deutsche Vertretung: Reinhard Kühl KG, 2085 Quickborn).

Mit Hilfe der Tonband- oder Videotechnik können wir die Patienten von Fortschritten in der Behandlung überzeugen. Wir können bei Kontrollbeobachtungen feststellen, wie weit ein Patient mit Selbsteinsatz unseren Anweisungen und Übungsvorschlägen nachkommt. Es gibt dafür ein neues Wort, die Compliance. Das ist die Therapietreue des Patienten oder der Grad von Gewissenhaftigkeit, mit dem die gegebenen Anordnungen befolgt werden. Für die Stimmübungsbehandlung ist die Compliance sicher von nicht geringerem Wert als die kontrollierte Einnahme von Tabletten oder Tropfen (s. S. 158).

8.2.3 Behandlung

Über die Entspannung

Sich entspannen bedeutet körperliches und psychisches Wohlbefinden (Relaxation). Muskuläre Entspannung führt zur psychischen Ruhigstellung. Psychische Entlastung verschafft dem Körper das Gefühl von Ausgeruhtsein und Gelassenheit. Die Anzahl der angepriesenen Entspannungsmethoden nimmt ständig zu. Es hängt sowohl von der Schule als auch von der Vorliebe, vielleicht auch vom Vorurteil des Therapeuten ab, welchem Entspannungsverfahren er den Vorzug gibt. Falsch ist es und bewirkt das Gegenteil, wenn man Entspannungsbehandlung standardisiert, etwa eine besonders gängige Methode für alle und jeden anwendet. Man muß differenzieren – von der Diagnose, vom Störungstyp, von der Persönlichkeit her. Relaxierende Maßnahmen müssen mit der gleichen Sorgfalt wie jedes andere Medikament auch verordnet werden. Neben bekannten Methoden – Autogenes Training nach J. H. Schultz, progressive Relaxation nach Jacobson – versucht man über apparative Feedback-Verfahren (Abb. 28) die Entspannung herbeizuführen.

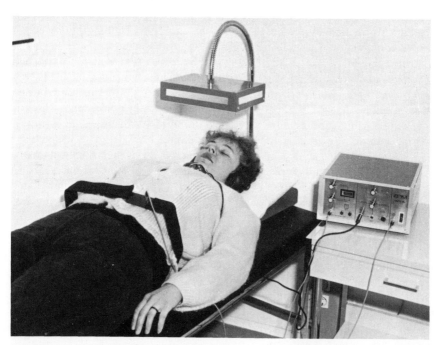

Abb. 28. Entspannungstraining unter Verwendung eines respiratorischen Feedback-Gerätes (Typ rFb 2000 nach Leuner); ein kurzzeitiges „Einstimmungs-"Verfahren für eine nachfolgende Stimm- oder Sprechübungsbehandlung

Vorschlag eines praktischen Vorgehens:
Der Patient wird im Liegen oder in bequemer Sitzhaltung aufgefordert, die Augen zu schließen und sich ganz nach innen zu versenken. Die Konzentration wird von Außeneindrücken abgezogen und auf einen inneren Punkt gelenkt, den man – wie bereits die alten Griechen – am Zwerchfell lokalisiert. So wird auch die Atmung in die „innere Aufmerksamkeit" einbezogen. Bei dieser einleitenden Übung soll nichts getan, nichts gesprochen, nichts gedacht werden. Ähnlich wie bei der Couch-Situation in der Psychoanalyse sollen die Gedanken wie die Wolken am Himmel dahinstreichen, die Assoziationen zwanglos kommen und gehen: „Der Wind weht wohin er will."

Der Patient wird jetzt auf seine Körperhaltung angesprochen. Er soll selbst feststellen, wie gespannt, verspannt, überspannt die Wirbelsäule gehalten wird, sofern er eine sitzende Position einnimmt. Er soll, was man beim autogenen Training das Schweregefühl nennt, im Liegen nachempfinden.

In einem dritten Schritt wird – analog der Jacobson-Entspannungsmethode – Spannung verdeutlicht, in dem man die Finger sehr kräftig zur Faust zusammenballt, sie dann wieder leicht und locker auseinanderführt. Dies läßt sich und sollte auch an anderen Muskeln und Bewegungssystemen des Körpers demonstriert und praktiziert werden. Es ist – wenn man einmal die Eigennamen übersieht, mit denen diese Verfahren auch modeabhängig etikettiert wurden – eine uralte Entspannungseinleitung.

Zu diesen Übungen lassen wir anfangs die Atmung mit- und ablaufen, ohne ihr – jedenfalls übungstechnisch und didaktisch – bewußt Aufmerksamkeit zu schenken. Wir lassen es auf den Augenblick ankommen, wo der Patient selbst seine Atmung, seinen Herzschlag, seine körperlichen „Inneneindrücke" reflektiert. Haben wir dies erreicht, kann der Patient Spannung und Entspannung bewußt unterscheiden und erleben. Kennt er das Gefühl von Schwere und empfindet er Schwerelosigkeit – ein Gehobensein entgegen der Erdenschwere, das physikalischen Gesetzen zu spotten scheint –, dann erst sollten wir die Atmung ins Bewußtsein zurückbringen. Rationale Erklärungen über korrekte oder inkorrekte Atemtechniken werden jetzt auch emotionalen Gewinn bringen. Der Patient kann bis zu einem gewissen Grad lernen, die Atmung zu beherrschen.

Hier sind zwei Anmerkungen zu geben:

1. Der Begriff *Entspannung* ist untrennbar verbunden mit dem gegensätzlichen Terminus Spannung. Es ist nichts bei unserem physischen und psychischen Wirken, was sich nicht zwischen diesen Polen ereignet. Auf einem gedachten schmalen Grat, der beide verbindet, pendelt unser Leben dahin. Im Wechsel von Spannung und Entspannung leben und erleben wir.

Für die Übungspraxis heißt das: Entspannung dient nicht dazu, die Patienten „schlaff" zu machen, sondern in gesunde, *hygienische Spannung* zu versetzen. Alle relaxierenden Maßnahmen müssen vor dem Hintergrund „normaler" Lebensspannungen gesehen werden. Unser therapeutischer Erfolg ist abhängig davon, inwieweit wir das Gleichgewicht zwischen Spannung und Entspannung erreichen. Als anschauliches Beispiel verweisen wir auf den Vorgang der langsam sich vollziehenden Ausatmung (Entspannung), die mit der in Spannung gehaltenen Inspirationshaltung korrespondiert. Das ausgewogene Gleichgewicht bestimmt die Flüssigkeit und Leichtigkeit, mit der wir reden. Beim Erstgespräch mit dem Patienten sollten wir auf das Doppelgesicht von Spannung und Entspannung hinweisen. Der maßvoll gespannte Spannungsbogen ist die Voraussetzung des therapeutischen Erfolges.

2. Zum Begriff der *Atmung:* Wir geraten hier auf ein weites Feld. Viele Autoren hat es dazu verlockt, dicke Wälzer über die Atmung und ihre „Geheimnisse" zu schreiben. Zwei Schulmeinungen stehen sich gegenüber: Für die einen ist die Atmung das A und O jeder Stimm- oder Sprechübungsbehandlung – für die anderen ist sie

nur eine wenn auch unentbehrliche Komponente allgemein motorischer Übungen. Logopäden und Stimmtherapeuten haben zwischen diesen beiden sich oftmals heftig befehdenden Lagern ihre eigene Behandlungskonzeption auszuwählen.

Unsere Meinung stimmt mit unserem Grundkonzept überein, wonach Respiration, Phonation, Artikulation und Resonation eine (motorische) Ausdruckseinheit bilden. Die Atmung läßt sich somit gar nicht gesondert schulen. Schon bei den ersten Entspannungsübungen ist die Atmung mit eingebaut. Wenn der Patient ruhig und gelöst liegt oder sitzt (die meisten Beschäftigungen werden ja sitzend ausgeübt, das sollte man bei der Korrektur eines Berufssprechers auf keinen Fall übersehen), dann machen wir ihn darauf aufmerksam, bzw. er beobachtet selbst, wie sein Atem fließt: heftig, unrhythmisch, stockend, glatt, oberflächlich, tief. Unser Ziel ist die „Langatmigkeit", d. h. Verlängerung der Ausatmungsphase, Ausnutzen der vollen Periode für den sprecherischen Ausdruck.

Eingangs prüfen wir bei Stimmgestörten, ob es sich um Kurz-, Mittel- oder Langatmer handelt. Danach richtet sich unser Behandlungskonzept.

Nachdem wir zunächst eine „konzentrative Innenschau" vorgenommen haben, richten wir nun unseren Blick auf die äußere Gestalt des Atmens. Der Atem (das Pneuma), ein unermüdlicher Austausch von Außenwelt und Innenwelt, macht Leben erst möglich und erinnert daran, daß die geistigen mit den körperlichen, die psychischen mit den physischen Prozessen unlösbar verknüpft sind.

Kernstück eines Stimmübungsprogramms sind *Ausatmungsübungen,* die wir auf verschiedene Weise durchführen. Am einfachsten als Stöhnen oder Seufzen. Schon die alten Autoren erwähnen den Nutzen solcher *Seufzerübungen.* Mit ihrer entspannenden Hilfe versuchen wir die Ausatmung zu verlängern. Wir spüren dabei die Ausweitung der oberhalb der Glottis (supraglottal) gelegenen Räume. Eine euphone, d. h. sauber klingende, stabile, effiziente Stimme benötigt diese weiten Räume als Resonanzboden. Resonanz erzeugt aber nicht nur Wohlklang, sondern verleiht der Stimme Tragfähigkeit.

Dazu trägt eine weitere schon von alters her genutzte Übung bei: das Gähnen. Damit erweitern wir den Mund-, Nasen- und Rachenraum. Auch wird der Kehlkopf auf physiologische, d. h. hygienische Weise gesenkt. Der ganze Vorgang vermittelt uns ein deutliches Empfinden dafür – deshalb wird die *Gähnübung* in der Praxis hoch geschätzt –, wie der Raum, den wir für die Ton- und Lautbildung aufbauen, „wachsen" muß, damit wir uns darin stimmlich optimal äußern und wohlfühlen können.

Die „Vitallaute", wie Seufzen, Stöhnen, Gähnen (letzteres mit geschlossenem oder offenem Mund durchführbar), sind die Basis, auf der wir das weitere Lautübungsprogramm aufbauen.

Neben den indirekten Ausatmungsübungen (Stöhnen, Seufzen, Gähnen) üben wir auf direkte Weise, indem wir auf Konsonanten – vorzugsweise f oder s – in verschiedenen rhythmischen Figuren ausatmen lassen, d. h. gleichmäßig oder sakkadiert. Diese Übungen kann der Patient jederzeit und an jedem Ort auch selbst durchführen.

Nach diesen motorisch eher verhaltenen Übungen gilt es in der *aktiven* Behandlungsperiode, die gesamtkörperliche Motorik für die „Stimmgesundung" zu mobilisieren. Der Patient wird aufgefordert, ruhig schreitend den Raum zu durchmessen. Er soll bemerken, wie in Korrespondenz zum Schrittwechsel der Atemwechsel erfolgt. Der Schreitvorgang geht zunehmend in einen Laufvorgang über. In der ersten Phase spielt sich dies stimmlos ab. Dann mit beschleunigtem Rhythmus wird der Patient aufgefordert, den Raum motorisch und „stimmlich" in Besitz zu nehmen. Der motorischen Freisetzung folgt der Stimmausbruch als Ruf, Schrei oder Empfindungswort. Man kann den Ton wie mit Peitschenhieben heraustreiben: hi, hei, hoho, jeu, jei, jojo, ti, tei, toto – oder ihn

„sanft streichelnd" entlassen: ma, me, mi, mo, mu, na, ne, ni, no, nu, neun, nun, nein.
Bevor man mit diesen Übungen beginnt, sollte man ihr Prinzip begreifen: Das Zusammenspiel der fein- mit der grobkörperlichen Motorik. Es ist darum falsch, nur die Kehlkopfmuskeln mittels Lautakrobatik in Aktion zu versetzen. Vielmehr geht die Bemühung dahin, über die Bewegungen des Körpers die feinere Muskulatur des Kehlkopfes zu beeinflussen. Schreit-, Lauf- und Sprungaktionen werden zunächst auf gewohnt gymnastische Art (s. einschlägige Fachbücher) stumm, ohne Lautgebärden, vollzogen, bis es schließlich während des Bewegungsablaufs spontan zum Ausbruch eines Lautes, Rufes oder Schreies kommt. Daß zwischen Körper- und Lautgestik enge Verbindungen bestehen, erklären die mit einem Arbeitstakt kombinierten – und diesen so erleichternden – Ausrufe (Hau ruck!).
Aber – und das muß nachdrücklich gesagt werden, weil es Antwort auf die alte Streitfrage gibt – sollen die Laute und Lautfolgen bei Stimmübungen sinnbezogen oder sinnfrei sein? So wie jede echte Körpergebärde eine Bedeutung hat, steht auch beim unartikulierten Schrei, bei der heftig ausgestoßenen Interjektion jedesmal eine Intention, eine Kontakt erzwingende Absicht, ein kommunikativer Zweck dahinter. In jedem Raum, zu jeder Zeit, bewegen wir uns alle körperlich und stimmlich auf einen Partner hin – sogar noch in der Abwendung. Es gibt viele Stimmbildungsmethoden und ebensoviele Lehrmeister. Die Fähigen unter ihnen haben zu keinem Übungszeitpunkt vergessen, daß eine Rede, ein Sprechvorgang, eine stimmhafte Entladung niemals einen Selbstzweck darstellt, sondern eine Information, eine Mitteilung, übertragen möchte. Wenn wir unseren Patienten von Anfang an diese Einsicht vermitteln, dann haben wir ihnen das Tor zur erwünschten Identifizierung mit ihrem Stimmaterial weit geöffnet. Stimmstörungen sind gar nicht selten die Folge unterbrochener Kommunikation. Weil wir versäumt hatten, den Partner anzusprechen, bzw. das Gespräch weiterzuführen, ist alle Stimm-(Stimmungs-)belastung (verbaler Aufstau) auf uns zurückgefallen. Wir durchleiden das stimmliche Versagen als Regression (Aphonie) oder Aggression (spastische Dysphonie).
Die motorischen Übungen, die sich gesamtkörperlich im Zusammenklang mit der Stimme im Raum vollziehen, sollen das Gleichgewicht zwischen Spannung und Entspannung herstellen. Die körperliche Bewegung soll dem stimmlichen Ausdruck entsprechen. Dies kann man auf zweierlei Arten versuchen: Im ersten Fall agiert der Patient so heftig, daß ein Ausruf oder ein Schrei die gestaute Spannung auflöst. Im anderen Fall wird ein Stimmuster vorgegeben (ein Ruf, ein Befehl oder eine Anordnung, wie „Halt", „Feuer", „igittigitt") und der Patient muß dazu eine passende motorische Figur finden. An diesem Punkt wird erkennbar, daß es nicht so sehr auf die mechanische Ableistung von Laut- oder Silbenfolgen ankommt, sondern auf die Kongruenz und Echtheit der intentionalen Kundgabe. Das ist zu erreichen durch eine *stimmungsgetragene, partnerverbundene, situationsgemäße Übungsbehandlung*, deren ständiger Leitspruch lautet: „Man kann nicht nicht kommunizieren!" (Watzlawick et al. 1974).
So gesehen muß man auch herausfinden, in welchen spezifischen Situationen der Klient besonders stimmgefährdet ist. Nach Aufzeichnung einer Hierarchie potentieller Gefährdungen kann man es unternehmen, ähnlich wie bei der Stotterertherapie die Störfaktoren zu eliminieren (verhaltenstherapeutischer Aspekt).
Was wir vorstehend aufgezeichnet haben, sind die Grundlagen und Grundübungen der Entspannungs-, Atem- und spezifischen Stimmbehandlung. Mancher mag überrascht sein, daß man mit so wenigen Übungen auskommen kann. Aber bekanntlich ist für den therapeutischen Erfolg weniger die Vielfalt als die Zielsetzung von Belang.
Einen Eckstein im stabilisierenden Rehabilitationsgefüge haben wir noch unerwähnt gelassen: die *Psychotherapie*. Es bleibt die Frage für den Logopäden, ob er im speziellen

Fall die Durchführung psychotherapeutischer Maßnahmen selbst übernehmen oder an einen Fachmann (Arzt, Psychologe) delegieren soll. Es gibt dafür keine Grundregel. Die Erfahrung lehrt, ob und zu welchem Zeitpunkt ein psychisch kränkelnder stimmgestörter Klient zusätzlich psychotherapeutische Hilfe erfahren soll.

Ein nicht unerheblicher Anteil von Psychotherapie ist mit der bereits skizzierten Behandlung einbezogen worden, nämlich das Erstgespräch, das Entspannungstraining und die Übungsbehandlung. Niemals gibt uns ein Patient allein als Stimmträger, sondern immer zugleich als Stimmungsträger Probleme auf. So zahlreich wie die Stimmübungsbehandlungen sind heutzutage die Angebote psychotherapeutischer Interventionstechniken, zudeckende und aufdeckende Verfahren (Hypnose, autogenes Training, Tiefenanalyse). Psychoanalyse ist nur in seltenen Fällen angezeigt. Verbreitet sind gegenwärtig Verhaltens- und Gesprächstherapie. Ohne auf diese Behandlungsform an dieser Stelle näher einzugehen, sei doch festgestellt, daß die Forderungen, die an Gesprächstherapeuten gestellt werden, auch in den Verhaltenskodex von Logopäden gegenüber Patienten übernommen werden können: nicht an Bedingungen gebundene positive Wertschätzung, emotionale Wärme, Echtheit.

Katamnestische Anmerkung:
Unsere Patientin, die wir selbstbewußt, mittelgroß und blond geschildert haben, hat fast 6 Wochen lang von uns Stimmtherapie erhalten. Es begann mit einer Intensivphase von 14 Tagen, während der täglich ein- oder zweimal geübt worden ist, eine halbe Stunde lang. Anschließend wurde reduziert auf drei- und zweimal wöchentliche therapeutische Sitzungen.
Beim Abschlußgespräch wird festgehalten, daß es in ihrer Ehe Probleme gibt, die sich zusätzlich ungünstig auf ihre Stimme auswirken. (Es bleibt noch abzuwarten und zu klären, ob diese Problematik für das – korrigierte – zukünftige Stimmverhalten so belastend wirken könnte, daß eine spezifische Psychotherapie vonnöten wäre!)
Weniger belastende Konfliktsituationen und Hemmungsprozesse konnten abgebaut bzw. einsichtig gemacht werden. Körpermotorisch ist das stimmliche Durchhaltevermögen gestärkt worden.

Noch klingt die Stimme, die wir anfangs als verschrien bezeichnet haben, nicht sauber, noch hört man Beitöne, einen rauhen Nebenklang. Aber die Patientin spürt, daß die Stimme an Tragfähigkeit und „Stehvermögen" gewonnen hat. Sie ist imstande, in der Klassensituation unter erhöhtem Lärmpegel die Schüler im Griff zu behalten.
Wir müssen uns allerdings auch nach diesen 6 Wochen nüchtern vor Augen halten, daß wir diese „ausgeflippte" Stimme, die jahrzehntelang auf einem falschen Gleis gefahren wurde, nicht durch einen kurzen Therapieansatz auf die richtige Spur bringen können.
Intensivbehandlung ist das eine. Das andere ist die weiterführende Kontrolle. Die Patientin soll in regelmäßigen Abständen angehört und angesehen werden. Sie muß ein auf sie zurechtgeschnittenes Stimmübungsprogramm eigenständig durchführen.

Wenn man die Ergebnisse der Stimmtherapie prinzipiell verbessern will, dann gehört die langfristige Beobachtung und Beratung, die Nachsorge (Katamnese) und die Gesundheitserziehung in das Rehabilitationskonzept. Das Bewußtsein für eine freundlichere und gesündere Umwelt ist allgemein erwacht. Es fehlt noch an populärer Aufklärung über die *Stimm- und Sprechhygiene*. Es ist nicht zuletzt eine logopädische Aufgabe, zu erreichen, daß mit der gleichen Beständigkeit, mit dem das tägliche Zähneputzen und die Körperwäsche vorgenommen werden, die Stimme gepflegt und gesäubert wird. Aber wie wir uns auch drehen und wenden, welche Möglichkeiten für eine umfassende Behandlung wir auch erwägen, der therapeutische Einsatz bei einer gestörten Stimme ist immer wieder eine neue Herausforderung. Wir müssen uns ihr mit allen Kräften stellen. Wir können das Prinzip und die Methodik dieses Vorgangs und unseres Vorgehens bis zu einem gewissen Grad erlernen. Was aber auch der raffiniertesten Technik erst Glanz verleiht, das ist ein „Schuß" Phantasie und Inspiration.

8.3 Was ist eine Berufsstimmstörung (Berufsdysphonie)?

Bereits im Mittelalter erkannte Fabricius ab Aquapendente Stimmängel bei Predigern, denen damals ein außerordentliches Maß an

Stimmkraft abgefordert wurde. Fränkel (1887) führte zu Beginn dieses Jahrhunderts den Ausdruck „professionelle Phonasthenie" ein; andere Autoren schlugen das Beiwort „okkupationell" oder „laboral" vor. Die klassische Definition stammt von Nadoleczni (1935): „Die berufsbedingte funktionelle Stimmschwäche ist eine Störung, deren Wesen darin besteht, daß die Lautgebung beim berufsmäßigen Sprechen und Singen nicht mit einem gewohnheitsmäßigen und daher unbemerkten Aufwand an Kraft, nicht mit gewohnter Klangreinheit und nicht in gewohnter Dauer hervorgebracht werden kann, wodurch zahlreiche subjektive Beschwerden entstehen, zu denen ein entsprechender Kehlkopfbefund fehlt."

Wir müssen ergänzen, daß der „stimmschwache" Sprechberufler (Singberufe zählen unter dem Aspekt der Leistungsschwäche dazu) seine Störung nicht nur im Berufsleben, sondern im persönlichen und sozialen Umfeld erlebt und durchstehen muß. Diese umfassende „Erleidung" verleiht der Störung den Krankheitswert. Die Überbeanspruchung der Stimme ist meist nicht der alleinige oder der Hauptfaktor für das Entstehen von Stimmschädigung. Auch psychische Belastungen, d. h. berufliche oder familiäre Konfliksituationen haben Anteil daran, wenn berufsmäßig gebrauchte Stimmen nicht länger belastungsfähig und effizient bleiben. Der Berufsstimmschwäche liegt eine multifaktorielle Pathogenese zugrunde (Abb. 29).

Es ist eine Ermessensfrage, wie man die professionellen Dysphonien unterteilt, bewährt hat sich folgendes grobes Raster:

– *Rheseasthenie,* d. h. Störung der *Sprech*stimme bei Pädagogen, Dozenten, Kindergärtnerinnen, Politikern, Pfarrern, Schauspielern, Verkäufern, Telefonistinnen u. a.,
– *Kleseasthenie,* d. h. Störung der *Ruf*stimme bei Schwimm- und Sportlehrern, bei Soldaten (Stimmklaps der Offiziere), bei Ausrufern, Vorarbeitern, Lärmarbeitern,
– *Dysodie,* d. h. *Singstimm*störung bei Sängern.

Über letztere liegt ein ausgedehntes Schrifttum vor, weil sich die Gesangspädagogen und Sänger sehr eingehend mit den Stimmleiden beschäftigt haben. Schließlich war es ein Gesangslehrer, Manuel Garcia, der bei sich selbst den Kehlkopfspiegel zum erstenmal anwandte.

Von Seidner u. Wendler (1978) werden die phoniatrischen Grundlagen und Probleme der Gesangsausbildung beschrieben. Darin ist die Dysodie als eine besondere Form der funktionellen Störung der Sing- und Sängerstimme hervorgehoben. Es gibt einige Befunde, die kein Äquivalent bei der gestörten Sprechstimme haben. Beispielsweise kann Singen bei korrekter Sprechstimme Mängel aufweisen oder umgekehrt. Bei der Dysodie sind die subtileren Leistungen beim Gesang betroffen, d. h. der weiche Einsatz wird nicht mit gewohnter Mühelosigkeit getroffen, das Klanginstrumentarium spricht verzögert und träge an. Die Stimme klingt belegt, verhaucht, ermüdet rasch und wird lustlos eingesetzt. Schwelltöne gelingen nicht mehr. Man hört Unsauberkeiten beim Registerwechsel.

Über Berufsstimmstörungen ist viel geschrieben und auf Tagungen diskutiert worden. Häufig wurde gefordert, für die Angehörigen von Sprechberufen vor Beginn der Ausbildung eine stimmliche Leistungsprüfung einzuführen. Dies ist bisher nur in einigen Ländern geschehen. In der DDR z. B. ist es für jeden Studienanwärter pädagogischer Fächer Pflicht, seine Stimme vor Beginn des Studiums von einem Phoniater und Logopäden prüfen zu lassen.

Ohne Eignungsuntersuchung geschieht es viel häufiger, daß bereits in Ausbildung befindliche oder beruflich tätige Lehrkräfte mit Stimmstörungen zu spät zum Arzt kommen. Leider kann aber auch eine falsche Diagnostik zu diesem Mißstand beitragen. So werden entzündliche Vorgänge vermutet, wo es sich um ein funktionell bedingtes Überanstrengungssyndrom handelt. Nicht selten gelangen so die Stimmpatienten erst nach leidvoller Odyssee zum Phoniater und Logopäden.

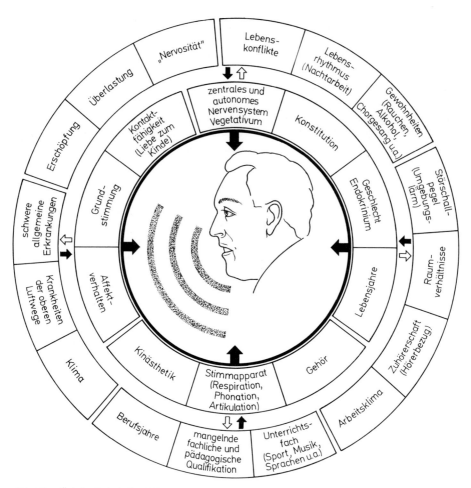

Abb. 29. (Ätiologische) Störfaktoren aus dem „inneren" und „äußeren Milieu", die eine professionelle Stimmerkrankung bewirken können

Dabei ist der existentiell und sozial bedrängende Ernst eines solche Zustandes unverkennbar. Es geht nicht nur um das Mehr oder Weniger persönlichen Wohlergehens. Der Pädagoge steht in Wechselwirkung mit dem Klassenverband. Versagt sein stimmliches Duchsetzungsvermögen, dann kommt es auch zum Schwanken des Stimmungsgleichgewichts. Dies wiederum erschüttert die Stabilität des Lehrer-Schüler-Verhältnisses. So kann der Störungsbefund psychologisch und soziologisch aufgeschaukelt werden.

Eine Stimmstörung ist niemals ein isolierter Organschaden. Die erkrankte Stimme muß im kommunikativen (Fehl-) Verhalten beobachtet, diagnostiziert und behandelt werden. Man übersehe nicht die ökonomische Seite der Berufsstimmkrankheiten, wie den häufigen Stundenausfall, nicht selten in letzter Konsequenz Berufsaufgabe. Die statistische Zahl mag im Vergleich zu den „echten" Berufskrankheiten nicht erheblich sein. Dies ist sie aber nur deshalb nicht, weil viele Lehrer – aus welchen Gründen auch immer – meinen, durchhalten zu müssen, auch wenn das Stimmorgan funktionell bereits gestört ist oder sogar organisch alteriert.

Folgende Fakten sprechen für die Sonderstellung von Berufsstimmkrankheiten:

1. In allen sozialen Berufen, wie bei Lehrern, ist die Stimme ein unentbehrliches Werkzeug, ein Instrument mit emotionaler und volitionaler Wirkung im Erziehungs- und Bildungsprozeß.
2. Infolge der vielseitigen Anforderungen und Belastungen in Lehrberufen ist die Stimmfunktion besonders störanfällig.
3. Die „Lehrerkrankheit" hebt sich aus dem Rahmen der funktionellen Dysphonien durch eigene Charakteristik und Symptomatik ab.
4. Die kranke Berufsstimme hat individuelle und soziale Bezüge. Da man Krankheit immer auch als einen Verlust an Kommunikation definieren kann, bringt gerade die Stimmzerstörung die Gefahr des Kommunikationsabbruches.
5. Die professionelle Dysphonie kann sich in ausgeprägten Fällen wie eine gesetzlich anerkannte Berufskrankheit auswirken, obwohl die Frage der Anerkennung als solcher bisher meist negativ beantwortet worden ist.

Müssen wir bei der Behandlung der berufsbedingten Dysphonien besondere Kriterien beachten oder, anders gewendet, ist in diesen Fällen eine spezifische Stimmübungsbehandlung erforderlich? Die Antwort lautet wie folgt: Atem-, Summ-, Resonanz-, Entspannungs-, Lockerungsübungen u. dgl. sind wie bei anderen Arten von Heiserkeit anwendbar. Sie können ihre Wirkung besser entfalten, wenn man sie interaktionistisch, d. h. im kommunikativen Verbund durchführt. Die Gruppenbehandlung bei Stimmgestörten bringt nicht nur ökonomische Vorteile, indem sie das Kosten-Nutzen-Verhältnis berücksichtigt, sie ist auch effektiver, was den Behandlungserfolg angeht. Es kommt darauf an, die gewohnte therapeutische Dyade (Zweierverhältnis) bald zu unterbrechen und die Partnerschaftssituationen des Alltags in das Behandlungskonzept einfließen zu lassen.
Von besonderer Bedeutung ist bei diesen Patienten die *Nachbehandlungsperiode*. Stimmlich Gefährdete müssen sorgfältig beobachtet werden. Die in den östlichen Ländern großzügig ausgebaute Dispensaire-Betreuung von chronisch Kranken und beruflich Gefährdeten hat hier ihren Stellenwert. Darum sind Stimmheilkuren oder -kurse, während derer der Patient von morgens bis abends therapeutisch umsorgt wird und Kontrollen von Erfolg oder Mißerfolg laufend vorgenommen werden können, optimal.

„*Komplexe Stimmheilkuren*" wurden erstmals 1964 von einem Team der Universitäts-HNO-Klinik Greifswald im Ostseebad Lubmin unter der Leitung von Prof. Gundermann durchgeführt. Die Behandlung dauerte 6 Wochen und umfaßte folgende Therapien.

– Logopädische Therapie (Stimmübungsbehandlung: konventionell; Akzentmethode nach Smith)
– Psychotherapie (rationale Psychotherapie, Persuasion, übende Verfahren, autogenes Training)
– Phonorhythmik (in Anlehnung an die Logorhythmik, phonisch-rhythmische Gymnastik)
– Hörtherapie-Akupädie (Hörer-Bezug, Ich-Du-Beziehung, funktionelles Hören, subjektive Stimmanalyse)
– Physiotherapie (elektromechanische Vibrationsmassage, Hydrotherapie, Freiluftbehandlung)
– Pharmatherapie (nur selten: Tranquilizer, Sedativa).

(Über weitere Einzelheiten dieses Komplexverfahrens s. Gundermann 1970).

8.4 Stimmstörungen infolge (krankhafter) organischer Veränderungen und Kehlkopflähmungen

Für die in der Überschrift genannten Krankheitsfälle gibt es in der Behandlungsmethodik keinen tiefgreifenden Unterschied zu den funktionellen Störungen. Ein Teil der organischen Veränderungen ist zudem die Folge

von seit langem und exzessiv betriebenen Funktionsmißbräuchen. Zuweilen wird auch einmal eine *akute oder chronische Laryngitis* (Kehlkopfentzündung) einem Logopäden zur Behandlung überwiesen.
Die *frische Entzündung* wird man in Ruhe lassen, so wie man durch Infektion gerötete und erhitzte Gliedmaßen auch nicht bewegt.
Bei der *chronischen Laryngitis* sind behutsame entspannende Lautübungen durchaus von Nutzen. Infolge Gewebswucherung ändert sich die Masse der Stimmlippen und damit ihre Schwingungsgestalt. In dem Maße, wie es gelingt, die Spannungen im Glottisbereich herabzusetzen, wirkt man nicht nur der Spastizität (Krampfneigung) entgegen, sondern auch der wuchernden (hypertrophierenden) Tendenz des Gewebes. Die chronische Laryngitis zeigt in verschiedenen Formen Übergänge zum Erscheinungsbild der „Überanstrengungslaryngitis": die Stimmlippen sind injiziert (beginnende Entzündungs- oder Ermüdungszeichen) oder bereits gerötet, mitunter nur an den Rändern. Die Farbabstufung reicht vom zarten Rosa (Injektion) bis zum tiefen Rot (Entzündung bzw. „Phonationsstreß").
Selbstverständlich steht bei allen Laryngitiden, akuten und chronischen, die HNO-ärztliche Inspektion, Therapie und Kontrolle an erster Stelle. Dies gilt ebenso für Gewebsveränderungen im Stimmbandbereich.
Als Beispiel stehe hier das *Reinke-Ödem,* benannt nach dem Anatomen, der zuerst die Anschoppung von Gewebswasser in den Zwischenräumen der Randauskleidung der Stimmlippen beschrieben hat. Man weiß noch nicht genau, wie dieses Ödem entsteht. Einige Untersucher nehmen eine chronische Stimmlippenentzündung als Ursache an. Auch allergische Faktoren und exogene Schäden wie das Rauchen werden angeschuldigt. Möglicherweise muß die Rolle des Geschlechts in die Überlegungen zur Entstehung einbezogen werden, da Männer häufiger erkranken. Das Reinke-Ödem bietet im allgemeinen dem Arzt diagnostisch keine Schwierigkeiten. Eine zuverlässige Behandlungsmethode stellt heute die endolaryngeale *Mikrochirurgie* nach Kleinsasser dar, bei der die Gewebsüberhänge abgetragen werden und damit das überschüssige Gewebswasser zum Abfließen gebracht wird. Eine phoniatrisch-logopädische Nachbehandlung ist in jedem Falle angezeigt. *Es ist ein Kunstfehler in der Stimm- und Sprachheilkunde, wenn man die Nachsorge, die ja eine sekundäre Vorsorge ist, unterläßt.*
An dieser Stelle, wenn wir auf juristische Konsequenzen aufmerksam machen, muß im Hinblick auf den Kehlkopfkrebs ausdrücklich vermerkt werden, daß heisere Patienten ohne ärztlichen Untersuchungsbefund niemals in logopädische Behandlung übernommen werden dürfen. Es ist prinzipiell von Vorteil, wenn Logopäden in allen Behandlungsfällen mit einem Phoniater (d. h. einem Arzt, der die Berechtigung hat, die Teilgebietsbezeichnung „Phoniatrie-Pädaudiologie" zu führen, was ihn erst als kompetenten Fachmann auf dem Gebiet der Stimm- und Sprachheilkunde ausweist) eng zusammenarbeiten.
Eine uns häufig begegnende Form von organischer Veränderung im Glottisbereich sind die *Stimmknötchen.* (Stimmlippenknötchen, Schreiknötchen, Brüllknötchen, Sängerknötchen). Sie können in jedem Lebensalter auftreten, überwiegen im Erwachsenenalter bei Frauen, im Kindesalter bei Jungen und sind selten nach dem 50. Lebensjahr. Auch die Entstehung der Stimmbandknötchen ist noch nicht befriedigend geklärt. Es beginnt wahrscheinlich mit übermäßiger Anstrengung der Stimmfalten. Ein chronischer Stimmißbrauch überschreitet bald die Leistungsfähigkeit von Kehlkopfmuskulatur und Schleimhaut, und das empfindliche Gewebe reagiert mit Verhärtungen und Verdikkungen.
Die Heiserkeit bei Kindern (*infantile Dysphonie*) ist fast immer mit organischen Veränderungen verbunden; selten sind rein funktionelle Störungen. Die Form der Stimmlippenknötchen ist wie bei Erwachsenen breitbasig oder spitz. Die Frage der Behandlung wird verschieden beantwortet. Viele meinen, daß es keinen Sinn hätte, in

diesem Alter zu behandeln. Jungen und Mädchen sind kaum dazu anzuhalten, die Stimme zu schonen. Sicher ein berechtigter Einwand. Andernfalls hat man bei Gruppenbehandlungen Erfolge gesehen (Wilson, 1972). Wichtig bleibt die Aufklärung der Eltern und nächsten Kontaktpersonen (Lehrer). Das Leiden ist harmlos und verschwindet meist in der Pubertät. Nur in seltenen Fällen entschließt man sich zur operativen Entfernung.

Anders ist es bei Erwachsenen; hier ist heute der Entschluß zum Abtragen von Stimmbandknötchen leichter geworden. Dennoch wird man abzuwägen haben, ob es sich um die weiche oder feste Knötchenform handelt. Bei den weichen, nicht sehr ausgeprägten und wenig prominenten Verdickungen sollte eine logopädische Behandlungsserie dem invasiven Eingriff vorausgeschickt werden. Erst wenn die konservative Therapie nicht anspricht, kann die Abtragung erfolgen. Operation ist unbedingt angezeigt, wenn die Knötchen zu groß sind, schon seit langem bestehen oder eine hochgradige Heiserkeit die Übungsbehandlung vergeblich erscheinen läßt.

In allen Fällen muß aber eine phoniatrisch-logopädische Übungstherapie angeschlossen werden, weil die Ursachen der Knötchen fast immer auf Überspannungen (Fehlspannungen) im muskulären Bereich des Kehlkopfes, des äußeren Halses und des Brustkorbes einschließlich Zwerchfell zurückzuführen sind.

Weitere pathologische Zustände an den Stimmbändern sind *Stimmlippenzysten, Stimmbandpolypen, Papillome, Kontaktulzera.*

Am *Kontaktulkus* (als Pachydermie bereits 1860 von Virchow beschrieben) erkranken vor allem Männer im mittleren Lebensalter. Die Symptome sind chronische Heiserkeit, überharter Stimmeinsatz, Schmerz- und Fremdkörpergefühl. Seltener findet der Arzt einseitige Stimmbandrötungen (Monochorditis vasomotorica). Karzinom oder Tuberkulose müssen ausgeschlossen werden, differentialdiagnostisch kommen hormonales Ungleichgewicht und Allergie in Frage.

Bei allen organischen Alterationen können operative oder konservative Maßnahmen das Mittel der Wahl sein. Diese Entscheidung muß sehr sorgfältig in Übereinstimmung mit dem Urteil des Phoniaters getroffen werden. Besonders verantwortungsvoll muß der Befund bei Personen in Sprechberufen erhoben werden; auch sollte man rechtzeitig an berufliche Umschulungsmaßnahmen denken.

8.4.1 Lähmungsarten

Die Ursachen von Stimmbandlähmungen oder -schwächen (Paralysen, Paresen) können unterschiedlich sein, wie z. B. Zerrung, Quetschung, Durchtrennung, Neuritis, Neuralgie. Nicht selten treten Lähmungen unvermittelt auf, ohne daß eine schwere Krankheit oder Operation voranging. Dann lag zuweilen nur ein „grippaler Infekt" vor, der das Gesamtbefinden kaum beeinträchtigt hatte.

Lähmung des M. cricothyreoideus (Internus-Schwäche). Das ist der Stimmlippenspanner, der vom N. laryngeus superior versorgt wird. Ein Ausfall ist möglich durch operative Folgen (Strumektomien), stumpfe Verletzungen oder toxische Prozesse in der Bulbärregion. Als Folge tritt die Stimme tiefer, wird monoton und gering belastungsfähig. Bei Sängern können diese Mängel sehr unangenehm in Erscheinung treten. Behandelt wird medizinisch (Vitaminisierung, Elektrisierung) und logopädisch (Stimmübungsbehandlung).

Rekurrensparese, die häufigste Lähmung am Kehlkopf überhaupt. Obwohl die Ätiologie in vielen Fällen unklar bleibt, muß von Seiten des Arztes sorgsam nach den Ursachen gefahndet werden. Diese reichen vom Zustand nach operativen Eingriffen über toxische Schädigungen bis zu den banalen Erkältungsinfekten. Akustisch imponiert eine erhebliche Einschränkung von Stimmumfang und Stimmdynamik, so daß Singen nahezu unmöglich wird. Die Phoniationsdauer ist stark verkürzt. Um den Stimmklang zu füllen, erhöht sich die Atemfrequenz. Mitunter hört man Diplophonie, d. h. Doppeltönigkeit.

Es ist viel darüber geschrieben worden, nach welcher Gesetzmäßigkeit sich die Lähmungserscheinungen entwickeln. Man versuchte die Abfolge der Einschränkungen in eine Regel zu kleiden. Sie wurde nach den Erstbeobachtern das Rosenbach-Semon-Gesetz (1880) genannt. Zunächst kommt es zur Lähmung des einzigen Muskels, der die Glottis öffnet (abduziert), d. h. zur Postikuslähmung; dann setzt eine spastische Kontraktur der gelähmten Stimmlippe ein, wodurch diese zur Mittellinie herangeführt wird. Sind alle Rekurrensäste von der Lähmung betroffen, resultiert die Kadaverstellung. Schließlich überkreuzt die bewegliche Stimmlippe die gelähmte und überschreitet dabei die Medianlinie.

Praktikabler als bei einer Stadieneinteilung gliedert man die Lähmungen in straffe und schlaffe Lähmungen. Bei den straffen Lähmungen befinden sich die Stimmlippen in Median- oder Paramedianposition, bei der schlaffen in einer Zwischenstellung (intermediär). Die Heiserkeit ist weniger deutlich bei den straffen Lähmungsformen. Die Unterteilung in „straff" und „schlaff" läßt sich auch durch die stroboskopischen Befunde untermauern.

Bei Lähmungen muß differentialdiagnostisch eine Fixierung des Aryknorpelgelenks als Folge einer Arthritis (Gelenkentzündung) oder Ankylose (Gelenkversteifung) bedacht werden.

Behandelt werden Stimmlippenlähmungen mit differenzierenden Stimmübungsmaßnahmen, häufig mit Unterstützung elektrotherapeutischer Verfahren. Ziel ist ein Kompensationsvorgang, d. h. der Anschluß des gesunden Stimmbandes an das kranke. Sehr gebräuchlich sind Stoßübungen. Das Prinzip ist, durch seitwärts am Körper entlang erfolgendes Abwärtsstoßen der geballten Fäuste die (Schub-)Kraft größerer Muskelgruppen auf die kleineren, d. h. hier auf die Kehlkopfmuskulatur zu übertragen. Man intoniert unterstützend dazu Vokale und Silben wie pa, pe, pi, po, pu.

Auch durch sanften Fingerdruck an den Schildknorpelflügeln während des Phonierens mit Richtungstendenz nach hinten unten kann eine bessere Stimmqualität erreicht werden.

Über die Wirksamkeit elektrischer Ströme mit und ohne Stroboskop gehen die Ansichten auseinander. Kritiker meinen, daß man nicht gezielt an die kleinen Muskeln im Bereich der Glottis herankäme. Es ist jedoch nicht zu bestreiten, daß zahlreiche Patienten mit Befriedigung die Elektrotherapie entgegennehmen.

Sollten konservative Methoden nicht ausreichen, kann man operative Maßnahmen erwägen, wie z. B. Implantation von Knorpel, Injektion synthetischer Stoffe (Teflon), Bahnung von Nervenanastomosen (Rekurrens; nur möglich, wenn man die Nervenstümpfe auffinden kann), Vagusneurolyse.

Welche Methode man auch wählt – sie gehören in die Hand des Facharztes, so wie vor und nach einem operativen Vorgehen der Rat und die Betreuung von Logopäden unabdingbar sind.

8.5 Die psychogenen Stimmstörungen

Nicht selten werden uns Patienten mit Verdacht auf psychogene Dysphonie bzw. Aphonie überwiesen. Es ist verhältnismäßig leicht, die psychogene Stimmstörung klanglich herauszuhören; viel schwieriger ist es dagegen, sie zu behandeln. Wir müssen mit Rückfällen rechnen und können uns prognostisch kaum an der Personenstruktur des Betroffenen orientieren. Meist ist es eine vergebliche Mühe, in der Anamnese eine psychische Problemkonstellation aufzuspüren. In der Mehrzahl sind es junge Frauen, Adoleszenten, aber auch Frauen in vorgerückteren Jahren. Der Intelligenzgrad gibt uns wenig Aufschluß. Selten sind überwältigende Krisen in der Lebensgeschichte festzustellen, kein Schock- oder heftiges Schreckerlebnis. In manchen Fällen wird von einer Grippe mit Husten und Heiserkeit berichtet, die noch nicht lange zurückliegt. Während der Krankheit wurde die Stimme geschont und die „Tonlosigkeit" wäre schließlich geblieben. Man kann die psychogenen Aphonien (Dysphonien) so wie die funktionellen Dysphonien in hypo- und hyperfunktionelle Formen unterteilen, je nachdem ob es sich um ein erschlaffendes tonloses Verhauchen oder um ein spastisch krampfhaftes Zusammenpressen bei der primären Tongebung handelt.

Nach diesem Einteilungsprinzip ist die *spastische Dysphonie* (neuerdings auch spasmodische Dysphonie) als eine Sonderform der hyperfunktionellen (psychogenen) Dys- bzw. Aphonie einzugruppieren. Die Stimme ist gepreßt, knarrend, abgehackt, sakkadiert. Die Stimmführung ist zittrig mit abrupten Unterbrechungen; es gibt Muskelverspannungen an Hals und Schultergürtel. Die mühsame, rasch ermüdende Sprechweise läuft auch unter dem Namen „Stimmstottern". Der Phoniater kann von der Aussage des Spiegelbefundes her wenig zur Differentialdiagnose beitragen, der auditive und visuelle Aspekt ist für die Diagnosestellung maßgebend.

Die Behandlung der spastischen Dysphonie ist meist noch langwieriger und frustrierender als die der schlaffen psychogenen Form und stellt erhebliche Ansprüche an das Können und die Geduld des Therapeuten. Psychotherapie ist meist nicht zu umgehen.

Das Medikament „Gespräch" scheint nach allen bisherigen Erfahrungen am wirksamsten zu sein, doch bleibt ein logopädisches „Stimmtraining" unerläßlich.

Die Doppelspurigkeit psychologischen und motorisch übenden Einwirkens ist das therapeutische Basiskonzept in der Phoniatrie-Logopädie. Zu Beginn jeder Behandlung ist es eine den Erfolg wesentlich beeinflussende Entscheidung, ob man zuerst den psychologischen oder den physiologischen Hebelarm betätigen sollte.

8.6 Welche Arzneimittel helfen bei Stimmstörungen?

Der HNO-Arzt (Rhinolaryngologe) verschreibt bei akuten, subakuten oder chronischen Erkrankungen der oberen Luftwege eine gestaffelte Anzahl von Medikamenten. Die Ausgangsüberlegung ist, daß der obere Schleimhauttrakt als Einheit behandelt werden muß, und daß es nicht genügt, bei einem rauhen Hals Sprays, Kamillendampfbäder, Mikrowellendurchflutungen oder Aerosol zu verordnen. Ebenso wichtig ist, die Nase frei und durchgängig zu machen und für die Durchlüftung der Tube zu sorgen.

Im Falle von „Kratzen im Hals", Rauhigkeit und Heiserkeit werden neben Lutschtabletten auch Pharmaka mit Kortisonzusätzen verordnet. Auch Inhalationspräparaten fügt man zuweilen Kortison hinzu. Man verspricht sich ein Abschwellen der entzündlich ödematösen Begleiterscheinungen. (Ein chronifiziertes Ödem findet sich beim Reinke-Ödem). Veratmet werden Solelösungen, die man schleimlösend mit Beisätzen (Tacholiquin) versieht. Gern wird die „schleimhautfreundliche" Pantothensäure (Bepanthen) in Tabletten oder zum Inhalieren bei „Unpäßlichkeit im Hals" gegeben.

Umstritten bleibt, wie weit man durch gezielte Instillationen auf gerötete oder geschwollene Stimmfalten einwirken kann. Skepsis ist wohl am Platz. Dies gilt besonders für Sänger. Man sollte lieber die Stimme für ein paar Tage ruhigstellen – so wie man ein krankes Bein hochlagert und nicht weiter herumläuft –, als daß man unbedingt um eine Vorstellung zu retten, abschwellende Heilmittel in den Kehlkopf hineinträufelt. Man kann über den psychologischen und symbolischen Wert des Gurgelns und Mundspülens Vermutungen anstellen, nicht aber über den Heileffekt. Lesen wir, was Imhofer 1904 geschrieben hat: „Das Stimmorgan des Sängers ist ein gar feiner und gebrechlicher Organismus, der nach vorsichtiger und zarter Behandlung verlangt; hier mit starken Ätzmitteln dreinzufahren wäre ebenso töricht, wie wenn es jemandem einfiele, eine Taschenuhr mit Wagenschmiere einzuölen." Dem ist auch heute nichts hinzuzufügen.

Häufig besteht neben der Stimmstörung das hartnäckige Empfinden eines „trockenen

Halses", Räusperzwang, Kloß- oder Globusgefühl. Der Patient vermeint etwas in der Kehle zu spüren, was der Arzt nicht auszumachen vermag. Er wechselt deshalb die Ärzte, immer in der Hoffnung, schließlich bestätigt zu bekommen, daß es so schlimm um seinen Hals steht, wie er es ständig fühlt. Hier tut psychotherapeutische Beratung not. Was die Hartnäckigkeit der geklagten Beschwerden betrifft, so gehört der „Globus"-Patient sicher zu den am meisten gefürchteten Fällen in einer HNO-Praxis. Auch in die logopädische Sprechstunde findet dieses Symptomenbild Eingang. Man muß es kennen, um eine Überweisung an einen Arzt zu veranlassen. Denn dieses Druckgefühl am Hals (Halsneurose) kann eine bösartige Erkrankung ankündigen, obgleich außerordentlich selten.

Hier soll ein Wort über die Krebsfurcht von Patienten folgen. Logopäden stehen als Therapeuten nicht selten dieser existentiellen Sorge gegenüber. Es hat sich herumgesprochen, daß Heiserkeit das akustische Signal einer bösartigen Erkrankung sein könnte. So wenig man diese Carcinophobie (Krebsfurcht) auf „schulterklopfende" Art herunterspielen darf, so viel muß man tun, um eine überängstliche Aufmerksamkeit vom Kehlkopf abzulenken. Häufig ist diese spezifische Bangigkeit bei Berufssprechern verbreitet. Beruhigend kann man gerade diesen Personenkreis wissen lassen, daß die funktionell gestörten Stimmen nur sehr selten bösartig erkranken. Man muß aber mit der Hartnäckigkeit der Krebsfurcht rechnen und immer wieder versichern, daß das Fremdkörpergefühl im Hals und Heiserkeit andere, harmlosere Ursachen haben kann.

Unbeschadet bleibt bei dieser Symptomatik die Pflicht zur ärztlichen Abklärung.

8.7 Stimmhygiene im Alter

Was kann man tun, um mit zunehmenden Jahren nicht nur die körperliche Befindlichkeit, sondern auch das Stimmorgan fit zu erhalten? Gibt es eine Art von Stimm-Jogging? Hygienische Vorschriften bestehen seit langem, dies sind ausreichender Schlaf, leichte körperliche Betätigung, viel Aufenthalt in frischer Luft und eine gesunde, dem Alter angemessene, nicht zu fette und kohlenhydratreiche Ernährung. Gewarnt wird vor allzu häufigem und übermäßigem Kaffee-, Alkohol- und Nikotingenuß. Ohne Zweifel können diese Noxen mit unterschiedlicher Intensität das für die Stimmführung verantwortliche Organsystem schädigen. So sollte man klugerweise im Alter das Rauchen reduzieren, das Kaffeetrinken auf Normalmaß halten und Alkohol nicht überkonsumieren. Auch ist der Vorteil gymnastischer Übungen neben Duschbädern, Trockenbürsten und Höhensonne unbestreitbar. Aber wie wir aus neuesten Veröffentlichungen erfahren, ist eine kalte Dusche morgens nicht immer ein geeignetes Mittel zur Abhärtung. Jeder kennt Leute, die a priori eine Abneigung gegen die Heilkraft des Kaltwassers haben – wohl aus einem gesunden Instinkt heraus. Letztlich, das sei nicht verhehlt, ist die Konstitution bestimmend dafür, wie wir im Alter mit unserer Stimmleistung über die Runden kommen. Wer sich bemüht, seiner Individualität gemäß zu leben, wer das persönliche Sprechtempo, die eigene Art von Stimmverhalten und die Ökonomie von Redepausen den kommunikativen Situationen gemäß einzusetzen gelernt hat, der wird von gröberen Stimmschäden verschont bleiben.

Heraklit hat seinen Patienten den Leitspruch mit auf den Weg gegeben: „Gesund denken ist die größte Vollkommenheit", und erläuternd fügt der „dunkle" Heraklit hinzu, was er damit meint: „Die Wahrheit sagen und handeln nach der Natur, auf sie hinhörend."

Da die Lebenserwartung deutlich zugenommen hat, ist zu erwarten, daß die Beschäftigung mit der Altenstimme (vox senium) auch in der logopädischen Praxis an Interesse gewinnen wird. Voice lifting wird bei brüchiger Greisenstimme ebenso gefordert werden wie face lifting bei schlaffer Haut. Ansätze einer Geronto-Phoniatrie-Logopädie zeichnen sich ab.

8.8 Bibliographie

Coblenzer H, Muhar F (1976) Atem und Stimme. Österreichischer Bundesverlag für Unterricht, Wissenschaft und Kunst, Wien

Fränkel B (1887) Über Mogiphonie. Dtsch Med Wochenschr 13:114

Gundermann H (1970) Die Berufsdysphonie. Nosologie der Stimmstörungen in Sprechberufen unter besonderer Berücksichtigung der sogenannten Lehrerkrankheit. Thieme, Leipzig

Gundermann H (1977) Die Behandlung der gestörten Sprechstimme. Fischer, Stuttgart

Habermann G (1980) Funktionelle Stimmstörungen und ihre Behandlung. Arch Otorhinolaryngol 227:1–169

Heinemann M (1976) Hormone und Stimme. Barth, Leipzig

Imhofer R (1913) Die Ermüdung der Stimme (Phonasthenie). Kabitzsch, Würzburg

Moses PJ (1956) Die Neurose der Stimme. Thieme, Stuttgart

Nadoleczny M (1935) Wodurch kann eine chronische Heiserkeit bedingt sein? Münch Med Wochenschr 1:13–16

Seidner W, Wendler J (1978) Die Sängerstimme. Heinrichshofen, Wilhelmshaven

Watzlawick P, Beavin IH, Jackson DD (1974) Menschliche Kommunikation, 4. unveränd Aufl. Huber, Bern Wien

Wilson DK (1972) Voice Problems of Children. Williams and Wilkins, Baltimore

9 Ösophagusstimme

9.1 Der Laryngektomierte (Kehlkopflose) und die Einübung der Ösophagusstimme (Speiseröhrenstimme)

Zum Komplex Stimmpathologie gehört eine Abhandlung über den Stimmersatz nach Totalentfernung des Kehlkopfes. In der Hals-Nasen-Ohren-Heilkunde unterscheidet sich diese Operation von anderen nicht nur durch den Umfang des Eingriffs, sondern auch durch den spürbaren Einschnitt in die Persönlichkeit des Patienten. Nach der Total- oder Teilexstirpation des Larynx (Laryngektomie) muß eine neue Sprechweise erlernt bzw. anerzogen werden.

Die Operation wurde erstmals 1873 von dem Chirurgen Billroth ausgeführt. Nicht die verschiedenen Methoden der Organentfernung interessieren uns in erster Linie, sondern die Art und Weise, wie der Patient mit dem Organverlust fertig wird, d. h. die Psychologie der Laryngektomie und wie man den totalen Abbruch der stimmlichen und verbalen Kommunikation – ein schockierendes Erlebnis – durch Konstruktion einer neuen kommunikativen Brücke beheben kann.

Erst wenn ein solches einschneidendes Ereignis eingetreten ist, bemerkt der Betroffene, wie wichtig allein die Aussage der Stimme – vom Inhalt der Sprechäußerung einmal ganz abgesehen – für die Informationsübertragung ist. Man nennt dies die Metainformation. Bei einem Laryngektomierten sind die Kommunikationsmittel mit anderen Menschen nicht vollständig abgebrochen, denn er kann sich noch auf anderen Nachrichtenkanälen (Schrift, Zeichensprache) verständigen. Was aber verlorengeht und meist erst mit dem Verlust in seiner Bedeutung erkannt wird, ist die Übermittlung der „ästhetischen" Informationen. Das ist die intime Verbindung mit einem Gesprächspartner, die ein Freundeswort, ein Liebesgeflüster, ein therapeutisches Gespräch möglich macht. Der Kehlkopflose ist im gefühlsmäßigen Ausdrucksbereich Einschränkungen unterworfen. Er ist es auch noch, wenn er die Ersatzstimme, die Ösophagusstimme, erlernt hat. Die emotionale Äußerungsskala ist geschrumpft, die Stimme hat ihre Individualität verloren.

Die Schwere des Verlustes macht es begreiflich, daß man sich schon nach den ersten erfolgreichen Totaloperationen im vergangenen Jahrhundert bemüht hat, einen Stimmersatz zu schaffen. Daneben gab es Bemühungen, den operativen Eingriff durch Teilresektionen zu begrenzen, um so die völlige Sprechunfähigkeit zu vermeiden. Bei übersehbarer Ausdehnung einer Krebserkrankung begnügt man sich mit Teilentfernungen (Partialresektionen), wie Laryngofissur, Chordektomie und Thyreotomie. Man versucht mit der Herausnahme von nur einer Stimmfalte günstige postoperative logopädische Übungsvoraussetzungen zu schaffen. (Bei oberhalb der Glottis durchgeführten Teilresektionen sind selbstverständlich keine Stimmausfälle zu erwarten.)

Ein neuer Weg stimmlicher Rehabilitation, die rekonstruktive Larygektomie nach Staffieri (zit. nach Draf 1978), hat in der letzten Zeit von sich reden gemacht. Dieser Operateur hat erstmals 1970 eine totale Laryngektomie mit Rekonstruktion einer Glottis phonatoria durchgeführt. Die Methode ist abgewandelt von anderen übernommen und weiterentwickelt worden. Sie ist indiziert bei Karzinomen des Larynx, die durch Bestrahlung oder Teilresektion nicht kurabel sind. Nach den bisher vorliegenden Operationsergebnissen ist das Resultat hinsichtlich der Stimm- und Schluckfunktion zufriedenstellend. Das Entscheidende bei diesem Verfahren ist die Herstellung einer Neoglottis aus der Hypopharynxvorderwand, die dann über den Trachealstumpf aufgenäht wird. Das eigentliche Tracheostoma wird unterhalb des 3. Trachealringes angelegt. Die Phonation ist relativ gut verständlich und modulierbar. Es entsteht der Eindruck einer kontinuierlich fließenden Stimme im Gegensatz zu der sakkadierten Ösophagusersatzstimme. Dieser Vorteil resultiert aus dem größeren Stimmresonanzraum. Der kritische Punkt der Methode liegt in der Aspiration, mit der in jedem Fall gerechnet werden muß. Aus diesem Grunde liegen ärztliche Empfehlungen vor, die rekonstruktive Operationsmethode nur anzuwenden, wenn es der Patient wegen schnelleren Spracherwerbs und besserer Sprachqualität ausdrücklich wünscht.

Schon 1859 hat Czermak beim totalen, narbigen Kehlkopfverschluß zwecks Stimmerhaltung vorgeschlagen, den Luftstrom vom Tracheostoma aus in die Mundhöhle zu leiten. Mittels einer Membran nach Art einer Flöte kann der so produzierte Ton moduliert werden. Nach diesem Prinzip wirkende Sprechhilfen sind heute noch gebräuchlich.

Um zu verstehen, welche Funktionen nach der Entfernung des Kehlkopfes ausgefallen sind, muß man sich die Anatomie und Physiologie des Stimmorgans in Erinnerung rufen. Postoperativ fallen folgende Funktionen aus:

1. Der Windkessel; die Lungenluft gelangt nicht mehr durch die Luftröhre in den Rachen-, Mund- und Nasenraum, sondern durch das künstlich angelegte Tracheostoma, die Luftröhrenöffnung in der Mittellinie des Halses.
2. Das Vibrationssystem; die Stimmfalten bleiben ohne Schwingungen, weil die antreibende Luft aus dem Windkessel fehlt.

Dem Laryngektomierten verbleibt nur die im Artikulationsraum vorhandene Luft, die mit der Außenluft druckgleich korrespondiert. Setzt man sie artikulatorisch um, dann entsteht die Pseudoflüsterstimme oder das Mundflüstern. Diese Art zu sprechen, ist aber kaum verständlich, sofern man nicht das Lippenablesen als Zusatzinformation hinzunimmt. Im Vergleich zur Normalstimme ist das nur ein kümmerlicher Ersatz. Man darf diese Art von Stimmproduktion auf keinen Fall anregen oder billigen. Der Patient gewöhnt sich rasch daran und ist dann nicht selten außerstande und unmotiviert, die echte Ösophagusstimme zu erlernen.

Nach Kenntnis der Ausfallvorgänge brauchen wir für die neue Stimme 1. einen Ersatz-Windkessel und 2. ein schwingungsfähiges Gebilde, das als stellvertretende Stimmritze in Aktion treten kann.

Eine Ersatzstimme kann auf verschiedene Weise erzeugt werden (die erwähnte Pseudoflüsterstimme oder Mundstimme lassen wir beiseite):

1. Bukkal, d. h. zur Sprechausformung wird nur die in der Mundhöhle befindliche Luft benutzt. Mit Hilfe von Explosiv- und Reibelauten wird „Wind gemacht", damit die Luft in der Mundhöhle resonanzfähig wird. (Wissenschaftler meinen, daß es sich um die primitivste Form in der Phylogenese der menschlichen Sprache handelt.)
2. Parabukkal, wie erstmals von Gilse beschrieben. Das Luftreservoir, der Ersatzwindkessel, liegt zwischen Wange und Oberkiefer eingebettet, die Luft wird durch die Tätigkeit der Wangenmuskulatur herausgetrieben und der Grundton mit Hilfe einer Ersatzstimmlippe gebildet, die mittels eines schmalen Spalts zwischen Wange und Zähnen geformt wird. Es entsteht ein Grundton, der allerdings sehr hoch und gequetscht klingt.
3. Glossopharyngeal, als Luftbehälter dient der Pharynx (Rachenraum). Als Pseudoglottis fungiert die Verengung in der Mundhöhle zwischen Zungenrücken und vorderem linkem Gaumenbogen, dabei wird der linke Zungenrand gegen den Pro-

cessus alveolaris gestemmt. Der entstehende Ton ist quakend, schlecht verständlich.
4. Ösophageal, die vollendetste Form der Ersatzstimmbildung, seit 1890 bekannt. Der Ösophagus bildet stellvertretend den Windkessel. Der Eingang zur Speiseröhre, der Ösophagusmund und der untere Teil, die Pars fundiformis des M. constrictor pharyngis, stellen das schwingungsfähige Gebilde dar. Der tschechische Phoniater Seeman verwendet erstmals in seiner Habilitationsschrift aus dem Jahre 1924 den heute gebräuchlichen Ausdruck „Ösophagusstimme". Die Phoniatrische Schule in Prag hat zuerst die Bedeutung des Ösophagus als vikariierenden Windkessel mit Hilfe röntgenkinematographischer Untersuchungen erkannt. Zuvor hatte Stern behauptet, daß die Magenblase das Windreservoir ist. Beim Ösophagussprecher nimmt aber die Magenblase am Phonationsvorgang nicht teil, vielmehr wird die Speiseröhre in den oberen zwei Dritteln mit Luft gefüllt und dann durch retrograde Kontraktionen der Ösophagusmuskulatur ausgetrieben.

Röntgenologisch spielen sich folgende Vorgänge ab: Die Luftfüllung des Windkessels korrespondiert mit den Bewegungsabläufen beim Beginn des Schluckaktes. Mit Schließung des Mundes wird die vordere Zungenhälfte gegen den harten Gaumen gelegt, die Zunge drückt die Luft in den Hypopharynx, das Gaumensegel schließt den Epipharynx ab. Durch die Zungenhaltung und Abwärtsbewegung der Speiseröhre strecken sich die Hypopharynxwände, dadurch öffnet sich der Ösophagus und die Luft fließt in den unter Unterdruck stehenden Raum hinein. Bei Phonation kehrt sich der Vorgang um, das Zwerchfell wird gehoben, um den intrathorakalen Druck zu erhöhen.

Zwei Voraussetzungen sind dafür erforderlich, nämlich ein elastischer Luftsack und eine schwingungsfähige Ersatzglottis, möglichst mit den Phonationseigenschaften einer normalen Stimmritze. Untersuchungen haben erbracht, daß die Qualität der Sprechstimme von der Formgebung des oberhalb der Ersatzstimmlippe gelegenen Hypopharynx abhängt; d. h. ob dieser konisch, zylindrisch, triangulär, oder auch völlig unregelmäßig ist. Nahezu gleiche Bedeutung hat der Sitz der Pseudoglottis. In der Mehrzahl der Fälle bildet sie sich durch Hypertrophie der Hinterwandmuskulatur im unteren Abschnitt des Rachens. An dieser Stelle spielt sich der Bewegungsvorgang ab, seltener im Bereich des Ösophagussphinkters. Die Ersatzglottis ist zwischen den Wirbelkörpern c 5 bis c 6 zu lokalisieren. Ihre Gestalt ist variabel; sie ist entweder rund, oval oder irregulär.

Eine gute Stimme zeichnet sich durch die geschmeidige Regulierbarkeit ihrer Funktionen aus. Es ist anzunehmen, daß bei der Ersatzstimme die Nervenzweige des N. laryngeus inferior, die Rami oesophagei, die den M. constrictor pharyngis und die Krikopharyngealmuskulatur nervlich versorgen, die stellvertretende Innervation vornehmen. Man kann zusammenfassen, daß die Funktion der Pseudoglottis abhängig ist

1. von der Bildungsstelle des Windkessels,
2. dem Operationsverfahren,
3. den anatomisch-physiologischen Gegebenheiten, u. a. den Innervationsverhältnissen,
4. dem Übungseinsatz und der Übungsfähigkeit.

Der überwiegende Teil der Kehlkopflosen (80–90%) erlernt die Ösophagusstimme. Bei den übrigen bleibt die Ersatzstimme schwer verständlich, so daß man auf eine Sprechhilfe zurückgreifen muß. Folgende Regel gilt: Je fester und unelastischer der Verschluß des Ösophagusmundes, um so schlechter ist das stimmliche Endresultat.

Über den Spannungszustand der Pseudoglottis liegen manometrische Messungen vor. Bei gut sprechenden Kehlkopflosen wurde ein Druck von 10 bis 35 mm/Hg gemessen. Bei erhöhten Drucken (90–150 mm/Hg) ist die Chance, die Ersatzstimme zu erwerben, geringer. Auch bei den Gutsprechenden ist der Grundton sehr tief angelegt, zwischen 50 und 60 Hz.

Bevor wir auf die therapeutischen Techniken zwecks Erlernung der Ersatzstimme bei Kehlkopflosen eingehen, sei ein Wort über die Aufklärung der betroffenen Patienten eingefügt. Die *Aufklärungspflicht* für Patienten ist heute in den Blickpunkt des öffentlichen Interesses geraten. Man ist nicht mehr gewillt, tatsächliche oder auch nur vermeintliche Versäumnisse oder Fehler von seiten der Therapeuten widerspruchslos hinzunehmen. Die Folge sind Gerichtsverfahren, bei denen versucht wird, für Mangel- oder Fehluntersuchungen bzw. -behandlungen Entschädigung zu erhalten. Logopäden müssen diese veränderte Einstellung einkalkulieren.

Vor einer Operation vom Ausmaß der Laryngektomie muß neben dem Operateur der Phoniater und Logopäde in die beratende und aufklärende Gesprächsrunde einbezogen werden. Wenn der Patient einsieht, daß aufgrund einer meist bösartigen Geschwulst sein Kehlkopf entfernt werden muß, dann muß er auch wissen, daß damit der Verlust seiner Stimme verbunden ist, – daß aber die gute Chance besteht, eine Ersatzstimme zu erwerben. Man täusche sich übrigens nicht über den allgemeinen Wissensstand darüber, daß Kehlkopfentfernung auch Stimmverlust zur Folge hat. Es ist nur fair, auf plausible Weise dieses operative Resultat dem Patienten begreiflich zu machen. Dabei bietet es sich an, einen Patienten vor der Operation mit einem bereits Laryngektomierten, der eine gut verständliche Ösophagusstimme erworben hat, zusammenzuführen. Das erspart viel Überzeugungsarbeit. Die Erfahrung lehrt aber, daß es ungünstig ist, vor der Operation mit der Übungsbehandlung zu beginnen. Zu diesem Zeitpunkt ist der Patient noch tief von der Bösartigkeit und Schwere seines Leidens betroffen, er neigt zu depressiven Stimmungen. Für den zweiten Schritt, den Aufbau einer neuen Stimmführung, würde er vorerst zu wenig Verständnis aufbringen und nur noch tiefer in die Depression geraten. Sobald die Operationswunde verheilt ist und keine Fistel vorliegt, sollte mit der Übungstherapie angefangen werden. Dieser Termin liegt meist zwischen dem 14. und 21. Tag nach der Operation. In der Mehrzahl der Fälle wird nachbestrahlt. Der Patient muß dann wissen, daß infolge der Strahlentherapie die Qualität der Ersatzstimme vorübergehend in Mitleidenschaft gezogen werden kann. Wenn nicht allzu schmerzhafte Reaktionen auftreten, sollte aber das Stimmtraining fortgesetzt werden.

Für die Einübung der Ösophagusstimme (es soll nicht verschwiegen werden, daß das neue Stimmuster auch spontan erworben werden kann) stehen im wesentlichen drei Methoden zur Verfügung:

1. **Schluckmethode:** Mit Hilfe des unbedingten Schluckreflexes preßt man die Luft in die Speiseröhre hinein. Während des Schluckens wird allerdings der Sprechakt unterbrochen. Oft gelangt auch die geschluckte Luft in den Magen und verursacht aerophagische Beschwerden. Schließlich ist diese Art des Luftschluckens nicht beliebig oft wiederholbar.

2. **Suktions-, Ansaug- oder Aspirationsmethode:** Die Luft wird in den Ösophagus hineingesaugt und in der anschließenden Phase durch die Pseudoglottis hindurch wieder hinausgedrückt. Durch leichten Druck des Daumens oder der Hand in Höhe der Ersatzglottis kann dieser Sprechvorgang erleichtert werden. Auch läßt sich durch transnasale Insufflation von Luft die Prozedur erleichtern. Man tut dies nach Art der Politzer-Methode oder unter Verwendung einer dünnen Ösophagussonde. Bei Patienten, die die Ersatzstimme schwer erlernen, ist diese zusätzliche Luftzuführung sehr hilfreich. Oft erhält man nach mehrmaliger Insufflation doch noch den erwünschten Ruktus, d. h. das für den Ersatzstimmbildungsvorgang notwendige Rülpsgeräusch.

3. **Injektionsmethode:** Dieser liegt eine umfangreiche Arbeit der holländischen Logopädin Moolenaar Bijl (1951) mit röntgenkinematographischen Aufnahmen von van den Berg zugrunde. Ausgangspunkt ist die

Tatsache, daß es mit Hilfe von Explosivlauten relativ leicht gelingt, den Ösophagus mit Luft aufzufüllen. Man schließt den Mund und durch Preßbewegungen der Zunge, die artikulatorisch der Bildung von Explosivlauten entsprechen, wird die Luft aus dem hinteren Teil des Mundes in die Speiseröhre injiziert (Injektionsmethode). Bei diesem Verfahren ist eine gleichmäßige Füllung der Speiseröhre möglich, infolgedessen eine gut verständliche und modulierbare Sprechweise (Kritiker beanstanden, daß man, indem nur kleine Luftmengen in die Speiseröhre hineingepumpt werden, ein Luftschaukeln im oberen Bereich der Speiseröhre und damit Intonationsschwankungen erzeugen würde.) Zur Einübung benutzt man anfangs die stimmlosen Explosivlaute, erst dann werden Vokale angeschlossen. Über den weiteren Aufbau von Silben, Wörtern und Sätzen stehen zahlreiche Übungshefte und -bücher zur Verfügung. Jeder kann sich auch selbst die Übungsfolgen zusammenstellen.

Einige grundsätzliche Hindernisse und Schwierigkeiten, die dem Erlernen der Ösophagusstimme entgegenwirken:
> Infiltrationen der Halsweichteile
> Postoperative Narbenverziehungen am Ösophagusmund
> Beschädigung des M. cricopharyngeus
> Läsion der Rami oesophagii des N. recurrens
> Spasmen der Speiseröhre
> Psychologische Gründe (manche Patienten schämen sich, den Rülpslaut, d. h. den Ruktus, zu entäußern).

Wenn es nicht gelingt, die Ersatzstimme auf natürliche Weise anzubilden, müssen wir nolens volens auf *apparative Sprechhilfen* zurückgreifen. Sprechhilfen sollten aber nicht voreilig eingesetzt werden, sondern erst, wenn nach intensiven Trainingsversuchen der Laryngektomierte außerstande ist, die Ersatzstimme zu erlernen und seine Motivation schwach entwickelt bleibt.

Die älteren Stimmapparate arbeiten nach dem Flötenprinzip. Der in den Mund eingeführte Schlauch hat am mundnahen Ende einen Klangerzeuger in Form eines kleinen Pfeifchens oder eine Membran, die es ermöglicht, den in der Mundhöhle produzierten Grundton zu modulieren. Flötentypgeräte werden noch heute aus Japan geliefert. Sie sind aber unpraktisch, da die Membranen ungeschützt sind, nach wenigen Sätzen feucht werden und so ihre Elastizität verlieren.

Heute finden vorwiegend Geräusch- und Summertongeräte Verwendung, wo der Schall von außen in Pharynx und Mundhöhle geleitet wird. Anfangs waren Impulsgeber und Tonerzeuger getrennt, jetzt sind beide Apparateteile in einem handlichen Gerät vereinigt, beispielsweise bei der Servox-Sprechhilfe, einem Kompakt-Elektro-Larynx, der von der amerikanischen Firma Western Electric in Zusammenarbeit mit der Bell-Telefongesellschaft entwickelt wurde. Bei diesen Halsvibratoren versetzt ein Tongenerator die markstückgroße Fläche am Kopf des Gerätes in Schwingungen, welche durch Anlegen an den Mundboden in den Mund-Rachenraum übertragen werden. Auf diese Weise funktionieren verschiedene Gerätetypen, wie die bekannte Pfeife Pipa de Ticchioni, wo der Summerton in einem Pfeifenkopf erzeugt wird und durch den Pfeifenstiel in die Mundhöhle gelangt.

Selbstverständlich haben alle diese Geräte auch Nachteile. Das Sprechen klingt monoton, unpersönlich. Es fehlt die Prosodie, der belebende Akzent- und Rhythmuswechsel in der Rede. Die Lautstärke ist reduziert, von der natürlichen Schallenergie geht viel ins Gewebe verloren. Der mitklingende Summton schränkt die Verständlichkeit ein. So sollten wir die Patienten dazu bewegen, die natürliche Ersatzstimme anzubilden.

(Als Kuriosum sei die Sprechhilfe eines Farmers aus Kalifornien erwähnt. Wenn er, nachdem sein Kehlkopf exstirpiert worden war, zu sprechen beabsichtigte, steckte er sich einen lebendigen Frosch in den Mund, den er so lange mit der Zunge kitzelte, bis dieser zu quaken begann. Den Quakton be-

Sprachrohr

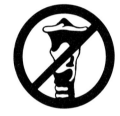

NR. 14   DEZEMBER 1979   5. JAHRGANG

Mitteilungsblatt des Bundesverbandes für die Kehlkopflosen der Bundesrepublik Deutschland e.V., Sitz Aachen

Die soziale Integration Kehlkopfloser in unserer Gesellschaft

So lautete das Leitwort unserer ARBEITS- und BUNDESTAGUNG 1979 in Stuttgart. Wir konnten feststellen, daß mit dieser bundesweiten Tagung neue Zeichen der verbandsseitigen Bemühungen für die kehlkopflosen Schicksalsgefährten in der Bundesrepublik gesetzt worden sind. Nicht zuletzt wurde dies damit bewiesen, daß die enge Kooperation aller beteiligten Stellen mit dem Bundesverband eine feststehende Tatsache geworden ist. Ein Rückblick auf die Themen der Referate ergibt, daß diese das Fundament für die jetzt folgenden Arbeitstagungen und Seminaren sind, die sich unter dem obigen Leitwort mit der SELBSTHILFE NACH KREBS und damit verbunden der Rehabilitation der Kehlkopflosen auf dem sprachlichem, sozialem und beruflichem Gebiet befassen werden. Dabei gehen wir davon aus, daß zur Rehabilitation alles gehört, was dazu beiträgt, die Kehlkopflosen wieder voll und ganz in die Gesellschaft einzugliedern. Wir wissen und handeln danach, daß es sich auf dem Wege vom Krankenbett zu den einzelnen Phasen der Nachsorge nach Krebs und den rehabilitativen Maßnahmen, um verschiedene Seiten des gleichen Vorganges handelt, der „nahtlos" und daher ohne Unterbrechung ablaufen muß. Da wir mit dieser Ausgabe beginnen, über die Referate der Arbeitstagung berichten werden, wollen wir damit einführend mit der folgenden Wiedergabe der Eröffnungsansprache des Bundesvorsitzenden L. Klär beginnen:

Sehr geehrte Damen und Herren, liebe Gäste, meine lieben Verbandskolleginnen und Verbandskollegen!

Ich habe die Ehre, Sie hier – in der wohl einzigartigen Stadt – namens des Bundesverbandes für die Kehlkopflosen herzlich zu begrüßen. Im Hinblick auf den Stellenwert dieser Tagung, begrüßen wir es dankbar, daß diese Arbeitstagung maßgeblich durch das Bundesministerium für Jugend, Familie und Gesundheit gefördert wurde bzw. ist. Im Sinne der gemeinsamen guten Sache danken wir Frau Minister Antje Huber und allen Mitarbeiterinnen und Mitarbeitern in ihrem Hause für die damit gegebene Möglichkeit, die Probleme der „Sozialen Integration Kehlkopfloser in unsere Gesellschaft" nicht nur aufzuzeigen, sondern – auf dem Wege der Selbsthilfe – einen Beitrag zur Lösung des Problems zu leisten.

Da die prae- und postoperative Betreuung kehlkopfloser und die Kommunikationsfähigkeit der Betroffenen noch keineswegs in der Bundesrepublik Deutschland den bereits jetzt möglichen Stand erreicht hat, ist es dringend erforderlich, durch diese Bundestagung die Integration Kehlkopfloser zu intensivieren. **Ziel der Arbeitstagung ist, die Information über Schwierigkeiten bei der Integration, Bearbeitung der Probleme, Angebote von adäquaten Hilfen, Motivation zur Selbsthilfe und Erarbeitung von neuen Perspektiven für eine bessere soziale Integration zu schaffen.** Ergänzend ist daher noch festzustellen, daß die Betroffenen, Fachleute und Rehabilitationsfachkräfte in die Lage versetzt werden sollen, vor Ort ihren Beitrag zur Integration Kehlkopfloser besser als bisher leisten zu können. Es darf hier nicht unerwähnt bleiben, daß wir der festen Meinung sind, daß selten **Initiative, Fantasie** und **persönlicher Einsatz** zu solchen Leistungen für die Behindertenhilfe befähigt war wie in unseren Tagen. Es ist daher eine gern erfüllte Pflicht, hier ein herzliches Wort des Dankes für das Wirken von Frau Dr. Mildred Scheel und damit der DEUTSCHEN KREBSHILFE auszusprechen. Da die operative Entfernung des Kehlkopfes stets die Folge einer Krebserkrankung ist, darf der Hinweis nicht fehlen, daß die Bildung der Arbeitsgemeinschaft SELBSTHILFE NACH KREBS der Selbsthilfevereinigungen „Frauenselbsthilfe nach Krebs, Deutsche ILCO und des Bundesverbandes für die

Abb. 30. Mitteilungsblatt für die Kehlkopflosen in der Bundesrepublik Deutschland

nutzte der Farmer als Primärton, um daraus menschliche Laute zu bilden.)

Bei der Anbildung der neuen Stimme dürfen wir nicht vergessen, daß wir uns nicht nur mit einem Stimmproblem, sondern mit einem *Stimmungs*träger auseinanderzusetzen haben. Rehabilitation zielt stets über die spezifische Art der Behinderung hinaus auf die gesamtkörperliche und seelische Wohlbefindlichkeit. Bei Kehlkopflosen ist durch Umbildungsvorgänge der Luftröhrenschleimhaut eine vermehrte, als recht unangenehm empfundene Schleimproduktion die Folge. Man muß das wissen und mit den Kontaktpersonen des Laryngektomierten, insbesondere der Familie, durchsprechen. Letztere ist mitverantwortlich dafür, daß der Kehlkopfoperierte in die gewohnte Umgebung zurückfindet. Ein verständnisvoller Ehepartner ist für die Wiedereingliederung von gleichem Wert wie ein guter Sprachtherapeut für die stimmliche Reedukation. Gar nicht selten reagiert der Patient, sofern er Schwierigkeiten hat, das neue Stimmuster auf Anhieb zu erwerben, ungeduldig, depressiv und aggressiv. Die praktische und moralische Hilfe seiner Familie ist hier dringlich.

Zu beachten ist auch das Tragen hygienischer Kleidung und absolute Sauberkeit im Bereich des Tracheostomas. Zur Erstausstattung und zum Pflegematerial für Kehlkopflose gehören Kanülentragbänder, Lätzchen, Schutztücher, Duscheschutz, Luftbefeuchter, Inhalationsgeräte und Absauggeräte, aber auch Signalrufgeräte, so daß sich notfalls der Kehlkopflose über seine eingeschränkte Stimmkraft hinaus bemerkbar machen kann (s. u. a. das umfassende Konzept der Fa. Hassheider Medizintechnik in Köln).

Die Rehabilitationsaufgabe ist sehr ernst zu nehmen. Daß der operative Eingriff nur der erste Schritt ist, wird oft verkannt.

Die Laryngektomierten haben sich zu Clubs zusammengeschlossen (eine Initiative, die von den USA ausgeht), wo sie Probleme und Sorgen untereinander oder im Kreis der Familienangehörigen austauschen können.

In den Vereinigten Staaten wurde auch eine internationale Laryngektomierten-Vereinigung gegründet (International Association of Laryngectomees), die zweimonatlich die *The IAL News* herausgibt. Nach letzten Informationen gibt es z. Zt. im Rahmen dieser weltweiten Gesellschaft insgesamt 282 Kehlkopflosen-Clubs.

In der Bundesrepublik hat sich der Bundesverband für die Kehlkopflosen der Bundesrepublik Deutschland e. V. mit Sitz in Aachen konstituiert, dem zahlreiche Ortsvereine angeschlossen sind. Das Mitteilungsblatt *Sprachrohr* (Honschaftstr. 332, 5000 Köln 80) erscheint 4mal jährlich (Abb. 30).

Erstmals hat 1979 in München, veranstaltet von der Universitäts-HNO-Klinik im Klinikum Großhadern, ein Sprachrehabilitationsseminar für und mit Logopäden und Laryngektomierten stattgefunden. Dies war ein Modellversuch, um Anregungen und neue Erkenntnisse für die Behandlung von kehlkopflosen Patienten zu gewinnen. (Initiatorin: Martha Strasser, Fachtherapeutin für Laryngektomierte und Beauftragte der Vereinigung der Kehlkopflosen, Sitz München e. V.)

Kurzprogramm für die Stimm-Rehabilitation bei Kehlkopflosen

– Präoperatives Gespräch durch den Arzt und den später behandelnden Logopäden
– Besuch vor der Operation oder am Krankenbett des frisch Laryngektomierten von einem gut artikulierenden Ösophagussprecher, der es versteht, die kommunikativen und psychologischen Probleme seines Leidensgefährten anzupacken und mit ihm durchzusprechen
– Postoperative Sprachübungsbehandlung
– Regelmäßige Nachsorge, bei der von seiten des Logopäden beachtet wird, daß die Stimme stabil bleibt
– Beitritt in die örtliche Vereinigung von Kehlkopflosen.

10 Über den Krankheitsbegriff in der Logopädie und die Erwartungschancen therapeutischer Erfolge

10.1 Der Beitrag der Logopädie zur Verbesserung der Kommunikation (Anthropokommunikation)

Zahlreiche Wissenschaften bemühen sich, die zwischenmenschlichen Beziehungen mit Hilfe von Methoden und Techniken zu fördern und, wo sie im argen liegen, zu verbessern. Wenn wir dies für die Logopädie beanspruchen, so aus dem prinzipiellen Grund, daß nämlich Voraussetzung jeder interpersonellen Verständigung eine korrekte, jedermann verständliche Ausdrucksweise ist. So gesehen trägt die Korrektur der gestörten Sprache zum Gelingen des Kommunikationsvorganges bei.

Der Ausdruck „Kommunikation" ist heute weit verbreitet, das verleitet zum unpräzisen Gebrauch. Für unsere Zwecke müssen wir die Begriffskontur schärfer herausarbeiten. Kommunikation ist ein menschliches Grundbedürfnis und -verhalten. Der nordamerikanische Kommunikationswissenschaftler Watzlawick hat die Formen und Störungen, die Paradoxien menschlicher Verkehrsformen zusammenfassend dargestellt. Nicht der isolierte Mensch ist bevorzugter Gegenstand von Beobachtung und Aufzeichnung, sondern seine Beziehungen und Wechselwirkungen auf andere. Erst hinter den komplexeren Strukturen menschlicher Verhaltensweisen offenbart sich der menschliche Sinn, die conditio humana.

Unter dieser vertieften Sicht hat Watzlawick die Prinzipien der Kommunikation aufgestellt.

Da sie praktische Bezüge zum therapeutischen Vorgehen haben, seien sie hier wiedergegeben:

1. *Man kann nicht nicht kommunizieren* (ein sog. metakommunikatives Axiom).
2. Wir finden in jeder Kommunikation *einen Inhalts- und einen Beziehungsaspekt* (der Inhaltsaspekt vermittelt die Daten, der Beziehungsaspekt weist an, wie diese Daten aufzufassen sind, in diesem Sinne wird eine Information über eine Information gegeben, d. h. eine Metainformation). Gerade dieser Grundsatz, der die Inhalts- und Beziehungsvollzüge trennt, ist logopädisch von Belang. Wir dürfen bei der Beurteilung von Sprech- oder Stimmverhalten über den Inhalt der Aussage den Beziehungsaspekt nicht übersehen. Viele Störungen sind nicht durch inhaltliche Verzerrung bedingt, sondern durch Bruch des Beziehungsrahmens.
3. Die Natur einer Beziehung ist durch *die Interpunktion der Kommunikationsabläufe* seitens der Partner bedingt. Ein typisches Beispiel dieser Oszillationen im Kontext einer Beziehung stellt Watzlawick mit einer Ehefrau vor, die ständig nörgelt, und einen Ehemann, der sich reaktiv kontinuierlich zurückzieht. Es resultiert ein perpetuierendes Pendeln von Sichzurückziehen – Nörgeln – Sichzurückziehen – Nörgeln usw., das praktisch weder Anfangs- noch Endpunkt hat, sondern eher kreisförmig, unendlich fortläuft.
4. Menschliche Kommunikation bedient sich *digitaler und analoger Modalitäten*. Die digitale Kommunikation benutzt Namen und Worte und eine vielseitige komplexe logische Syntax. Die analoge Kommunikation verwendet Ähnlichkeitsbeziehungen, wurzelt in archaischen Entwicklungsperioden und besitzt allgemeinere Gültig-

keit als die jüngere abstraktere digitale Kommunikationsmodalität.
5. Zwischenmenschliche Kommunikationsabläufe sind entweder symmetrisch oder komplementär, je nachdem, ob die Beziehung zwischen den Partnern auf Gleichheit oder Unterschiedlichkeit beruht *(symmetrische oder komplementäre Interaktionen).*

Diese Axiome sind kein Lehrdogma, das wir gedankenlos verdauen sollen. Sie sollen mahnen, bei stimmlichen oder sprecherischen Abwegigkeiten oder Störungen nicht nur die Person, sondern ihr Beziehungsgefüge mitzubedenken. Eine Stimme kann nämlich erkranken, heiser werden, weil durch einen noch aufzuklärenden Umstand der Dialog zwischen den Bezugspersonen wie Ehepartnern, Eltern, Vorgesetzten, nur mit Mühe aufrechterhalten werden kann oder schon abgebrochen worden ist.

10.2 Sind „Sprachdefekte" als Störungen oder Krankheiten einzuordnen?

Eine einhellige Meinung besteht nicht. Vom jeweiligen Standort aus – medizinisch, heilpädagogisch, psychologisch, linguistisch – wird von Sprachkrankheiten, -leiden, -übeln, -gebrechen, -störungen, -defekten, -behinderungen, -fehlern oder -auffälligkeiten gesprochen. Die beiden Pole des Meinungsspektrums heißen Defektologie und Nosologie (Krankheitslehre). In der Sowjetunion diagnostiziert und korrigiert das Institut für Defektologie (Akademie der Pädagogischen Wissenschaften) Sprachstörungen. Die Anzahl der dort tätigen international anerkannten Wissenschaftler spricht dagegen, daß es sich um einen mechanistischen „Reparaturbetrieb" handelt. Dennoch fällt es schwer, die Vorstellung rein technischer Machbarkeit bei einem solchen terminus technicus auszuschließen. Der Leidensdruck, der jede Kommunikationsstörung zu einem anthropologischen Problem macht, findet so keinen äquivalenten Ausdruck. Jedem Praktiker ist bekannt, daß Sprachstörungen nicht nur Oberflächenprozesse sind, die nur die Schale berühren, sondern daß sie tiefgreifend den Kern der Persönlichkeit angreifen. Froeschels, der Altphoniater, weist unermüdlich darauf hin, daß beispielsweise das so häufige Leiden Stottern nicht eine dumme oder phlegmatische Angewohnheit ist – solche Vorstellungen sind schwer zu verbannen –, sondern ein im Seelischen und Sozialen wurzelndes Trauma, dessen Ausmaß die zur Schau getragene Patientenrolle nicht auf den ersten Blick erkennen läßt.

Sprachheilpädagogen sehen stärker die „Umlernfähigkeit" bei kommunikativen „Defekten". Sie vermeiden deshalb medizinische Formulierungen und sprechen von Sprach- bzw. Sprechbehinderungen oder -auffälligkeiten, die anhand von Lernmodellen einsehbar und korrigierbar wären.

Nun ist der Krankheitsbegriff der Weltgesundheitsorganisation weit genug gefaßt. Er beinhaltet leibliches, psychisches und soziales Wohlbefinden. Ohne Zweifel berührt das Phänomen „Sprache" leibliches Wohlbefinden nur am Rande, wenn nämlich eines der Organe, die wir zum Sprechen benötigen, erkrankt, während es ausschlaggebend sein kann für die psychische und soziale Eutonie. Kontaktaufnehmen, Aufeinanderzugehen oder im Leidensfall Verweigerung von Begegnung und Beziehungsabbruch sind sehr ernst zu nehmende soziale Erkrankungen. Es ist keine Frage, daß Gesundheit über körperliches und psychisches Wohlsein hinaus auch soziale Wohlbefindlichkeit mit einbezieht. Schon aus diesem Grunde ist es völlig unzulänglich, Sprachgebrechen lediglich als Auffälligkeiten verschiedenen Grades zu etikettieren. Sprach- und Sprechabnormitäten zählen nicht nur, wenn sie für andere auffällig werden – entscheidend ist, wie man selbst den Leidensdruck empfindet. Er kann auch bei geringerer symptomatischer Ausprägung so stark werden, daß der Betroffene von sich aus jede Art von Kommunikation abbricht (etwa das sich verweigernde, sprachentwicklungsgestörte Kind).

Der Ausdruck „behindert" wiederum ist auf dem rehabilitativen Feld umfassend vertreten. In der Stimm- und Sprachheilkunde empfindet man ihn als ungewohnt. Geläufiger ist das Wort „Störung". Es hat auch in der schulmedizinischen Krankheitslehre weite Verbreitung und Anerkennung gefunden. Man kennt Kreislauf-, Herzrhythmus-, Verdauungsstörungen u. ä. Es scheint plausibel und praktikabel, den Begriff „Störung" auch in der Logopädie anzuwenden.

Für die gravierenden, die ganze Person umgreifenden Fälle – in denen eine Störung in „Zerstörung" überzugehen droht – hat die Benennung Sprach*krankheit* ihre Berechtigung.

Etwas zu einfach ist die Alternative: einerseits heilpädagogische Zuständigkeit für Störung oder Auffälligkeit, andererseits medizinische Kompetenz für Krankheit oder Leiden. Menschliche Existenz ist im Leben und Leiden ein Kontinuum, d. h. sie zeigt fließende Übergänge. Wo wir Sprünge bemerken, liegt es an der unzulänglichen Sicht unserer Begriffsoptik. Ein Patient, der einen Schlaganfall erleidet, erfährt nicht nur den mehr oder weniger totalen Ausfall seiner Sprache. Er ist nicht allein krank, weil eine Lähmung der Gliedmaßen eingetreten ist – er leidet als Individuum *und* Sozialpartner. Kommunikation, d. h. interpersonelle Aktion, ist die Voraussetzung für ein gesundes Leben. Ein Stotternder, der unter Angst und Furcht lebt und bebt, ist nicht nur ein gestörter, gehemmter, frustrierter Mensch, er ist unter Einbeziehung seines individuellen und sozialen Ambiente krank. Wie tief dieses Kranksein in die Lebensgeschichte des Menschen eingreifen kann, das zeigen die ergreifenden Worte des berühmten englischen Romanschriftsteller Somerset Maugham, der am Schluß seines Lebens sagte, daß er, wenn er könnte, sein Leben nicht noch einmal von vorn beginnen würde, weil ihm alles, aber auch alles, durch das Stottern vergällt worden sei.

Es soll nicht übergangen werden, daß unsere eingangs gestellte Frage, ob wir die „Sprachdefekte" als Störungen oder Krankheiten einordnen wollen, grundsätzliche Probleme einer medizinischen Philosophie anrührt. Seitdem die Menschen begonnen haben, über die Begriffe „gesund" und „krank" nachzudenken, bestehen auch die folgenden polaren Auffassungen: es gibt nur Kranke – es gibt nur Krankheiten.

Auch in der Logopädie müssen wir uns darüber im klaren sein, daß wir mit unseren Bezeichnungen von Störungen oder Krankheiten eine bewußte, didaktisch notwendige, für die Verständigung der einzelnen mit der Sprachpathologie befaßten Disziplinen wohl unentbehrliche, aber den Naturzusammenhang trennende Vereinfachung schaffen. Das, was wir oft auf unserem Feld als Auffälligkeit, Anomalie, Defekt oder Störung erkennen, spielt sich meistens in dem Zwischenbereich von Krankheit und Gesundheit ab. Aus pragmatischen Gründen ist unsere Kategorisierung, die Einordnung in die Schubfächer unseres Gedächtnisses notwendig, damit wir es bei gegenseitiger Anerkennung des gleichen Symbolwertes jederzeit zur Verfügung haben.

Daß unsere Diagnosen immer nur Annäherungen darstellen, zeigt sich schon darin, daß sich die Herkunft ihrer Bezeichnungen aus den unterschiedlichsten Regionen nachweisen läßt. Es finden sich die Namen von Entdeckern einer Normabweichung oder die Benennung nach Patienten. Wir benennen mitunter ein Symptom, eine Diagnosenbezeichnung nach einem Ort oder einer Stadt. Wir geben einfach nur eine Beschreibung. Wir gehen in den seltensten Fällen auf die Ursache ein. Es sind darum zum Krankheitsbegriff oder zur Störungseinordnung viele Definitionen vorgeschlagen worden.

Man hat formuliert, daß die Gesundheit als die Abwesenheit von Krankheit oder Störung zu erkennen ist. Man hat gesagt, daß das, was sinnvoll funktioniert, als gesund anzusehen ist. Eine sehr flüssige, aber treffende Formulierung geht davon aus, daß wir uns dann als gesund und wohl empfinden, wenn wir ein „Leben im Schweigen der Organe" führen. In der Tat, die Störung oder Krankheit beginnt meist dann, wenn wir spüren,

daß unser Herzschlag in einem ungewöhnlichen Rhythmus schlägt, wenn die Atmung nicht in gewohnter Leichtigkeit dahinfließt oder wenn wir die Artikulationsbehendigkeit auf irgendeine Weise behindert finden.
Erinnern wir uns an den prägnanten Ausspruch von Freud, daß man zum Wohlsein zwei Dinge benötige, nämlich Arbeit und Liebe. Das heißt, daß ein Mensch als „normal" einzustufen ist, wenn er ein ausreichendes Maß an Genuß- und Leistungsfähigkeit besitzt. Heutzutage, wo wir unsere Gedankenprozesse gern mathematisieren, wird auch der Begriff „Krankheit" als eine Störung der Homöostase, d. h. als die Unfähigkeit, sich an die Außenweltveränderung durch Selbststabilisierung anzupassen, betrachtet. Krankheit ist demnach eine Veränderung von Regelgrößen, die nicht imstande sind, sich selbst wieder in die rechte Ordnung einzufügen. Die gestörten Regelgrößen bedingen Dysfunktionen der Organabläufe und möglicherweise organische Alterationen. Bei dieser kybernetischen Betrachtungsweise kommt es zunächst einmal darauf an, die gestörten Regelgrößen festzustellen. Vordringlich muß dafür Sorge getragen werden, daß der Gleichgewichtszustand, das richtige Verhältnis von Spannung und Entspannung, wieder hergestellt wird. Der Körper muß die rechte Homöostase gewinnen, bevor – und das wäre eine verschlimmernde Konsequenz – überschießende Gegenregulationen weitere Versagenszustände herbeiführen könnten. So beispielsweise, wenn es uns nicht gelingt, den Prozeß einer Sprechhemmung, wie das Stottern, in den Griff zu bekommen, und die überschwappenden Schutzmaßnahmen von Psyche und Soma die Stotterersymptomatik nur noch verstärken.
Wenn wir schließlich die Unterscheidung in der angloamerikanischen Literatur zwischen „illness" und „disease" – was wir mit Erleidung und Erkrankung übersetzen möchten – in unser Fach einbringen, dann werden wir wohl weit weniger mit Krankheiten (im Sinne einer nosologischen Einheit), als vielmehr mit dem umfassenderen und tiefergreifenden menschlichen Phänomen des Leidens konfrontiert.
Es bedarf keiner reichen Phantasie, sich vorzustellen, unter welchem Leidensdruck beispielsweise ein stimmgestörter Lehrer in der Berufssituation gestellt sein kann. Kein Logopäde wird zögern, anzunehmen, daß es sich bei der heiseren Stimme nicht allein um eine Abnormität, Auffälligkeit oder einen Defekt handelt, sondern daß hier im breitesten Sinne eine Erleidung vorliegt. Es klingt etwas durch – per sonare –, was den Kern der Persönlichkeit berührt und angreift.

> Krankheit ist kein Tagesgeschehen – es ist ein biographisches Ereignis. Logopäden, die sich der Sprache verpflichtet fühlen, sollten dies nicht aus dem Auge verlieren.

10.3 Patienten-Compliance oder die Psychologie des Therapieerfolges bzw. -mißerfolges

Schon während der Ausbildung sollte sich der Logopäde darüber Gedanken machen, wie er später damit fertig wird, wenn trotz vollem Einsatz der gewünschte Therapieerfolg bei einem Patienten ausbleibt, wenn Frustration aufkommt, die leicht zu Aggression und Gegenaggression im Patient-Therapeut-Verhältnis ausufern kann. Der Problemkreis von Erfolg oder Nichterfolg einer Behandlung wird heute von dem englischen Wort „Compliance" umschlossen. Ursprünglich wurde dieser Ausdruck in der Lungenphysiologie verwendet, wo er Dehnbarkeit bezeichnete. Wir kennen ihn auch aus der Audiometrie, bei der Impedanzmessung bedeutet „Compliance" die Nachgiebigkeit des Trommelfells.
Es gibt z. Zt. keine deutsche Übersetzung, die der Präzision und Knappheit des englischen Begriffes gleichkommt. Er ist hilfreich zur Beschreibung der Vorgänge, die sich zwischen Patient und Therapeut abspielen oder eben nicht abspielen. Positiv provoziert er die Frage, wie eine Behandlung gelingt.

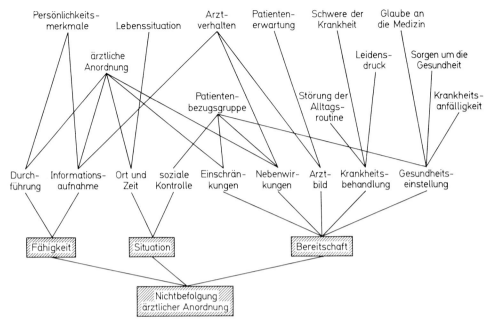

Abb. 31. Ursachen der Non-Compliance. (Weber u. Mitarb. 1977)

Definition: Unter Compliance ist die Willfährigkeit des Patienten oder seine Einwilligung zu verstehen, das zu tun, was der Therapeut ihm anempfiehlt. Daraus ergibt sich, daß die Persönlichkeitsstrukturen vom Behandelnden und Behandelten für die pünktliche oder nachlässige Befolgung mitentscheidend ist. Man darf aber unter Compliance nicht nur die mehr oder minder zuverlässige Einnahme von verordneten Arzneimitteln verstehen, sondern auch die Befolgung von Ratschlägen, die der Arzt im Hinblick auf die allgemeine Gesundheitshygiene gibt, wie z. B. Verzicht auf Rauchen oder Ausschaltung anderer Risikofaktoren. Im Gegensatz dazu ist Non-Compliance die Nichtbefolgung von Therapieempfehlungen. Die Erforschung der Patienten-Compliance hat, wie unschwer der laufenden Literatur zu entnehmen, zunehmende Beachtung erfahren. Die ersten gesammelten Referate von Weber u. Mitarb. (1977) sind erschienen. Es versteht sich, daß die vorliegenden Untersuchungsergebnisse die Frage noch nicht einheitlich und eindeutig erhellen. Erschreckend sind aber bereits die Ergebnisse unter pharmazeutischen Aspekten: 35–45% aller verschriebenen Medikamente werden nicht eingenommen. Volkswirtschaftlich ist dies ein Milliardenverlust. Medizinsoziologisch ist bemerkenswert, daß die Patienten-Compliance in den höheren Gesellschaftsschichten ca. 80–85% beträgt, in den unteren sozialen Schichten nur etwa 35%. Nicht zu übersehen ist, daß die Non-Compliance, das Verweigern der Zusammenarbeit mit dem Arzt bzw. dem Therapeuten, über alle Klassen verteilt ist. Festzustehen scheint, daß Hospitalisierte ihre Mittel zuverlässig einnehmen.

Es ist nicht unsere Aufgabe, die Ursachen der Non-Compliance aufzudecken. Sicher liegt ein Ursachenbündel vor (Abb. 31).

Wir sollten für unsere therapeutische Situation die gewonnenen Erfahrungen reflektieren. Man hat erkannt, daß die Komplexität eines Therapieschemas die Compliance negativ beeinflußt, ebenso wie die Dauer der Medikation. Das bedeutet für uns, Übungsbehandlungen nicht als unübersichtliches, im Detail erstickendes Schema den Patienten aufzuerlegen. Anders gewendet: die einfache, methodisch gegliederte Übung hat

Vorrang. Ebenso ist es ratsam, die Behandlung strikt zu terminieren. Beim Erstinterview muß festgelegt werden, wie lange die geplante Behandlung dauern wird, ob sie ein-, zwei- oder mehrmals wöchentlich erfolgt und wann eine Behandlungspause vorgesehen ist. Jeder Praktiker kennt den gesundheitsfördernden Wert solcher Pausen.

Wir sollten auch wissen, daß es eine „intelligente Non-Compliance" gibt, d. h. Patienten, die als Ergebnis des Nachdenkens über das eigene Zustandsbild intervenieren, Vorschläge machen, Verbesserungen anzubringen wünschen. Dann muß fallweise geprüft werden, wie weit ein vom Patienten ermitteltes Programm übernommen werden kann, ohne die therapeutische Autorität, die doch bis zu einem gewissen Grad Voraussetzung für den Heileffekt ist, einzubüßen.

Es wurde festgestellt, daß stationäre Patienten eine positivere Compliance aufweisen als ambulante. Dies ist ein Fingerzeig dafür, daß kurmäßig durchgeführte Behandlungen von Stimm-, Sprech- und Sprachstörungen einen intensiveren Erfolg versprechen.

Erkennbar wird nach allem, wie dünn mitunter das Band ist, das zwischen Therapeut und Patient geknüpft wird. Wie kann man dem Übelstand der Non-Compliance beikommen? Erste Erfahrungen aus dem medizinischen Bereich liegen vor: Der Hochdruckkranke mißt seinen Blutdruck selbst; er ist dann stärker daran interessiert, die Medikation exakt einzuhalten. Ein anderes Beispiel liefert der Asthmatiker, der mit einem entsprechenden Gerät den Zustand seiner Lungenfunktion eigenhändig überprüft.

Das bedeutet, auf unsere Modalitäten übertragen, daß es wenig Wirkung zeitigt, nur passiv auf die Patienten einzuwirken. Wir müssen ihre Mitarbeit aktivieren. Sie müssen die Behandlung mittragen. Dazu gehört die ausreichende Information des Patienten über sein Zustandsbild, seine Störung oder Krankheit. Die Untersuchungen beweisen, daß Vertrauen und Zufriedenheit mit dem Arzt mit dem Grad der Compliance deutlich korreliert. Gewarnt werden muß davor, bei gestörter Zusammenarbeit und fehlender Willfährigkeit, die Compliance durch autoritative Äußerungen zu erzwingen. Es ist klüger, sich auf den Standpunkt des Non-Compliance-Patienten zu stellen und zuzugeben, daß man selbst z. Zt. keine besseren Lösungen anzubieten habe. Zur Verbesserung der Compliance kann das autogene Training als allgemein psychisch und vegetativ stabilisierender Faktor beitragen.

In unserem Fachgebiet müssen wir oft längerfristige Behandlungen durchführen. Andererseits ist bekannt, daß für eine positive Compliance kürzere Behandlungsfolgen von Vorteil sind. Wir sollten daher von Anbeginn an unsere Patienten auf länger dauernde Übungsbehandlungen und spät einsetzende Erfolgserlebnisse vorbereiten. Laufend sollten wir uns vergewissern, ob sich das Verhältnis zwischen Therapeut und Patient ändert, um bei langzeitigen Therapien Aggressionen und Gegenaggressionen rechtzeitig abbauen zu können.

Schließlich muß die Tatsache berücksichtigt werden, daß der Patient oder Klient bei seinen Vorentscheidungen für oder gegen eine Therapie nicht nur selbst zu Worte kommt, sondern daß andere sein Compliance-Verhalten mitbeeinflussen können (z. B. der Ehepartner). Häufig haben wir es mit den Eltern zu tun, deren familiäre Interaktion das Kind-Therapeut-Verhältnis maßgeblich und leider auch ungünstig bestimmen kann.

Wir eignen uns die Erkenntnis an, daß nicht allein unser persönlicher Einsatz für die Erfolgserwartung entscheidend ist. Vor Jahrzehnten schrieb ein Sprachbehindertenpädagoge einen Abriß über die Frustration in der Stimm- und Sprachheilkunde. Wir wissen heute, daß das Gefühl der Vergeblichkeit nicht aufkommen muß, wenn wir den Wunsch nach Information nicht abblocken und den Erwartungshorizont nicht künstlich durch unangemessene Versprechungen und hybride Selbsteinschätzung überhöhen.

Zweifellos gehört in diesen Abschnitt auch ein erläuterndes Wort zu dem in der medizinischen Soziologie bekannten Begriff *„Patientenkarriere"*. Man kann zuweilen beobachten, daß Patienten in ungewohnt langen

Zeiträumen von Logopäden therapiert – man ist versucht zu sagen: okkupiert – werden. Jeder der als Helfer, in welchen sozialen Bereichen auch immer, tätig ist, sollte sich bewußt sein, daß man Krankheiten bzw. Störungserscheinungen nicht nur abbauen, sondern auch *auf*bauen kann. Anders ausgedrückt: wenn wir in einem Patient-Therapeut-Verhältnis Nüchternheit und Ehrlichkeit außer acht lassen, dann kann es nur zu leicht geschehen, daß wir einen sprachlich oder stimmlich Behinderten oder Gehemmten in eine von ihm eigentlich nicht gewollte und von uns vielleicht unbewußt herbeigewünschte Patientenrolle hineindrängen. Für die Praxis bedeutet das, daß man keine Behandlung über Notwendigkeit und Gebühr ausdehnen soll. Wenn wir den Eindruck gewinnen, daß weder die Intensivtherapie noch eine längerfristig durch Pausen unterbrochene Behandlung den von uns gewünschten therapeutischen Erfolg erbringt, dann sollten wir den Mut haben, unsere Beziehung aufzulösen und den Patienten klaren Wein einschenken. Es wäre unfair und unredlich und auch eine falsch verstandene Helferposition, ein psychologisierender Übermut, wenn wir nur um des Kontaktes und des Gespräches willen unsere therapeutischen Sitzungen weiterführen. Es bleibt unsere Aufgabe, die Patienten zur Selbsthilfe zu erziehen und sie nicht – von wem auch immer – abhängig zu machen.

10.4 Bibliographie

Draf U (1978) Die rekonstruierte Laryngektomie nach Staffieri. Larngol Rhinol Otol (Stuttg) 57:811–817

Gutzmann H (1936) Sprache ohne Kehlkopf. Kabitsch, Leipzig

Matzker J (1975) Ärztlicher Rat für Kehlkopflose. Thieme, Stuttgart

Moolenaar-Bijl A (1951) Some data on speech without larynx. Folia Phoniatr 3:20–24

Nolda H (1979) Stimme und Sprechen ohne Kehlkopf. Scriba, Köln

Weber E, Gundert-Remy U, Schrey A (1977) Patienten-Compliance. Workshop am 14. Mai 1977 über Verbesserung der Arzt-Patienten-Beziehung in Frankfurt a. M. Witzstrock, Baden-Baden Köln New York

11 Untersuchungstechniken

11.1 Was der Logopäde über die instrumentellen Untersuchungsmethoden in der Stimm-, Sprech- und Sprachheilkunde wissen muß

Der Logopäde wird sich in der Praxis zunächst auf den ärztlichen Überweisungsbefund stützen. Das ist in der Regel eine pädiatrische (kinderärztliche), otorhinolaryngologische (HNO-ärztliche) oder neurologische bzw. neurologisch-psychiatrische Untersuchung, in Sonderfällen auch eine neuropädiatrische oder internistische Befunderhebung.

Aus der Sicht des HNO-Arztes interessieren die Ergebnisse der audiometrischen Untersuchung, die Beurteilung von Nase und Nasenrachen, die Verhältnisse in der Mundhöhle und die Motorik der peripheren Sprechorgane. Selbstverständlich verdient die Funktion des Kehlkopfes vorrangige Aufmerksamkeit. Zunächst sollte die indirekte *Laryngoskopie,* d. h. die Spiegelbetrachtung der Bewegungsabläufe der Glottis, und dann die Lupenlaryngoskopie mit der Darstellung von Einzelheiten im Larynxgebiet durchgeführt werden. Die Laryngologen benutzen meist das Endoskop nach Stuckrad. Es gestattet mittels einer Winkeloptik die Vergrößerungsbetrachtung der Stimmfalten bei der groben Funktion. Man kann dieses Instrument für die Fotodokumentation verwenden. Spiegeltechnisch ist auch die binokulare Betrachtung mittels eines Operationsmikroskopes möglich. Die Mitbeobachtung ist mit einer Zusatzoptik möglich.

Für die Praxis aufschlußreich ist der *Belastungstest.* Bei Stimmstörungen wird dabei

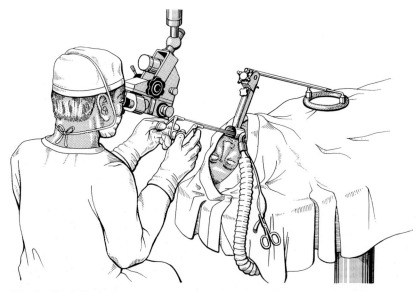

Abb. 32. Technik der endolaryngealen Mikrochirurgie. (Kleinsasser 1968)

folgendermaßen vorgegangen: Zunächst wird eine laryngoskopische bzw. stroboskopische Betrachtung durchgeführt; danach muß der Patient je nach Forderung des Untersuchers eine halbe Stunde oder länger einen schwierigen Text (es werden Texte von Kleist benutzt) mit einer Lautstärke von durchschnittlich 70 dB laut lesen; nach dieser Prozedur wird die indirekte laryngoskopische bzw. stroboskopische Untersuchung wiederholt. Man kann dann mit einiger Sicherheit erkennen, wie weit die Stimmfalten belastungsfähig sind, ob sich Veränderungen ergeben haben, wie z. B. Injektion, Rötung oder Ödem. Schließlich sieht man auch, ob die Funktion alteriert ist, d. h. ob eine verkürzte Amplitude oder zeitweiliger Stillstand eines Stimmbandes bei der Feinbetrachtung vorkommt. Wir halten diese Methode für recht praktikabel. Sie kann auch vom Logopäden verwendet werden ohne Spiegeluntersuchung oder stroboskopischen Einblick, man lauscht dann auf Verschiebungen des Tonklangs.

Am meisten interessieren den Logopäden wohl die Ergebnisse der *Stroboskopie*. Diese Methode ist für den Phoniater unerläßlich, weil sie die Beobachtung feinerer Bewegungsabfolgen der Glottis gestattet. Man verwendet dazu ein elektronisches Laryngostroboskop mit kurzdauernden Lichtblitzen einer Xenonlampe. Zwei Betrachtungsweisen werden vorgenommen:

1. Die Betrachtung im bewegten Bild mittels Tongeneratorsteuerung (die Lichtblitzfolge wird von einem Tongenerator gesteuert, während der Patient einen durch das Stroboskop vorgegebenen Ton intoniert; so entsteht der Eindruck einer langsamen Bewegungsfolge der Stimmfalten).
2. Die Betrachtung im stehenden Bild (der Patient phoniert einen beliebigen Ton, der über das Mikrofon die Lichtblitzfolge steuert; durch die Möglichkeit der Phasenverschiebung um 360° lassen sich Schluß und Öffnungsphase gut darstellen).

Für den Logopäden ist von Wert – er bekommt den Befund des Arztes mitgeteilt –

die Beachtung der Amplitude, d. h. der Schwingungsfolgen des Stimmbandes, die verkleinert oder vergrößert sein kann, je nachdem ob eine hyperfunktionelle oder hypofunktionelle Dysphonie vorliegt; das (un-)gleichmäßige, (un-)regelmäßige Schwingungsbild beider Stimmlippen (sie können zeitrhythmisch und gestaltlich verschieden schwingen) und evtl. ein stroboskopischer bzw. phonatorischer Stillstand (ein scheinbares Nichtbewegen einer Stimmfalte). Außerdem finden sich Wechselschwankungen der Stimmfalten (Vibrationen) und das Luchsinger-Symptom der „Unschärfe im stehenden Bild" (die Stimmlippenränder scheinen unscharf konturiert). Letztlich ist die Randkantenverschiebung zu verzeichnen, ob sie vorhanden ist oder nicht.

Man muß aber auch die Schwächen der Stroboskopie kennen. Die Untersuchungsbedingungen sind ebenso wie die Lautstärke und die Tonhöhe zu berücksichtigen. Aus diesem Grunde nehmen wir die Stroboskopie mit einer Meßvorrichtung vor, die die Lautstärke für alle Patienten auf 70 dB standardisiert.

Man kann heute die Stroboskopie als Lupenstroboskopie vornehmen. Verbindet man sie mit einer Videoanlage, spricht man von einer Telemikrostroboskopie.

Die anderen Methoden sind für den Logopäden in der Praxis von geringerer Bedeutung. Das gilt für apparative pneumographische Darstellungen oder komplexe aerodynamische Untersuchungen, wie Spirometrie, Spirographie, Pneumotachographie. Wenig Berührungen bestehen auch zur Larynxkinematographie, Larynxfotokymographie oder *Elektroglottographie*.

Immerhin gestattet die letztgenannte Methode eine kontinuierliche Registrierung der Stimmbandbewegungen. Der Vorteil liegt darin, daß im Gegensatz zur Stroboskopie die Funktion des Kehlkopfes auch bei geschlossenem Mund überprüfbar ist. Man geht bei dem Verfahren folgendermaßen vor: Zwei Plattenelektroden werden in Höhe des Schildknorpel auf die Haut gelegt, durch diese wird ein hochfrequenter Strom geleitet, der den Glottisquerschnitt durchfließt. Durch die Schwingungen der Stimmfalten verändert sich naturgemäß der elektrische Widerstand. Diese Änderungen werden auf einem Bildschirm eines Kathodenoszillographen aufgezeichnet. Zusammenfassend kann man sagen, daß die Mitteilungen der Autoren über die Auswertung von krankhaften Veränderungen am Kehlkopf bei dieser Methode noch uneinheitlich sind.

Zu den instrumentellen Untersuchungsmethoden gehören die elektroakustischen Analysen. In erster Linie muß die *Sonagraphie* genannt werden. Sonagraphen sind Niederfrequenzanalysatoren, wo neben Frequenz und Amplitude als dritte Dimension der Zeitfaktor hinzutritt. Dadurch ist eine fortdauernde, klanganalytische Registrierung von Stimme mit einzelnen Lauten, Silben und sogar Wörtern möglich.

Auch zu dieser Methode, die eine gewisse Objektivität erkennen läßt und in der Kriminalistik weiterentwickelt wurde zum Stimmabdruck (voice print), ist kritisch zu bemerken, daß eine auditive, eine hörmäßige Heiserkeitsuntersuchung bei geschultem funktionellen Gehör immer noch als gleichwertig gelten kann. Auch die Heiserkeitsanalysen japanischer Autoren sind apparativ zu aufwendig, um in der logopädischen Praxis Verwendung zu finden. Daß man sich analog zum Audiogramm die einfache Herstellung und Darstellung eines Phonogramms für die tägliche logopädische Arbeit wünscht, soll nicht nur Schlußsentenz dieses Abschnittes sein, sondern Aufforderung an die Konstrukteure und Hersteller, solche Apparaturen zu bauen.

Seit dem Ende der 50er Jahre begann O. Kleinsasser die Methodik der Mikrolaryngoskopie und endolaryngealen Mikrochirurgie zu entwickeln (s. Abb. 32). Das Lupenlaryngoskop (Endoskop mit Rechtwinkeloptik) – heute ein gebräuchliches Instrument in der HNO-ärztlichen Praxis – gestattet einen vergrößernden Einblick in die Glottisregion; Stimmlippenfärbung, Randbeschaffenheit und grobe Funktionen lassen sich dadurch gut erkennen. Mit stroboskopischer Beleuchtung und bei Verwendung eines in der HNO-Heilkunde gebräuchlichen Operationsmikroskopes, läßt sich diese Technik noch hervorragend verbessern (Mikrostroboskopie). Auf nahezu revolutionäre Weise veränderte sich aber die Operationstechnik am Kehlkopf durch Einführung der endolaryngealen Mikrochirurgie in Verbindung mit den modernen Intubationsnarkoseverfahren. Erst jetzt war es gezielt möglich, beginnende Larynxkrebse früh anzugehen, vor allem aber auch harmlosere Veränderungen, wie z. B. Stimmlippenknötchen, Reinke-Ödeme, Papillome, Hyperplasien, nahezu mühelos und exakt abzutragen.

11.2 Psychodiagnostische und psychotherapeutische Aufgaben in der Logopädie

Die Diagnostik und Behandlung von Stimm-, Sprech- und Sprachstörungen gehört, wie wir mehrfach betonten, in die Hände eines interdisziplinären Teams aus Arzt, Logopädie, Sprachheillehrer und Psychologen.

Häufig ist neben der medizinischen Diagnose auch noch eine intelligenz- oder persönlichkeitsdiagnostische Abklärung notwendig. Die Liste der von uns verwendeten Tests finden Sie im Anhang F.

Neben der Diagnostik gehört aber auch die Psychotherapie zur Aufgabe eines Psychologen, der im logopädischen Bereich arbeitet. In vielen Fällen muß er mit dem Logopäden Hand in Hand arbeiten. Wir denken da insbesondere an die Therapie des Stotterns, an die Elternberatung und an die Behandlung derjenigen stimmgestörten Patienten, deren Stimmstörung Ausdruck für tieferliegende Lebensprobleme ist. Es kommen aber auch Patienten zu uns, die ausschließlich psychotherapeutisch zu behandeln sind. Offensichtlich ist die „Schwellenangst" vor einer phoniatrisch-logopädischen Ambulanz nicht so stark, wie vor psychotherapeutischen oder psychiatrischen Einrichtungen. So kamen schon Patienten zu uns, die an Depressionen litten, jedoch die leise Stimme als Symptom anboten.

Das therapeutische Angebot wird sich jeweils nach theoretischer Ausrichtung und Ausbildung des Psychologen richten. Unser Angebot (Phoniatrisch-Logopädisches Zentrum bei der Stiftung Rehabilitation Heidelberg) sieht derzeit wie folgt aus:
- Therapiegruppen für erwachsene Stotternde
- Training zur sozialen Kompetenz für jugendliche Stotternde
- Spielgruppe für stotternde Vorschulkinder
- Elternberatung für Eltern stotternder Kinder
- Gruppengespräche mit Angehörigen und Aphasikern
- Einzelgesprächspsychotherapien nach den Prinzipien der wissenschaftlichen Gesprächstherapie für stimmgestörte Patienten
- Therapiegruppe zum Aufbau selbstsicherer Verhaltensweisen für stimmgestörte Frauen
- Einzeltherapien bei psychogenen Störungen wie beim Globus hystericus oder bei der psychogenen Aphonie

Welche psychotherapeutischen Kenntnisse benötigt der Logopäde?

Man könnte meinen, der Logopäde habe es nur mit Stimm-, Sprech- und Sprachstörungen zu tun. Er sollte nicht vergessen, daß er es in erster Linie mit Menschen zu tun hat. Es ist das Verdienst von Rogers, drei grundlegende Verhaltensweisen des Therapeuten formuliert zu haben, welche eine therapeutische Beziehung ermöglichen, nämlich ein warmherziges Akzeptieren der Person des Patienten, ein einfühlendes Verstehen für die Gefühle des Patienten und ein mitmenschlich echtes, nicht fassadenhaftes Reagieren im Gespräch. Auf diesen drei Grundpostulaten hat sich die wissenschaftliche Gesprächstherapie entwickelt. Diese wird nicht Aufgabe eines Logopäden sein. Übt und praktiziert er aber diese drei Forderungen als therapeutisches Basisverhalten, wird er in der Gesprächsführung und in seinem Eingehen auf den Patienten hilfreicher sein können.

Häufig hören wir von Logopädieschülerinnen, daß die Therapie einfach keine Fortschritte mache, obwohl der Behandlungsplan doch so ausgezeichnet sei. Wir wollen uns vor Augen halten, daß auch der beste Plan schlecht ist, wenn er am Patienten vorbeigeht, wenn unsere Beziehung zu ihm gestört ist (s. Kap. 10.3). Eine Therapie entartet zum Zynismus, wenn wir unseren Patienten überhaupt nicht akzeptieren können. Gerade wenn wir therapeutisch mit einer Dyade arbeiten müssen, mit Mutter und Kind beispielsweise, sollten wir uns hüten, mit dem einen gegen den anderen zu praktizieren. Wir sollten uns vielmehr als Dolmetscher verstehen, der hilft, daß wieder mehr Verständnis füreinander entsteht.

Wie oft läuft nicht schon ein Erstgespräch oder eine Anamnese in Gefahr, zu einem Abfragen des Patienten zu werden? Wie oft stellen wir unter Zeitdruck Suggestivfragen, wenn wir doch in einem wirklichen Gespräch besser die wichtigen Informationen erhalten könnten, die wir zu Beginn einer Behandlung notwendig brauchen. Dabei könnten wir auch noch eine bessere therapeutische Beziehung aufbauen. Die Fort- und Weiterbildung, die unser therapeutisches Basisverhalten betrifft, ist gewiß ebenso notwendig wie unsere rein fachliche Qualifikation. Logopäden sollten auch unter diesem Aspekt ihr therapeutisches Tun reflektieren, zur Eigenkontrolle Tonbandaufnahmen machen und an diesen selbstkritisch lernen.

Neben der therapeutischen Gesprächsführung gibt es auch noch andere Psychotherapietechniken, die der Logopäde einsetzen kann. So sollte er z. B. wissen, wie ein Rollenspiel durchgeführt wird. Aber Psychotherapie im eigentlichen Sinne kann nicht seine Aufgabe sein.

11.3 Bibliographie

Böhme G (1978) Methoden zur Untersuchung der Sprache, des Sprechens und der Stimme. Fischer, Stuttgart

Kleinsasser O (1968) Mikrolaryngologie und endolaryngeale Mikrochirurgie. Technik und Befunde. Schattauer, Stuttgart

12 Zusammenarbeit mit anderen Fachgebieten

12.1 Wann ist bei einem Kind der Besuch des Kindergartens und der Schule für Sprachbehinderte notwendig

Die Schule für Sprachbehinderte nimmt Kinder auf, die dominant sprachbehindert sind, d. h. bei denen die Sprachbehinderung nicht Folge einer anderen Behinderung (z. B. Hörschädigung, Intelligenzschwäche) ist. Den Schulen für Sprachbehinderte sind in der Regel Schulkindergärten angegliedert. Ihre Aufgabe ist es, sprachbehinderte Kinder durch eine spezielle, behinderungsspezifische Entwicklungsförderung und Therapie so weit zu bringen, daß sie dem Unterricht der allgemeinen Grundschule oder der Schule für Sprachbehinderte folgen können.

Als Sprachbehinderung wird eine umfängliche, langdauernde oder bleibende Beeinträchtigung der Sprache angesehen, die das Kind in seiner normalen Persönlichkeits- und Sozialentwicklung sowie in seiner seelisch-geistigen und körperlichen Leistungsfähigkeit behindert. Aus der eigentlichen Sprachbehinderung ergeben sich also bei diesen Kindern Störungen im Lern- und Sozialverhalten, die eine sonderpädagogische Betreuung erfordern.

Sprachbehinderungen, die eine Einweisung des Kindes in den Kindergarten oder die Schule für Sprachbehinderte erforderlich machen, sind (Knura 1974):

1. Zentralbedingte Entwicklungsbehinderungen der Sprache
2. Früherworbene Störungen der ausgebildeten Sprache (Aphasie)
3. Schwere Sprachentwicklungsverzögerungen mit Symptomen des multiplen Stammelns und des Dysgrammatismus
4. Stottern mit ausgeprägtem Störungsbewußtsein
5. Ausgeprägtes Poltern
6. Schwere Stimmstörungen.

Als Einweisungskriterium ist der Schweregrad einer Sprachbeeinträchtigung für das jeweilige Kind entscheidend. Eine Überweisung des Kindes in den Kindergarten oder die Schule für Sprachbehinderte ist dann erforderlich, wenn die ambulanten Sprachförderungsmaßnahmen trotz intensiver Therapie erfolglos bleiben und prognostisch kein umschreibbarer Zeitraum für eine erfolgreiche Behandlung abzusehen ist. Die Schule für Sprachbehinderte ist eine Durchgangsschule, d. h. sie ermöglicht den Schülern nach dem Abbau der Sprachbehinderung den Übertritt in die allgemeine Schule. Deshalb sind die Lerninhalte und die Lernziele der Schule für Sprachbehinderte denen der allgemeinen Schule angepaßt. Allerdings werden sie unter behinderungsspezifischen Aspekten didaktisch und methodisch modifiziert. Die Therapie wird nicht additiv an den Unterricht angelegt, sondern in das Unterrichtsgeschehen integriert. Durch einen „therapieimmanenten Unterricht" (Werner 1977) werden in allen Schulfächern unterrichtsbezogene und therapeutische Maßnahmen miteinander verknüpft. In den einzelnen Unterrichtsphasen werden jeweils auf bestimmte Sprachschädigungen ausgerichtete therapeutische Akzente gesetzt. So wird von einem ganzheitlichen Ansatz aus angestrebt, den „Unterricht zur Therapie" werden zu lassen.

In Klassen, die in der Regel nicht mehr als 12 Schüler (Soll-Wert lt. KMK 1972) umfassen, unterrichten speziell in der Sprachbehindertenpädagogik ausgebildete Sonderschullehrer.
Es wird mit einer Anzahl von 0,5% sonderschulbedürftigen Sprachbehinderten, bezogen auf die Gesamtschülerzahl der Klassen 1–6, gerechnet. Weitere 1% der Grundschüler bedürfen aufgrund ihrer Sprachstörungen ambulanter Therapie (Richtzahlen nach KMK 1972).

12.2 Das geistig behinderte Kind

12.2.1 Der Personenkreis geistig Behinderter

Nach den Bestimmungen des Bundessozialhilfegesetzes (BGBl. 1975 und 1976) gehören zum Personenkreis der geistig Behinderten in der Bundesrepublik „mit Schwäche der geistigen Kräfte wesentlich behinderte Personen, die infolge dieser geistigen Schwäche am Leben in der Gemeinschaft, vor allem am Arbeitsleben nicht oder nur unzureichend teilnehmen können".
Das Gutachten des Deutschen Bildungsrats (BR 1974) definiert: „Als geistig behindert gilt, wer infolge einer organisch genetischen oder anderweitigen Schädigung in seiner psychischen Gesamtentwicklung und seiner Lernfähigkeit so sehr beeinträchtigt ist, daß er voraussichtlich lebenslang sozialer und pädagogischer Hilfe bedarf."
Bezüglich der Häufigkeit geistig Behinderter in der Bundesrepublik wird allgemein von einem Wert von 0,6% geistig Behinderter, bezogen auf die Schülerschaft im schulpflichtigen Alter, ausgegangen (Sander 1973).
Bei der Bestimmung von geistiger Behinderung stand in der traditionellen Diagnostik im Vordergrund die Einschätzung des kognitiven Entwicklungsstandes des Kindes. Dabei wurde ein in einem standardisierten Intelligenztestverfahren (in der Regel Hawik, BBN, Kramer) ermittelter Intelligenzquotient, der 3 Standardwerte unterhalb der Norm liegt (entsprechend: < IQ 55/60), als Indiz für geistige Behinderung angesehen. Von dieser oberen Grenze aus wurden die Schweregrade der geistigen Behinderung nach der von der Weltgesundheitsorganisation (WHO 1954) aufgestellten Skala wie folgt eingeordnet:

1. leichte Unterentwicklung
   (Debilität)   – IQ 69–50
2. Mittlere Unterentwicklung
   (Imbezillität)   – IQ 49–20
3. Schwere Unterentwicklung
   (Idiotie)   – IQ 19– 0.

Während die oben erwähnten Intelligenzmeßverfahren nur bei Kindern oberhalb und im Bereich der leichten Unterentwicklung eingesetzt werden, werden Kinder unterhalb dieser Stufe in der Regel mit der Testbatterie für geistig behinderte Kinder (TBGB) untersucht. Bei geistig schwerst behinderten Kindern werden informelle Tests verwendet.
Ein zweites Kriterium, das bei der Frage der Einschulung entscheidend wirkt, ist das „Schulversagen". Es geht davon aus, daß das Kind aufgrund seines Lernverhaltens nicht in der Lage ist, am Bildungsangebot der Schule für lernbehinderte Kinder teilzunehmen. In diesem Bereich der sog. „Grenzfälle" ist eine Zuordnung nach dem Intelligenzquotienten nicht zulässig, da die punktuelle IQ-Messung das effektive Leistungsverhalten des Schülers bezüglich der Anforderungen der Schule nicht sicher genug bestimmen kann und zu wenig die ökologischen, sozial- und persönlichkeitspsychologischen Bedingungen der Behinderung zu erfassen vermag. Für ein „Schulversagen" in der Schule für geistig Behinderte läßt sich schwer eine untere Grenze bestimmen, da selbst bei schwerstgeistig Behinderten bei entsprechend intensiver Förderung eine „spurenhafte Bildungsfähigkeit" (Speck 19), insbesondere im Bereich der Selbstversorgung, erreicht werden kann.
Ging es der traditionellen Testmethodik vor allem um eine Klassifikation des Behinder-

ten nach dem Ausmaß der negativen Normabweichung und wurde sie so in erster Linie zum Selektionsinstrument, so ist gegenwärtig die Wende zur Förderungsdiagnostik auf dem Gebiet der Sonderpädagogik erkennbar.

Geeignete Ansatzpunkte erscheint das neuerdings in den Vordergrund gerückte Kriterium der „sozialen Kompetenz" zu bieten, um den Entwicklungsstand und die Bildungsfähigkeit des behinderten Kindes im Hinblick auf gezielte individuelle Förderungsprogramme exakter zu bestimmen. In sog. Verhaltensskalen wird das aktuelle Verhalten des behinderten Kindes erfaßt. Dabei wird eine Bestandsaufnahme wichtiger Komponenten der Persönlichkeitsentwicklung, wie z. B. Wahrnehmung, Motorik, emotionales Verhalten, Umweltorientierung und -bewältigung, Lernverhalten, Sprache und Sozialverhalten vorgenommen. Gleichzeitig ist man bemüht, die spezifischen Umweltfaktoren und Sozialisationsbedingungen zu erfassen (z. B. Nihara u. Mitarb. 1944; Marker u. Mitarb. 1979).

12.2.2 Die Sprache bei geistig Behinderten

Wie die allgemeine motorische und kognitive Entwicklung bei geistig behinderten Kindern verzögert und gestört abläuft, so ist auch der Bereich der sprachlichen Entwicklung beeinträchtigt. Die sprachliche Retardierung ist meist besonders auffällig und beträgt zum Zeitpunkt des Spracheintritts 4 bis 5 Jahre (Atzesberger 1978).

Sprachauffälligkeiten als zusätzliche Behinderung bei geistig Behinderten werden mit 77,3% u. bis 100% (Atzesberger 1978) angegeben. Als schwerwiegendste Form erwächst eine massive Kommunikationsbehinderung aus mangelhaftem Sprachverständnis und keinem oder nur geringem Sprachproduktionsvermögen.

Schon einfache sprachliche Ansätze geben daher dem geistig Behinderten die Möglichkeit, seine Umwelt besser zu verstehen und seine Bedürfnisse verständlich zu machen. Sprache eröffnet ihm die Fähigkeit zur wirkungsvolleren Umweltbewältigung und zur sozialen Teilnahme. Neben ihrer Aufbaufunktion für die kognitive Entwicklung dient sie der Erweiterung der sozialen Kompetenz des geistig Behinderten. Im Bildungsplan für geistig behinderte Kinder und Jugendliche besitzt der Bereich der Sprache einen wichtigen Stellenwert. Für seine Durchführung sind in erster Linie die Schulen für geistig Behinderte zuständig, die den Bereich der Frühbetreuung und der schulischen Förderung bis zum 18.–20. Lebensjahr übernehmen.

12.2.3 Die Mitarbeit des Logopäden bei der Frühspracherziehung geistig behinderter Kinder

Durch eine zusätzliche logopädische Betreuung werden die Bemühungen zum Sprachaufbau bei geistig Behinderten intensiviert. Dazu sollte es möglich sein, daß der Logopäde auf den von seiten der Schule erhobenen diagnostischen Daten aufbauen kann und diese erforderlichenfalls durch weitere logopädische Untersuchungsmethoden, in der Regel auch durch eine Hörprüfung, ergänzt. Um besonders die wichtige Frühphase zu nutzen, beginnt die Arbeit des Logopäden mit gezielten Übungen (unter gleichzeitiger Elternanleitung) zur Aktivierung des Säuglings zur Kontaktaufnahme mit seiner Umwelt. Mit taktilen, optischen und akustischen Reizen wird das Kind für seine Umgebung sensibilisiert. Aus dem Angebot der Spielzeugindustrie können dafür geeignete, anregende Spielgegenstände ausgesucht werden. Dabei soll darauf geachtet werden, daß dem Kind wenige, jedoch zur intensiven Auseinandersetzung auffordernde Gegenstände abwechselnd angeboten werden.

Die Beweglichkeit der Körpermotorik muß aktiv und passiv trainiert werden. Oft wird in Absprache mit dem Kinderarzt die Mithilfe einer Krankengymnastin erforderlich sein. Ebenso wird der Kinderarzt eine mögliche medikamentöse Intervention bei stark apathischen oder sehr erethischen Kindern vornehmen können. Beim geistig behinderten Kind ist eine möglichst intensive Planung und Steuerung der sensomotorischen Phase notwendig. Neben der Hör- und Seherziehung sowie der Tastempfindungsschulung durch gezielte Reizangebote als sprachvorbereitende Bemühungen gibt der Logopäde dem Kind durch zunächst passive, später aktivierende Stimulierungen der Artikulationsorgane direkte sprechmotorische Anregungen. Gleichzeitig wird eine Eß- und Kautherapie in vielen Fällen eine notwendige Voraussetzung oder wichtige Unterstützung bei der Aktivierung der Artikulationsorgane sein. Bei Kindern mit Down-Syndrom sind besonders Funktionsübungen zur Zungenbeweglichkeit und zum Mundschluß erforderlich, um der aus artikulatorischen und ästhetischen Gesichtspunkten störenden Interdentalität der Zunge vorzubeugen.

Jede Lautäußerung des Kindes bei diesen Übungen muß systematisch durch Lob und echoartiges Wiederholen der Lautkombination des Kindes durch den Logopäden verstärkt werden, um damit das Kind zur erneuten Lautproduktion zu veranlassen.

12.2.4 Die Sprachanbahnung bei geistig Behinderten

Wohl nur selten – bedauerlicherweise – wird eine solch intensive Frühspracherziehung z. Zt. verwirklicht werden können, die die Chancen für einen erfolgreichen Spracherwerb böte. Meist sind die Kinder schon 4–6 Jahre alt, wenn sie einer logopädischen Behandlung zugeführt werden. Wenn keine oder nur rudimentäre Sprachansätze bei dem Kind vorhanden sind, ist eine systematische Sprachanbahnung notwendig. Dem Sprachaufbau beim geistig behinderten Kind wird ein ganzheitliches Verfahren zugrunde gelegt. Es werden also nicht zuerst Einzellaute geübt, sondern sinnvolle Wörter. Das bedeutet, daß die Lautgebilde in konkreten Interaktionssituationen vermittelt und gebraucht werden und mit dem sozialen Erfahrungsbereich des Kindes in Beziehung stehen.

Voraussetzung für das Gelingen der Therapie ist deren klare Strukturierung. Durch den „äußeren Halt" (Moor 1936) erfährt das geistig behinderte Kind die notwendigen Bedingungen für seine Aufnahmebereitschaft und Lernfähigkeit. Die Therapie findet in einem Raum statt, der möglichst wenig Störreize aufweist. Mit dem Kind wird auf dem Boden oder an einem niedrigen Tisch gearbeitet. Es ist wichtig, immer wieder die gleiche Ausgangsposition für die Therapiesitzungen beizubehalten. Durch diese gleichbleibende Situation in der Art eines Rituals wird dem Kind die Einstellung auf die spezifische Lernsituation, in der es Sprache verwenden soll, erleichtert.

Als erste Stufe der Sprachanbahnung findet ein Kontaktaufnahme- und Aufmerksamkeitstraining statt, bei dem Kind und Therapeut eine Beziehung zueinander finden. Das Kind lernt, einen bestimmten Platz einzunehmen und diesen über einen immer länger werdenden Zeitraum einzuhalten. In den folgenden Therapien, die der begrenzten Durchhaltefähigkeit des Kindes entsprechend nicht länger als etwa 15 min dauern, werden die Zuwendungsbereitschaft des Kindes zum Therapeuten und das Ausgerichtetsein seines Gesichts als notwendige Vorbedingungen für das Absehen der Artikulationsbewegungen vom Mund des Therapeuten aufgebaut. In weiteren Therapien wird das Kind zu Imitationen beim Hantieren mit Spielzeug und bei Körperbewegungen mit der knappen Aufforderung: „Mach so!" veranlaßt. Bei allen Übungen wird das Kind nach den Prinzipien der Verhaltenstherapie durch materielle und soziale Verstärker belohnt. Die ersten anzubahnenden Wörter werden unter Berücksichtigung ihrer emotionalen Attraktivität für das jeweilige Kind und dem phonetischen Schwierigkeitsgrad ausgewählt. Als geeignet haben sich dabei folgende Wörter ergeben: Auto, Ba (Ball), Bim (für Glocke), ham (für essen), Mama, Papa, lala (für ein Musikspielzeug), wauwau, Tasse (für Trinken). Das Wort wird vorgesprochen und die jeweilige Person bzw. der Gegenstand konkret dazu präsentiert. Spricht das Kind das Wort nach, wird es sofort durch die Zuwendung der benannten Person oder mit dem Erhalten des bezeichneten Gegenstandes belohnt. Dabei ist das Kind natürlich selten in der Lage, das gewünschte Wort exakt zu artikulieren. Deshalb werden sukzessiv die Zuwendung des Kindes zu dem präsentierten Objekt, sodann Lautäußerungen und ähnliche Phonemkombinationen bis zum Erreichen des richtig artikulierten Wortes konsequent verstärkt.

Eine wichtige Anweisung an die Eltern und Erzieher des geistig behinderten Kindes besteht darin, daß sie in der häuslichen Situation sowie im Kindergarten oder in der Schule das zu erarbeitende Wort immer wieder in passende Situationen einbauen, dabei selbst dieses Wort vorsprechen und das Kind zur Lautproduktion stimulieren. Es ist notwendig, über das zu übende Vokabular des Kindes eine Arbeitsmappe mit möglichst großformatigen und eindeutigen Bildern (Illustriertenfotos) anzulegen, die für alle Beteiligten den aktiven Wortschatz des Kindes dokumentiert. Selbstverständlich ist mit dem Kind in der Therapie nach der Einübung der Verbindung von konkretem Gegenstand – Wort, auch die Abstraktion auf das Bild des betreffenden Objekts in immer wieder veränderten Zuordnungsübungen durchzuführen. Die Aufmerksamkeits-, Hör- und Funktionsübungen bilden weiterhin einen wichtigen Bestandteil der Therapien. Auch das passive Sprachverständnis des Kindes wird mit vielfältigen Zuordnungsaufgaben gefestigt und erweitert. Dabei sind die Anweisungen in kurzen Sätzen zu geben, z. B.: „Komm her", „Hol den Ball". Auf eine die gesamte Motorik einbeziehende Bewältigung der Aufgabe ist zu achten. Das Kind soll zum Gegenstand hingehen, ihn aufnehmen, zum Therapeuten bringen usw. Bei diesen Aktionen sind Lob und die dem Kind deutlich gezeigte Freude über seine Leistungen seitens des Therapeuten und der Eltern wichtige und wirksame Verstärker. Es kann vorkommen, daß das Kind durch die Anwesenheit der Eltern, bzw. deren ungünstige Reaktionen abgelenkt und weniger leistungsfähig ist. In diesem Fall sollte der Therapeut zunächst mit dem Kind eine Zeitlang allein arbeiten und erst gegen Ende der Therapiesitzung die Eltern zur Demonstration und häuslichen Anleitung der neu zu erarbeitenden Lernschritte dazunehmen.

12.2.5 Der weiterführende Sprachaufbau

Die Förderung des weiterführenden Sprachaufbaus wird in den folgenden Jahren neben der Familie vor allem Aufgabe des Sonderschulkindergartens sowie der Schule für geistig Behinderte sein. Hier hat das Kind die beste Möglichkeit, durch seine Eingliederung in die Gruppe, Sprache als Kommunikationsmittel zu erfahren und zu verwenden. Die Ausweitung seines Wortschatzes, die Erweiterung seiner Aussagen zu mehrgliedrigen Sätzen, die unterschiedlichen Formen der Sprachverwendung bis zu dem bei Grenzfallkindern möglichen Einbezug fundamentaler Lese- und Schreibfähigkeiten ist eine Aufgabe des Bildungsauftrages dieser Schule. Aber auch in diesen Phasen werden spezielle Sprachstörungen, wie dysarthrische Störungen, umfänglichere Dyslalien, Rhinophonien z. B. bei Kindern mit zusätzlicher LKG-Schädigung, eine logopädische Betreuung notwendig machen.

Eine wichtige Voraussetzung für einen Erfolg dabei ist die Absprache der therapeutischen Bemühungen mit dem Förderungskonzept der Schule. Die in der Therapie angeleiteten Übungen müssen im Elternhaus, aber auch in der Gruppe innerhalb der Schule, aufgenommen und weitergetragen werden. Nur in einem so umfassenden Zusammenwirken aller beteiligten Institutionen kann die sprachliche Teilnahmebereitschaft und Teilnahmefähigkeit des geistig behinderten Kindes wirkungsvoll gefördert und ihm so eine wesentliche Hilfe zur Gemeinschaftsfähigkeit und Lebensbewältigung vermittelt werden.

12.3 Legasthenie (Leseschwäche, LRS)

12.3.1 Erscheinungsbild und Begriffsbestimmung

Der Begriff „Legasthenie" wurde 1916 von Ranschburg geprägt und kennzeichnete entsprechend der wörtlichen Übersetzung eine *Leseschwäche*. Nach Ranschburg bestand diese in einer „Minderwertigkeit des geistigen Apparates, derzufolge Kinder im schulpflichtigen Alter sich das verbale Lesen innerhalb der ersten Schuljahre trotz normaler Sinnesorgane nicht entsprechend anzueignen vermögen". Ähnlich wie die von Kussmaul, Berkhan, Kerr, Morgan u. a. beschriebene Alexie, die Wortblindheit, verblieb die Legasthenie zunächst im Forschungsbereich der Medizin. Da als Ursache der Leseschwäche ein partieller Intelligenzdefekt oder eine allgemeine Minderbegabung zugrundegelegt wurde, gelangten Kinder, die dieses Störungsbild aufweisen, in der Regel in die Hilfsschule.

Erst anfangs der 50er Jahre erschienen von pädagogisch-psychologischer Seite Publikationen (Schenk 1952; Linder 1951; Kirchhoff 1954), die auf das normalbegabte, legasthenische Kind aufmerksam machten. Insbesondere zeigten diese Autoren auf, wie die primäre Störung des Kindes im Bereich des Lesens und Schreibens sich durch immer stärker werdende Mißerfolgserfahrungen zum sekundären, generellen Schulversagen ausweiten konnte. Die auffallende Diskrepanz zwischen der Allgemeinbegabung des Kindes und seinen Leistungen im Lesen und Schreiben formulierte Linder wie folgt: „Unter Legasthenie verstehen wir eine spezielle, aus dem Rahmen der übrigen Leistungen fallende Schwäche im Erlernen des Lesens (und indirekt auch des selbständigen orthographischen Schreibens) bei sonst intakter (oder im Verhältnis zur Lesefertigkeit) relativ guter Intelligenz. Von Legasthenie sprechen wir also nur, wenn ein Kind ungefähr normaler Intelligenz unter normalen Schulverhältnissen und trotz aller Bemühungen der Erwachsenen das Lesen (oder Schreiben) nicht oder nur mit der größten Anstrengung erlernen kann, während in den übrigen Fächern keine auffallenden Probleme vorhanden sind." (Linder 1951).

Valtin versuchte 1970 eine genauere Abgrenzung dieser Diskrepanz in einer operationalen Definition der Legasthenie. Danach sollten Kinder als Legastheniker gelten, wenn sie bei einem IQ von mindestens 90 in einem standardisierten Rechtschreibtest einen geringeren Prozentrang als 5 erzielten. Während in früheren Definitionen noch das Leseversagen im Vordergrund stand, werden jetzt die orthographischen Minderleistungen herangezogen, da diese anscheinend exakter meßbar sind. Die operationale Definition wird auch in den zwischen 1972 und 1974 erschienenen Erlassen der Kultusministerien zum Legasthenieproblem verwendet, wobei allerdings die darin aufgeführten Grenzwerte unterschiedlich sind. Als signifikante Diskrepanz wird jedoch allgemein eine Differenz von mindestenz 10 T-Werten zwischen Intelligenz- und Rechtschreibtest gewertet.

Als verhängnisvolle Folge der durch operationale Definitionen anscheinend exakt definierbaren Legasthenikerpopulation erwies sich der Glaube, daß diese dadurch als eine homogene Gruppe beschreibbar war und bezüglich Ätiologie und Symptomatik dieselben Eigenschaften aufwies. Den Legasthenikern wurden typische Fehler, wie Reversionen (Verwechslung: b/d), Inversionen (Verwechslung: b/p) und Umstellungen (Bort anstatt Brot) zugeschrieben, die als diagnostische Indizien weite Verbreitung fanden. Eine Unmenge von Veröffentlichungen mühte sich darum oder gab gar vor, die möglicherweise erfolgreiche Legasthenikertherapie zu sein.

Inzwischen mehrten sich jedoch auch Stimmen, die das bestehende Legastheniekonzept heftig kritisierten. Insbesondere der Diskrepanzbegriff wurde unter Hinweis der geringen Korrelation zwischen den Intelligenz- und den Lese-Rechtschreib-Tests sowie der willkürlichen Festlegung der Grenzwerte in

Frage gestellt. Ebenso wurde die Unhaltbarkeit der These legasthenietypischer Fehler empirisch nachgewiesen.

Gegenwärtig kann als einzig exaktes Kriterium für die Feststellung einer Legasthenie bei einem Schüler nur die Quantität seiner Fehler angesehen werden. So werden heute in der fachwissenschaftlichen Diskussion und in den Erlassen der Kultusministerien die Bezeichnungen „Legasthenie" und „(isolierte) Leser-Rechtschreibschwäche (LRS)" synonym verwendet.

12.3.2 Ursachen

Zur Ursachenfrage der Legasthenie finden sich in der einschlägigen medizinischen, psychologischen und pädagogischen Literatur sehr unterschiedliche und oft gegensätzliche Angaben.

Von der Einschätzung einer erblichen Minusvariante, als sog. „kongenitale Legasthenie" (Weinschenk 1965), über die Diagnose konstitutionsbedingter Teilleistungsstörungen, Funktions- oder Entwicklungsverzögerungen bis zum Nachweis ungünstiger Umweltfaktoren füllt sich ein umfangreicher Ursachenkatalog.

Während in früheren Jahren noch viele Autoren gleichsam nach einem „Erreger" der Legasthenie fahndeten und einen einzelnen Kausalfaktor in den Vordergrund stellten, gewinnen gegenwärtig Konzepte, die die Legasthenie als polyätiologisches Syndrom beschreiben, größere Bedeutung. Dabei werden die Interdependenzen zwischen störungsanfälligen intrapersonalen Bedingungen und ungünstigen interpersonellen Bedingungen aufgezeigt.

Als störungsanfällige intrapersonale Faktoren gelten: visuelle und auditive Wahrnehmungsstörungen, optische Gliederungsschwäche, Lautnuancentaubheit), Agnosien, spezifische Gedächtnisschwächen (insbesondere für Symbole und Sequenzen), motorische Beeinträchtigungen, Koordinationsstörungen, Lateralitätsunsicherheit, breaking (erzwungene Umstellung von der linken auf die rechte Hand) und Konzentrationsstörungen.

Da viele dieser Störungsbilder bei Kindern mit leichter frühkindlicher Hirnschädigung (MCD, minimale zerebrale Dysfunktion) angetroffen werden, gelten diese als besonders LRS-gefährdet (vgl. Lempp 1979).

Als ungünstige interpersonelle Faktoren kommen in Betracht: ungünstiges Sprachmilieu, erschwerte Wohnsituation, geringes Bildungsinteresse der Eltern und damit oft verbunden eine geringe kognitive Förderung des Kindes (z. B. kein Kindergartenbesuch). Eine ungünstige Rolle spielt aber auch eine ungünstige Schullaufbahn, die durch Lehrer- und Methodenwechsel oder methodisch-didaktische Fehler des Lehrers verursacht wurde.

12.3.3 Häufigkeit

Bezüglich der Häufigkeit der LRS finden wir in einschlägigen Untersuchungen ebenfalls unterschiedliche Angaben. Während nach Schenk-Danzinger (1974) bei ca. 22% der Schüler Lese- und Rechtschreibschwierigkeiten „empirisch" nachgewiesen werden konnten, ergeben sich für die Gruppe der als Legastheniker eingestuften Kinder je nach verwendetem Meßbereich entsprechend der operationalen Definition Angaben zwischen 8,3% und 2,5% (Niemayer 1974). Nach den Richtlinien der Arbeitsgruppe des Verbandes Deutscher Sonderschulen zur Förderung von Schülern mit einer isolierten Lese- und Rechtschreibschwäche umfaßt der Anteil der Grundschüler, die einer speziellen Legastheniebetreuung bedürfen, 2%.

12.3.4 Vorbeugende und therapeutische Maßnahmen

Wichtigster Ansatzpunkt zur Überwindung des Legasthenieproblems sind präventive Maßnahmen. Bereits vor Beginn des eigentlichen Lese- und Schreibunterrichts müssen die funktionellen Voraussetzungen des Kindes überprüft werden. Ein geeignetes Modell hierfür wurde von Breuer und Weuffen entwickelt. Danach werden Kinder zu Beginn des letzten Vorschulalters mit Hilfe sog. Differenzierungsproben, die nur geringen Zeitaufwand beanspruchen, auf ihre Differenzierungs- und Konzentrationsfähigkeit überprüft (Breuer u. Weuffen 1977). Entsprechend der Notwendigkeit werden passende Trainingsprogramme angewendet, um noch vor Schulbeginn das erforderliche Differenzierungsniveau zu erreichen. Für den Erstlese- und Schreibunterricht gilt es, durch stärkeren Einbezug psycholinguistischer Forschungsergebnisse, Programme zu entwickeln, die dem Kind bessere optische, phonematische und rhythmische Durchgliederungshilfen bieten und somit wirksamere Wahrnehmungsstrategien des Wortbildes aufbauen.

Dies ist Aufgabe der Schule. Sie muß in der Lage sein, durch differenzierende Maßnahmen im Erstlese- und Schreibunterricht auch dem legastheniegefährdeten Schüler gerecht zu werden.

Da diese vorbeugenden Maßnahmen bisher nur ansatzweise verwirklicht werden, bemühen sich derzeit die Schulen darum, Kinder mit bestehenden, massiven Lese- und Rechtschreibschwächen durch spezielle Förderungsmaßnahmen zu rehabilitieren. Die Kultusministerien der einzelnen Länder haben dafür unterschiedliche Organisationsformen vorgesehen, wie klassenintegrierte Förderungsmaßnahmen, Legasthenikerkurse, spezielle Legasthenikerklassen und Einzeltherapie. Solange die Schüler diese besondere Förderung erhalten, wird die Benotung im Fach Deutsch nicht nach Maßgabe des Klassenniveaus, sondern entsprechend dem individuellen Leistungsfortschritt erteilt. Keinesfalls dürfen Kinder wegen einer isolierten Lese- und Rechtschreibschwäche in die Sonderschule für Lernbehinderte überwiesen werden.

Eine wichtige Aufgabe der Schule besteht zudem darin, durch geeignete kompensatorische Maßnahmen zu verhindern, daß aus dieser Teilleistungsstörung sekundäre Beeinträchtigungen resultieren, die zu einer allgemeinen Mißerfolgsorientiertheit des Schülers und damit zu einem generellen Schulversagen führen.

12.3.5 Einsatzmöglichkeiten logopädischer Unterstützung

Da die wirksamsten Möglichkeiten, die LRS erfolgreich anzugehen, in der Prävention liegen, muß hier angesetzt werden. Wie Becker bereits 1967 feststellte, sind Kinder mit Sprachentwicklungsverzögerungen oder Sprachstörungen vermehrt unter den legasthenischen Schülern anzutreffen. Für die logopädische Praxis bedeutet dies, daß sprach- und sprechauffällige Kinder im Vorschulalter neben der Überprüfung des Gehörs und der auditiven Diskriminationsfähigkeit auch bezüglich der visuellen Differenzierungsfähigkeit und -merkfähigkeit sowie der motorischen Entwicklung und Lateralität umfassend auf ihren sensomotorischen Entwicklungsstand untersucht werden müssen.

Neben der Überblickdiagnostik (Grobsiebverfahren) von Breuer und Weuffen sind dafür der PET, der Frostig-ET sowie der Körperkoordinationstest für Kinder (KTK) von Kipphart geeignet. Bei Auffälligkeiten sollte eine eingehende psychologische Entwicklungsdiagnostik veranlaßt werden. Aufgrund der Ergebnisse der Diagnostik können für die entsprechend erforderlichen Funktionsbereiche Trainingsprogramme aufgestellt werden. Die ausgewählten Differenzierungsübungen müssen für das Kind attraktiv und abwechslungsreich gestaltet werden. In diesen Übungen ist die Konzentrations- und Merkfähigkeit des Kindes kontinuierlich zu trainieren. Durch das Ermöglichen von Erfolgserlebnissen wird das Selbstvertrauen des Kindes gestärkt. Spiele, die die vielfältigen Möglichkeiten sprachlicher Darstellungs- und Ausdrucksformen verwenden, sollen die Sprachfreude und Sprechbereitschaft des Kindes fördern.

Diese Übungen können auch bei Schulkindern parallel zu der schulischen LRS-Betreuung durchgeführt werden. Wenn diese nach Absprache mit den schulischen Maßnahmen erfolgen, wird die logopädische Förderung eine wertvolle und wirksame Ergänzung der Legasthenietherapie sein.

12.4 Linguistik in der Logopädie

12.4.1 Was versteht man unter Linguistik?

In der deutschen Sprachwissenschaft wurde im 19. und zu Beginn des 20. Jahrhunderts vor allem die Geschichte der indogermanischen Sprachen untersucht. Dabei wurde nicht die Sprache als Ganzes, sondern meist nur der Wandel einzelner Elemente (Laute, Wörter) betrachtet (diachrone Linguistik).

Die moderne Linguistik dagegen, die zu Beginn dieses Jahrhunderts von *de Saussure* begründet wurde, analysiert Sprachen von einem ganz anderen Ausgangspunkt aus. Von der geschichtlichen Entwicklung wird jetzt abgesehen und eine einzelne Sprache jeweils zum jetzigen Zeitpunkt (synchrone Linguistik) als Gesamtsystem von Zeichen und Regeln, nach denen die Zeichen miteinander verknüpft werden, untersucht. „Sprache" (langue) ist dabei eine Abstraktion von den konkreten Sprachäußerungen (parole), wie sie sich in der Kommunikation beobachten lassen.

Im *Strukturalismus*, so heißt diese Richtung der Linguistik, wird Sprache auf folgenden Ebenen untersucht:

– auf der Lautebene (Phonologie)
– auf der Wortebene (Morphologie)
– auf der Satzebene (Syntax).

Zum Zweck der systematischen Erforschung sprachlicher Strukturen werden zunächst zwei Aspekte der Sprache voneinander isoliert, die in Wirklichkeit jedoch untrennbar zusammengehören:

a) ihre Ausdrucksseite (lautliches bzw. graphisches Erscheinungsbild)

b) ihre Inhaltsseite (inhaltliche Vorstellung des Sprechers bzw. Hörers, die sich mit dem sprachlichen Ausdruck verknüpft, die Semantik).

Der Schwerpunkt der meisten Analysen lag zunächst auf der Ausdrucksseite, aber in neuerer Zeit gewinnt die Inhaltsseite, nämlich die inhaltliche Abhängigkeit der Sprachelemente voneinander und ihr Bezug zur „außersprachlichen Wirklichkeit", wieder zunehmend an Bedeutung.

In den 50er Jahren begründete Chomsky in den USA die Forschungsrichtung der *Generativen Grammatik*. Er geht vom Strukturalismus und seinem Begriffspaar Langue (Sprache)/Parole (Sprechen) aus. Bei ihm heißen die entsprechenden Begriffe jetzt Kompetenz/Performanz. Aufgabe der generativen Grammatik ist die Darstellung der menschlichen Sprachkompetenz, d. h. der Fähigkeit eines „idealen" Sprechers/Hörers (d. h. jemand, der seine Sprache vollkommen beherrscht und keine Fehler macht) einer Sprachgemeinschaft, mit einer endlichen Anzahl von Regeln und Elementen unendlich viele Sätze zu generieren (hervorzubringen) bzw. zu verstehen; auch solche, die er nie zuvor gehört hat. Hiermit wird der kreative Aspekt der menschlichen Sprachfähigkeit besonders betont.

Bis hierher war von Sprache hauptsächlich als formalem System die Rede und von der Fähigkeit der Sprecher/Hörer dieses System seinen Regeln entsprechend zu verwenden. Die *Verwendung* der Sprache verweist über ihre Regelhaftigkeit hinaus wieder auf ihre *Funktion*, nämlich der Verständigung der Menschen zu dienen. (Dies wird in der linguistischen Pragmatik erforscht.) Im Alltag steht die Funktion der Sprache als Verständigungsmittel im Vordergrund. Dabei machen wir uns kaum bewußt, daß ihre weitgehende formale Beherrschung Voraussetzung dafür ist, daß eine sprachliche Kommunikation überhaupt stattfinden kann. Die *Form* und die *Funktion* der Sprache stehen einander gegenüber und bedingen sich doch gegenseitig. Gerade in der Alltagskommunikation wird Sprache oft sehr „ökonomisch" verwendet (z. B. bruchstückhafte Äußerungen im Rahmen von Handlungen oder wenn dem Partner der Inhalt bereits vertraut ist), ohne daß die Verständigung darunter leidet. Reicht die Sprachbeherrschung (z. B. bei Ausländern oder Sprachgestörten) aber nicht aus, um evtl. Mißverständnisse durch eine deutliche und vollständige Ausdrucksweise wieder auszuräumen, so kann die Verständigung mißlingen.

12.4.2 Was kann die Linguistik dem Logopäden nützen?

Ziel der logopädischen Behandlung ist es, die Kommunikationsfähigkeit des Sprachpatienten zu verbessern. Dieses Ziel läßt sich aber oft nicht einfach dadurch erreichen, daß wir uns mit dem Patienten unterhalten. Wir müssen vielmehr zunächst diagnostizieren, durch welche Störungen seine Kommunikationsfähigkeit eingeschränkt ist, und aufgrund dieser Diagnose das Übungsmaterial so auswählen und aufbereiten, daß es zur Verbesserung seiner Sprachbeherrschung dienen kann. Gleichzeitig sollte in der Therapie natürlich so viel tatsächliche Kommunikation wie möglich stattfinden, wobei die neu (bzw. wieder) erworbenen formalen Sprachfertigkeiten Schritt für Schritt einbezogen werden, damit sie dann ihre Funktion in der Alltagskommunikation des Patienten erfüllen können.

Linguistische Kenntnisse sind dem Logopäden bei der genauen sprachlichen Diagnose und bei der Strukturierung von Übungsmaterial behilflich. Dies gilt besonders für die Therapie der kindlichen Sprachentwicklungsverzögerung und die Therapie der Aphasien.

Der Erwerb der Regeln des Sprachsystems im Bereich der Phonologie, Morphologie, Syntax und Semantik sowie die Entwicklung der kommunikativen Kompetenz verlaufen beim Kind in weitgehend vorhersagbaren aufeinanderfolgenden Stadien, die sich u. a. mit linguistischen Methoden beschreiben lassen. Ebenso läßt sich der Abbau der Sprachfähigkeit beim Aphasiker in Form von Regelverletzungen auf den verschiedenen Sprachebenen linguistisch erfassen.

Mit einer gewissen zeitlichen Verzögerung gehen diese linguistischen Forschungsergebnisse in Tests zur Diagnose von Sprachentwicklungsverzögerungen und Aphasien ein sowie in Therapiematerial für entsprechende Verzögerungen. Die zeitliche Verzögerung trifft besonders für den deutschsprachigen Raum zu, da vieles zunächst in den USA publiziert und dann erst ins Deutsche übersetzt wird, wie z. B. der PET [5] und der Aphasietest von Goodglass und Kaplan [6]. Die Übersetzung aus dem Englischen bringt zudem den Nachteil mit sich, daß die Analysen auf die englische Sprache bezogen sind und viele Eigentümlichkeiten und Schwierigkeiten gerade der deutschen Morphologie und Syntax dabei unberücksichtigt bleiben. Erst 1978 kam der HSET, ein deutscher Sprachentwicklungstest heraus, der neuere linguistische Forschungsergebnisse einbezieht [7], und in Aachen ist der erste deutsche Aphasietest auf linguistischer Grundlage in Erprobung [8]. Linguistische Grundkenntnisse erleichtern dem Logopäden die Handhabung von Tests, die auf entsprechender Grundlage aufgebaut sind. Er kann dann die diagnostischen Kriterien sicherer handhaben und erkennen, welche sprachlichen Grundfähigkeiten damit erfaßt werden sollen.

---

5 Angermaier M (1974) Psycholinguistischer Entwicklungstest (nach dem amerikanischen ITPA 1961 und 1968). Beltz, Weinheim.
6 Goodglass H, Kaplan E (1972) The assessment of aphasia and related disorders. (Deutsche Version: Aphasietest. Übersetzt und bearbeitet von Bader L, Heeschen C, Marks R, Mutler R, Petri B, Streeck J. Vorläufige Fassung. Für internen Gebrauch: Berliner Lehranstalt).
7 Grimm H, Schöler H (1978) Heidelberger Sprachentwicklungstest. Westermann, Braunschweig.
8 Huber W, Poeck K, Weniger D unter Mitarbeit von Stachowiak F-J, Willmes K (1978) Aachener Aphasietest. (Vorläufige Fassung, in Bearbeitung).

Was als sprachliche Grundfähigkeit betrachtet wird, hängt von der entsprechenden Theorie ab, nach der der Test konstruiert ist. Wenn ein Logopäde die Annahmen über den Aufbau der menschlichen Sprache in verschiedenen Theorien kennt, kann er sie in einem Test wiedererkennen und sich kritisch mit ihnen auseinandersetzen.

Als Therapiematerial haben bis jetzt hauptsächlich die Ergebnisse der Phonologie in Form von phonematischen Differenzierungsübungen (wie z. B. *Katze/Tatze* oder *Hund/Hand*) Eingang in die Praxis gefunden. Im Bereich der Morphologie, Syntax und Semantik dagegen existiert noch wenig käufliches Material, das linguistisch strukturiert ist. Wer hier anhand linguistischer Kriterien arbeiten will (evtl. nach den diagnostischen Ergebnissen aus einem entsprechenden Test), ist vorerst weitgehend auf eine selbständige Umsetzung linguistischer Theorie in logopädische Praxis angewiesen.

Linguistik ist *ein* Zugang zum Verständnis von Sprachstörungen. Selbstverständlich läßt sich mit Linguistik allein die Gesamtsituation des Patienten nicht ausreichend erfassen. Nur in Verbindung mit Kenntnissen aus der Medizin, Psychologie, Soziologie und Pädagogik kann der Logopäde zu einer zutreffenden Gesamteinschätzung gelangen, die ihm die Ausrichtung des therapeutischen Prozesses auf ein realistisches Ziel hin ermöglicht.

Kurz kommentierte Literaturhinweise zur Linguistik und ihren Anwendungsgebieten

Pelz H (1978) Linguistik für Anfänger, 2. Aufl. Hoffmann & Campe, Hamburg
Zarnikow A (1978) Einführung in die Linguistik, 3. Aufl. Diesterweg, Frankfurt.
Knappe Darstellung der modernen Linguistik und ihrer Verbindung mit benachbarten Forschungsdisziplinen wie Philosophie, Psychologie und Soziologie und ihrer geschichtlichen Entwicklung.
Funk-Kolleg Sprache (1975) Bde I, II. Fischer, Frankfurt.
Umfassende Einführung in die moderne Linguistik mit Übungsbeispielen. Themenbereiche: 1. Kommunikation und Sprache, 2. Linguistischer Strukturalismus, 3. Generative Transformationsgrammatik, 4. Semantik und Pragmatik, 5. Soziolinguistik.
Kegel G (1974) Sprache und Sprechen des Kindes. Rowohlt, Reinbek.
Verständlich geschriebene Einführung in die Erforschung des kindlichen Spracherwerbs unter linguistischen Gesichtspunkten. In der Gliederung des Buches nach historischer Entwicklung und methodischen Schwerpunkten kommt der zunehmende Einfluß der Linguistik auf die anfangs vorwiegend psychologisch orientierten Forschungsansätze zum Ausdruck.
Grohnfeldt M (1976) Die Bedeutung sozio- und psycholinguistischer Aspekte im Rahmen einer integrierten Kommunikationsforschung bei Sprachbehinderten. Die Sprachheilarbeit. Wartenberg & Söhne, Hamburg
List G (1975) Was kann Psycholinguistik zur Sprachrehabilitation beitragen? Beispiele aus der Aphasieforschung. In: Lotzmann G (Hrsg) Sprachrehabilitation durch Kommunikation. Reinhardt, München Basel
Peuser G (1977) Patholinguistik: ein neues Gebiet der angewandten Sprachwissenschaft. In: Gutknecht G (Hrsg) Grundbegriffe und Hauptströmungen der Linguistik. Hoffmann & Campe, Hamburg
Kotten A (1979) Sprachtherapie als Kommunikationssituation. In: Peuser G (Hrsg) Studien zur Sprachtherapie. Fink, München
Engl E, Kotten A, Ohlendorf I, Poser E (Hrsg Peuser G) (im Druck) Sprachübungen zur Aphasiebehandlung.
Systematisch aufgebaute Übungseinheiten zum Training von Sprachverständnis, Wortfindung, Satzbildung und Textaufbau auf linguistischer Grundlage.

12.5 Stimmbildung für Logopäden

Warum wird Stimmbildung als Teil der logopädischen Ausbildung unterrichtet?

Dem werdenden Logopäden soll eine Klangvorstellung seiner eigenen Stimme vermittelt werden. Die ausgebildete Stimme verleiht dem Logopäden Sicherheit und Leichtigkeit beim Singen, was sich wiederum auf den Patienten überträgt und als Mittel zur Entkrampfung und persönlichen Entfaltung eingesetzt werden kann. Es gibt kaum eine Stimme, die nicht irgendwelche Mängel aufweist. Deren Beseitigung erhält die Gesangsstimme auf einen längeren Zeitraum, auch unter extremer Belastung, gesund. Stimmbildung soll den Logopäden befähigen, die eigene und andere Gesangsstimmen zu analysieren, Fehlfunktionen zu erkennen und zu verbessern.

Erstes Lernziel
Am Anfang jeder logopädischen Therapie steht die Stimmanalyse, die sich auf Eigenschaften der Stimme nach Sprechtonlage, Stimmumfang, Klangformen, Stimmübergänge usw. erstreckt. Übertragen auf den Stimmbildungsunterricht heißt das, das Gehör zu schulen. Das Hörtraining umfaßt folgende Punkte:
1. Nachsingen eines Tones
2. Finden eines Tones auf dem Klavier
3. Erfassen von Tonhöhenunterschieden
4. Hören mehrerer Töne, die gleichzeitig angespielt oder vorgesungen werden.

Zweites Lernziel
(Hier werden auch Fragen der Therapie bei Stimmstörungen angesprochen.) Fehlfunktionen der Gesangsstimme heraushören und korrigieren. Fortwährend an der eigenen Stimme arbeiten, um den Patienten als Vorbild dienen zu können.
Da der Gesangsunterricht im allgemeinen in Gruppen und während eines begrenzten Zeitraums stattfindet, kann leider die diffizile Feinarbeit an der Ausbildung einer Stimme nicht geleistet werden. Jedoch besteht innerhalb der Gruppe die Möglichkeit der gegenseitigen Kontrolle. Wenn dann das Gefühl für den richtigen Sitz der eigenen Stimme eintritt, ist der Zeitpunkt der autodidaktischen Weiterarbeit erreicht.
Der Gesangsunterricht stellt folgende Aufgaben:
1. Erkennen und Verbessern grundlegender Fehler in der Gesangsstimme
2. Anleitung zur Gesunderhaltung von Stimmen
3. Fortbildung der Stimme
4. Freude am Singen.

Drittes Lernziel
Die Gesangsstimme als Faktor der Therapiegestaltung, z. B. bei Kindern. Wenn der Logopäde selbst Freude am Singen empfindet, kann er dies besser übertragen. Er braucht dann auch kein Hilfsmedium mit einem distanzierten Verhältnis zum Patienten einzusetzen. Dem Auszubildenden werden folgende Inhalte vermittelt:
1. Die Sicherheit, ein Lied ohne Hemmungen vortragen und z. B. beim Kanonsingen die Stimme neben anderen halten zu können
2. Improvisationsanleitungen auch mit Orff-Instrumenten zu erteilen
3. Eine weitgestreute Literaturkenntnis an Kinderliedern, einfacheren Chorliedern, Kanons usw.

Viertes Lernziel
Der Therapeut als Begleiter und Dirigent; das bedeutet:
1. Grundkenntnisse an einem Instrument (am besten geeignet ist das Klavier, da jedem Therapeuten schon für die Stimmanalyse ein solches Instrument zur Verfügung steht)
2. Elementarbegriffe des Dirigierens, um ggf. eine kleine Gruppe rhythmisch und metrisch zu koordinieren.

Wenn man diese Anforderungen betrachtet und sie in einem Zeitraum von 2 Jahren erfüllt sehen will, muß man dafür sorgen, daß der Unterricht in Stimmbildung am besten schwerpunktmäßig durchgeführt wird, um ihn auch optimal auf die bereits vorhandenen Vorkenntnisse der Logopädieschüler auszurichten.

12.6 Bibliographie

Angermaier U (Hrsg) (1976) Legasthenie. Das neue Konzept der Förderung lese-rechtschreibschwacher Kinder in Schule und Elternhaus. Fischer, Frankfurt a. M.
Atzesberger M (1978) Sprachaufbauhilfe bei geistig behinderten Kindern. Marhold, Berlin
Bach H (1968) Geistigbehindertenpädagogik. Marhold, Berlin
Bach, H (Hrsg) (1979) Pädagogik der Geistigbehinderten. In: Handbuch der Sonderpädagogik, Bd 5. Marhold, Berlin

Becker R (1973) Die Lese-Rechtschreibschwäche aus logopädischer Sicht. Volk & Gesundheit, Berlin

Breuer H, Weuffen M (1977) Gut vorbereitet auf das Lesen- und Schreibenlernen. Deutscher Verlag der Wissenschaften, Berlin

Deutscher Bildungsrat (1974) Empfehlungen der Bildungskommission. Zur pädagogischen Förderung behinderter und von Behinderung bedrohter Kinder und Jugendlicher. Klett, Stuttgart

Knura G (1974) Sprachbehinderte und ihre sonderpädagogische Rehabilitation. In: Deutscher Bildungsrat: Gutachten und Studien der Bildungskommission, Sonderpäd. 4, Bd 35. Klett, Stuttgart

Moor P (1936) Die Verantwortung im heilpädagogischen Helfen. Dissertation Zürich

Müller H (1979) Sprachanbildungsprogramm bei geistigbehinderten Kindern. Diplomarbeit, Heidelberg

Müller R (1974) Leseschwäche – Leseversagen – Legasthenie. Beltz, Weinheim

Sander A (1973) Die statistische Erfassung von Behinderten in der Bundesrepublik Deutschland. In: Deutscher Bildungsrat (Hrsg), Gutachten und Studien der Bildungskommission, Sonderpädagogik, Bd 1, Klett, Stuttgart

Schenk-Danzinger L (Hrsg) (1974) Handbuch der Legasthenie im Kindesalter. Beltz, Weinheim

Schulze A (1972) Sprachanbildung und Hörsprecherziehung bei Geistigbehinderten. Dürr, Bonn-Bad Godesberg

Speck O (1975) Der geistigbehinderte Mensch und seine Erziehung. Reinhardt, München Basel

Speck O, Thalhammer H (1974) Die Rehabilitation der Geistigbehinderten. Reinhardt, München Basel

Valtin R (Hrsg) (1974) Einführung in die Legasthenieforschung. Beltz, Weinheim

Werner L (1977) Zur Theorie einer fachspezifischen Unterrichtsgestaltung an der Schule für Sprachbehinderte. In: Bürli A (Hrsg) Sonderpädagogische Theoriebildung. Verlag Schweizerische Zentralstelle für Heilpädagogik, Luzern

13 Zu Fragen der logopädischen Praxis

13.1 Wer eignet sich zum Logopäden?

Auf diese Frage läßt sich eine ideale oder formale Antwort geben. Letztere erteilt Auskunft darüber, welche allgemeinen oder besonderen Bedingungen und Voraussetzungen erfüllt werden müssen, um den Logopädenberuf ergreifen zu können (Tabelle 15). Es gibt länderunterschiedliche Aufnahme- und Ausbildungsbestimmungen.

Unsere Fragestellung zielt auf den *idealen* Typus eines Logopäden. Von diesem erwartet man ein starkes Engagement. Es geht hier nicht allein um einen Job. Der intensive berufliche Einsatz muß selbstverständlich auf einem soliden Ausbildungsstand gründen. Ein begeisterter Therapeut überzeugt noch keinen Patienten. Der Logopäde wird danach trachten, sich ein breites Wissen aus dem Fachgebiet und den benachbarten Disziplinen zu erwerben. Denn neben Intensität ist Kenntnis die Grundlage therapeutischer Überzeugungsarbeit.

Es ist wünschenswert, wenn der zukünftige Logopäde einen eigenen Erfahrungsschatz für seine Aufgaben bereithält. Mit anderen Worten, er sollte ein ausgereifter Mensch sein. Man muß bedenken, daß er außer mit Kindern auch mit Erwachsenen und Eltern umgeht. Diese Personen lernt er nicht nur kennen und einschätzen, er muß sie auch beraten. Auf jeden Fall erfordert der logopädische Beruf Geduld – bei Kindern, wo es selbstverständlich sein sollte, und bei Erwachsenen, bei denen aufgrund ihrer Erkrankung oder ihres Störungsbildes (man denke an die Aphasie) ein verzögerter Ablauf der kognitiven Leistungen die Regel ist.

Gerade dort darf man nicht mit unreflektierter Leidenschaft, sondern muß mit Behutsamkeit und Einfühlungsvermögen vorgehen. Es versteht sich von selbst, daß Logopäden eine musikalische Grundbegabung haben sollten und wenn irgend möglich, eine instrumentale oder vokale musikalische Ausbildung. Das ist bei der Behandlung von Stimmstörungen von Nutzen. Mit der Musikalität in Kontakt steht rhythmisches Empfinden. Die rhythmische Bewegungstherapie ist aus der Behandlung von Kommunikationsstörungen nicht mehr wegzudenken. Der ideale Logopäde muß ein „gesunder

Tabelle 15. Allgemeine Aufnahmebedingungen für die Logopädenausbildung

---

Keine Blindheit und keine hochgradige Sehbehinderung

Keine Hörstörung

Keine Stimmstörung

Keine Artikulationsstörung

Keine Sprechablauf-(Redefluß-)störung

Die Umgangssprache sollte Hochdeutsch sein, gegen eine leichte Mundartfärbung ist nichts einzuwenden

Erwartet wird ein musikalisches Gehör sowie die Fähigkeit, vorgegebene Melodien reproduzieren zu können

Förderlich ist kommunikative Offenheit (Ausstrahlung von Wärme und Empathie) und Kooperationsfähigkeit

Personale Integrität und psychische Stabilität erleichtern die therapeutische Arbeit mit Behinderungen aller Art

Ausländer müssen die deutsche Sprache voll beherrschen

Motoriker" sein. Es ist die halbe Therapie, wenn der Stimm-, Sprech- oder Sprachkranke beim Therapeuten die korrekte Atemform, richtige Haltung und ökonomische Bewegung widergespiegelt findet.

Erwartet werden Freundlichkeit, Höflichkeit und Kollegialität. Man hat es in der therapeutischen Arbeit mit vielen Leuten aus benachbarten Disziplinen zu tun, wie z. B. Psychologen, Linguisten, Sprachbehindertenpädagogen, Pädagogen aus den Regel- und Sonderschulen u. a. Der enge Kontakt mit zahlreichen anderen Fachbereichen kann wohl dazu beitragen, jede Aufwallung von beruflichem Hochmut zurückzuhalten. Grundsätzlich sollte man bei der Aufzählung von Eigenschaften eines „Retorten-Logopäden" nicht in den Fehler verfallen, zu viele positive Merkmale aufzuzeichnen. Das würde dem Berufsethos einen unechten Schein verleihen. Engagement und Wissen ist gut. Daneben aber sollte man viel Freude an der Arbeit haben, damit kein kräfteverzehrendes Mißvergnügen aufkommt.

Wer eignet sich zum Lehrlogopäden und Leitenden Logopäden?
Dieses Berufsbild ist für die Weiterentwicklung und das Fortbestehen der Logopädie von fundamentaler Bedeutung. Man kann auf die Frage nach der Eignung eine einfache, aber erschöpfende Antwort geben: Wer lehren will, muß vom eros pädagogos durchdrungen sein! Es ist kaum daran zu zweifeln, daß es unter den Logopäden pädagogische Begabungen gibt, die ihr Wissen und ihre Erfahrung engagiert an den Nachwuchs weiter übermitteln möchten. Nur muß man leider hinzusetzen, daß immer noch eine überregionale Ausbildungsstätte für diese höhere Qualifikationsstufe fehlt (daß auch eine unzureichende Vergütung bei dem Mangel an geeigneten Bewerbern eine Rolle spielt, soll nicht unerwähnt bleiben). Bisher wurden dafür nur 4wöchige Kurse mit mehrjährigem Intervall an der Staatlichen Logopäden-Lehranstalt in Berlin angeboten. Es wird für die leitenden Phoniater in Zusammenarbeit mit dem Logopäden-Verband eine dringende Aufgabe bleiben, Bewerber für die Ausbildung als Lehr- oder Leitender Logopäde herauszufinden (der Anspruch muß hoch sein, nämlich allgemeine Hochschulreife oder eine adäquate Qualifikation) und eine Ausbildungsinstitution zu schaffen, wo neben der Maximierung des fachlichen Wissens die Unterrichtsmethodik und -organisation sowie praktische Durchführung von Lehrproben das Curriculum ausfüllen.

Können Behinderte Logopäden werden?
Wie immer bei Sammelbegriffen gibt es keine eindeutige Antwort darauf. Man muß von Fall zu Fall die Umstände und Bedingungen prüfen. So etwa beispielsweise, ob für Rollstuhlfahrer die örtlichen und räumlichen Gegebenheiten ausreichen, um die Ausbildung durchzuführen.
(Die Stiftung Rehabilitation Heidelberg hat sich dieses Problems angenommen. Im Rahmen ihrer reichen Erfahrungen auf dem Gebiet beruflicher Rehabilitation und der großzügigen Möglichkeiten wurde der Beruf des Logopäden in das Ausbildungsprogramm aufgenommen.)
Auch der behinderte Logopäde sollte aber über seine obere Körperhälfte frei verfügen können. Die Motorik der oberen Extremitäten, Kopf-, Hals- und Gesichtsmuskulatur, muß intakt sein. Für diese Forderung kann man kaum Ausnahmen zulassen. Auch die Sinnesorgane müssen funktionsfähig sein, das gilt nicht zuletzt für den Gesichtssinn. Die Gehfähigkeit ist für die therapeutische Arbeit nicht zu unterschätzen. Unverzichtbar aber ist die volle und freie Verfügung über das Stimm-, Sprech- und Sprachorgan; hier können auch bei Behinderten keine Abstriche bei der Auswahl zum Beruf gemacht werden (Tabelle 16).
Man muß auch jedem Versuch einer weitergehenden Spezialisierung entgegentreten. Es ist unsinnig, zu meinen, daß etwa der Aphasietherapeut auf eine gesunde kräftige Stimme verzichten kann.
Oft von entscheidendem Wert für die Einschätzung der Eignung zum Beruf des Logopäden ist die psychische Stabilität. Bei Be-

Tabelle 16. Behinderungen und Krankheiten, die die Eignung zum Logopäden als ungünstig oder negativ erscheinen lassen

Dysmelie	Im Einzelfall ist das Ausmaß der Körperbehinderung ausschlaggebend
Blindheit	Nein (Die optische Wahrnehmung läßt sich nicht ausreichend durch die auditive ersetzen)
Spastizität und Athetose	Nein (Spastik verändert Atmung, Stimmgebung und Artikulation)
Querschnitt	Ja, – in Einzelfällen: nein. Das Ausmaß der Körperbehinderung ist maßgebend
Progrediente neurologische Erkrankungen	Nein (z. B. multiple Sklerose)
Sonstige Behinderungen, die einen Rollstuhl erforderlich machen	– der Oberkörper sollte von der Taille aufwärts frei beweglich sein – die Armbewegungen nicht eingeschränkt und abdominale Atmung unbehindert möglich

hinderten *und* Nichtbehinderten ist sie die Basis für ein erfolgreiches Wirken.

Zum Therapeutenberuf ist oft Stellung genommen worden (s. a. Schmidbauer 1977). Alles was wir anderen gegenüber helfend tun wollen, liegt zwischen den allzu menschlichen Polen von Überheblichkeit und Kleinmut ausgebreitet. Von anderer Warte aus gesehen, könnte es als ein Schwanken zwischen euphorischer Polypragmasie und therapeutischem Nihilismus gedeutet werden.

Es ist auch noch nicht der dummdreiste, ins Autoritative flüchtende „Heiler" ausgestorben, dessen Gegenpart wohl der masochistische, unter sich selbst und anderen nicht ungern leidende „Helfer-Knecht" ist. Am schlimmsten von allen Therapeuten-Übeln erweist sich aber doch die Ignoranz, weil sie nicht selten mit dogmatischem Beharren auf einer für gut gehaltenen Heilmethode verbunden ist. Aus allem folgt, daß ein Therapeut selbstkritisch und lebenslang lernbereit eingestellt sein muß. **Denn jede Therapie ist nur so viel wert, wie der Therapeut, der sie durchführt.**

13.1.1 Vorgang bei der Vergabe von Ausbildungsplätzen [9]

– Annahme der schriftlichen Bewerbung
  Bewerbungszeit im Januar – Ausbildungsbeginn im Oktober des gleichen Jahres

– Zulassung zum Auswahlverfahren
  Für eine Eignungsuntersuchung wird von allen Bewerbern, die die Aufnahmevoraussetzungen erfüllen, die dreifache Anzahl der Ausbildungskapazität (letztere beträgt je nach Ausbildungsstätte 10–20 Logopädenschüler pro Jahr) durch Losverfahren ermittelt.

– Eignungsuntersuchung gliedert sich in
  Phoniatrisch-logopädische Untersuchung einschließlich Hör-Testung und Stimmbelastungsprobe
  Überprüfung der Beobachtungsfähigkeit: Betrachten eines Filmausschnitts und schriftliche Wiedergabe desselben
  Persönliches Gespräch zwecks Beurteilung der Kontaktfähigkeit, sprachlichen Gewandtheit, geistigen Flexibilität und Berufsmotivation.
  Durchführung und Entscheidung erfolgt in Zusammenarbeit mit dem Phoniater, Logopäden und Pädagogen. Es wird Eignung oder Nichteignung ausgesprochen.

– Endgültiges Auswahlverfahren
  Aus den geeigneten Bewerbern werden so viele durch Los ermittelt, wie Ausbildungsplätze zur Verfügung stehen.

---

[9] „Rahmenrichtlinien zur Vergabe von Ausbildungsplätzen an Logopädenlehranstalten", Mainz 1979.

13.2 Wie ist die Logopädie entstanden und wie hat sie sich organisiert?

Man kann nicht ohne Stolz sagen, daß schon die Römer Logopäden kannten. Sie wurden in jener Zeit Phonasken genannt und genossen hohes öffentliches und staatliches Ansehen.
Als Berufsstand gibt es die Logopädie in der *Bundesrepublik Deutschland* noch nicht allzu lange. Ihre Entstehung geht auf die Bemühungen von Hermann Gutzmann zurück. Dieser erkannte, wie notwendig sprachtherapeutisch ausgebildetes Personal gebraucht wurde. Er führte die Logopädie-Phoniatrie aus dem Dunkel isolierten Spezialistentums heraus, machte die Sprachdiagnostik und -therapie salonfähig für die Medizin, und die Praxis der beiden Fächer einem breiteren Publikum bekannt. Wie man die Ausdrucksvielfalt von Sprachkrankheit, -behinderung, -störung, -auffälligkeit und -fehler auch aufnehmen mag, die Sprachheilkunde wird ohne die medizinischen Grundlagen zum unbedeutenden Nebenzweig der Pädagogik.
Eine „moderne" Logopädie gibt es seit Anfang der 60er Jahre. Damals begann man an den HNO-Universitätskliniken Ausbildungsstätten einzurichten und weiterzuentwickeln. Erst in diesen Tagen ist das staatliche Logopäden-Diplom Gesetz geworden.
Als ein Zeichen beruflicher Solidarität und in der Sorge um den Rechtsschutz haben sich die Logopäden zu einem *Zentralverband für Logopädie* zusammengeschlossen: berufsständische und fachliche Anliegen können so durchschlagender vertreten werden. Informationen für die Mitglieder des Zentralverbandes erscheinen in der Zeitschrift für Kommunikationsstörungen *Sprache – Stimme – Gehör.*
Außerdem gibt es ein Mitteilungsblatt zum ausschließlich internen Gebrauch unter dem Titel *Logopädie,* das in Abständen auch Anzeigenbeilagen separat herausbringt.
In der *DDR* ist nach dem Krieg durch die Aktivitäten von Sonderschullehrern die logopädische Betreuung weitgehend in pädagogische und schulische Hände übergegangen. Nach der Ausbildung als Lehrer kann ein zusätzliches 2jähriges Studium am Institut für Kommunikationswissenschaft und Rehabilitationspädagogik in Berlin angeschlossen werden. Der Ausbildungsstand ist etwa vergleichbar mit dem der Sprachbehindertenpädagogen in der Bundesrepublik. Die Logopädie wird wissenschaftstheoretisch als der pädagogische Zweig der Sprachheilkunde aufgefaßt und die logopädischen Wirkungsbereiche unterteilt in rehabilitative Bewegungserziehung, rehabilitative Denkerziehung, rehabilitative Sinneserziehung, rehabilitative Spracherziehung und rehabilitative Erziehung im eigentlichen Sinne, auch Umerziehung genannt. Für die logopädische Praxis wird die Anwendung aller fünf Wirkungsbereiche gefordert. So kommt der Wortführer der Logopädie in der DDR, Prof. Becker, dessen *„Lehrbuch der Logopädie"* (Becker u. Sovák 1975) auch in der Bundesrepublik Resonanz gefunden hat, zu der Meinung, daß auf dem Gebiet der Sprachheilkunde „die Ausbildung der vollen psychischen und sozialen Funktion dem Pädagogen obliegt, also hier dem Logopäden, der sich auf biologische Funktionen stützen muß". Der Berührungspunkt zwischen Logopädie und Medizin liegt an der Verzahnungsstelle der biologischen und sozialen Prozesse. Von klinischen Logopäden wird ein solcher überzogener pädagogischer Anspruch oder gar das von einzelnen pädagogischen „Radikalen" geforderte erzieherische Alleinvertretungsrecht abgelehnt.
Als spezifisches Berufsbild gibt es den Audiologie-Phoniatrie-Assistenten in der DDR. Ausbildungsstätten sind den HNO-Universitätskliniken in Jena, Halle und Greifswald angegliedert. Die Ausbildungszeit beträgt je nach Voraussetzung – Abitur oder Mittlere Reife – 2 bzw. 3 Jahre. Die Lernziele bevorzugen den audiologischen Wissenserwerb. Den Abschluß bildet die Staatliche Anerkennung. Die Ausbildungsteilnehmer werden von Betrieben (HNO-Kliniken oder -Polikliniken) delegiert.
Das *österreichische Logopädengesetz* trat in

den 60er Jahren in Kraft. Staatlich anerkannte Ausbildungsstätten gibt es in Linz, Innsbruck und Wien. Zur Ausbildung zugelassen sind Maturanten (Abiturienten), diplomierte Krankenschwestern oder Kindergärtnerinnen (diese haben jeweils nach beendeter Hauptschule oder dem 4. Gymnasialjahr eine 4jährige Ausbildung abgeschlossen; bekanntlich gibt es in Österreich keine Mittlere Reife). Die Logopädenausbildung ist gekoppelt mit der Ausbildung zur audiometrischen Assistentin. Sie dauert 2 Jahre und beinhaltet Vorlesungen und Praktika (logopädische sowie audiometrische). Zum Abschluß der Ausbildung hat man eine Klausurarbeit zu schreiben und mündliche Prüfungen in den Diplomprüfungsfächern abzulegen. Das Diplom befähigt zur Ausübung des logopädisch-phoniatrisch-audiometrischen Dienstes; die gesetzlich geschützte Berufsbezeichnung lautet „Diplomierter Logopäde".

Die Ausbildung der Logopäden in der *Schweiz* erfolgt an Heilpädagogischen Ausbildungsinstituten in Basel, Fribourg, Genf und Zürich. Die Ausbildung dauert insgesamt 3 Jahre und wird mit dem Diplom „Staatlich diplomierter Logopäde" abgeschlossen. Zur Ausbildung sind Inhaber eines Maturitätszeugnisses (Abitur) oder eines staatlichen Primarlehrerpatents zugelassen. Die hauptsächlichen Einsatzorte der Logopäden sind Kliniken, Sprachheilambulatorien, Logopädische Dienste, Sprachheilschulen oder Privatpraxen. Die sog. Logopädischen Dienste sind Einrichtungen zur Betreuung sprachauffälliger Kinder im Vorschul- und Schulalter und jeweils für alle schulischen Einrichtungen einer Stadt oder einer Region zuständig.

In *Großbritannien* hat sich die Logopädie in etwas mehr als 50 Jahren zu einem eigenständigen Beruf entwickelt. 1945 wurde das College of Speech Therapy (CST) gegründet, ein inzwischen unabhängiger Berufsverband mit weitreichenden Befugnissen. Das CST erstellt einen einheitlichen Ausbildungsplan, überwacht den Stand der Ausbildung und ist an der Durchführung der Examen beteiligt. Außerdem ist es für das Niveau der klinischen Tätigkeit sowie für die Fortbildung seiner Mitglieder verantwortlich. Die Mitgliedschaft steht allen offen, die ein vom CST anerkanntes Examen abgelegt haben. Die Leitung des CST übernimmt ein Gremium von Sprachtherapeuten, das alle zwei Jahre einen neuen Präsidenten wählt. Das CST ist der Internationalen Gesellschaft für Phoniatrie und Logopädie angeschlossen, hat ein nationales Komitee und gibt eine eigene Fachzeitschrift, das *British Journal of Speech and Hearing Disorders*, heraus. Es besteht eine wechselseitige Anerkennung der beruflichen Qualifikation mit Australien und Südafrika.

Die *Ausbildung* wird entweder an einer selbständigen Lehranstalt oder an einer Universität durchgeführt. Die Ausbildung dauert 3–4 Jahre; Voraussetzung ist immer ein Schulabschluß mit Universitätszulassung (‚A' Level). Von den 16 bestehenden Ausbildungsstätten bieten 3 eine 3jährige Ausbildung an, die mit einem Diplom abschließt, die anderen 13 einen Abschluß mit Universitätsgrad, z. B. Bachelor of Art (BA), Bachelor of Education (BEd), Bachelor of Speech Science (BSc) (3–4jährig). Zur Zeit wird eine einheitliche 4jährige Ausbildung mit Universitätsabschluß angestrebt. Für ausgebildete Logopäden gibt es zwei weiterführende Ausbildungsgänge von 1 bis 2 Jahren, die mit einem Examen abschließen.

Sprachtherapeuten in Großbritannien werden entweder durch den staatlichen Gesundheitsdienst in Krankenhäusern oder in sog. Community Health Centres (CHC) eingestellt und arbeiten von da aus in Schulen und Tagesstätten und ähnlichen Einrichtungen, die vom CHC aus betreut werden. Nur wenige arbeiten in freier Praxis. Die Dienstgrade sind sowohl für die klinische Arbeit als auch für die Lehrtätigkeit genau abgegrenzt. Die Bezahlung erfolgt entsprechend dem Dienstgrad.

Bei der Bezahlung wird zwischen graduierten und diplomierten Sprachtherapeuten unterschieden. Die britischen Sprachtherapeuten haben eine eigene Gewerkschaft, die ihre Interessen innerhalb einer größeren Gewerkschaft vertritt.

Die Sprachtherapeuten in Großbritannien haben seit 1959 einen unabhängigen beruflichen Status erreicht. Sie haben sich damals aus dem Verband der medizinischen Hilfsberufe mit der Begründung zurückgezogen, daß nur ca. 20% von ihnen in Krankenhäusern arbeiten. Außerdem befürchtete man, daß die bereits gewonnene Selbständigkeit in der klinischen Tätigkeit und der angestrebte Standard der Ausbildung gefährdet würde. Heute ist der Verband der Sprachtherapeuten eine etablierte Berufsgruppe mit einheitlichen Voraussetzungen für Ausbildung und berufliche Aufgaben. Zur Zeit sind 3000 Logopäden beim CST registriert, 500 davon arbeiten halbtags.

Ein Erweiterungsstudium für Sprachtherapeuten bei den Abteilungen für Pädagogik der Hörgeschädigten wird an den Universitäten angeboten, so in Manchester. Außerdem ist das College of Speech Therapists für eine qualifizierte Ausbildung zuständig.

In der *Sowjetunion* ist die Logopädie als Lehre und Forschung den Fakultäten für Defektologie an den Pädagogischen Hochschulen angegliedert. Bekannt ist das Institut für Defektologie der Akademie der Pädagogischen Wissenschaften der RSFSR (Russische Sozialistische Föderative Sowjet-Republik), in welchem Abteilungen für Logopädie mit entsprechendem phonetischem Laboratorium zur Verfügung stehen. Die Ausbildung für Logopädie ist mit einem 5jährigen Hochschulstudium verbunden.

Auch in den *Vereinigten Staaten* muß der Sprachtherapeut einen Hochschulabschluß absolvieren. Unabhängig von Medizin und Psychologie übt er seine Tätigkeit aus, wobei er angehalten ist, bei unklaren und hartnäckigen Stimmbeschwerden den Laryngologen zu konsultieren.

In *Israel* ist der Medizinischen Fakultät eine Schule für Kommunikationsstörungen angeschlossen. Diese hat die Aufgabe, Studenten für die Diagnosestellung, Behandlung und Forschung bei Patienten, die an kommunikativen Behinderungen leiden (Sprech- und Stimmstörungen, Stottern, Artikulationsfehler, Hördefekte), auszubilden. Man unterscheidet eine 3jährige Ausbildung, die mit dem Bachelor-of-Art-Diplom (BA) abschließt, und eine 5jährige mit dem Master-of-Art-Diplom (MA). Das Curriculum ist gründlich und intensiv. Zusätzlich werden Kurse angeboten in Familientherapie, Befragungstechnik, Legasthenie, Rollenspiel, Phonologie, Aphasie u. a.

Ein breites Netz von Logopäden überzieht die *CSSR*, wo es zur beruflichen Anerkennung nach einem 5jährigen Universitätsstudium kommt. Es ist der Staat mit der größten Quote an Stimm- und Sprachärzten.

In anderen Ländern, beispielsweise *Dänemark*, werden Logopäden oder Sprachbehin-

Tabelle 17. Fortbildungsmöglichkeiten, die von Logopäden genutzt werden sollten

Jahresfortbildungstagung des Zentralverbandes für Logopädie

Deutsche Gesellschaft für Sprach- und Stimmheilkunde

Frostig-Meinhardt-Seminar

Rudol-Dreikurs-Institut, Institut für Sprechbehinderte, Sinnthal-Züntersbach (Veranst. Schoenaker)

Intensivseminar Stimmtherapie bei Ruth Dinkelacker in Bronnen/Schwäb. Alb (Anm. bei Frau Hilde Lorenzen)

Bobath-Kurse

Inzigkofener Gespräche (Dr. Lotzmann)

Schwingegurtkurs Prof. Coblenzer

Seminar Stimmtherapie Prof. Coblenzer

Jahrestagung der Deutschen Gesellschaft für Sprachheilpädagogik

Jahrestagung der Arbeitsgemeinschaft für Aphasieforschung und -behandlung (Prof. Poeck, Aachen)

Aphasietagung in Österreich, Prof. Gloning, Neurologisches Institut der Universität Wien

Gall-Tagung, Dr. Peuser, Gesellschaft für angewandte Linguistik

Kongreß der Internationalen Gesellschaft für Logopädie und Phoniatrie (IALP)

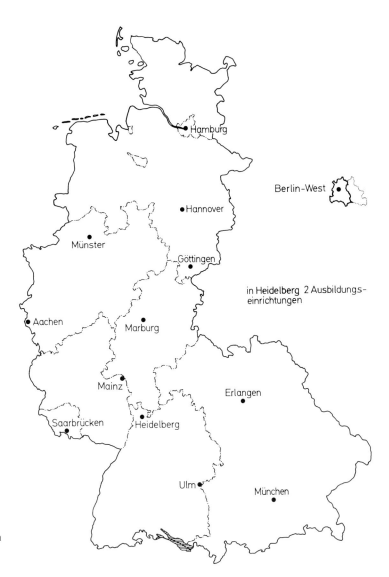

Abb. 33. Ausbildungseinrichtungen für Logopäden in der Bundesrepublik Deutschland

dertenpädagogen meist als Sprachtherapeuten bezeichnet, sie sind Lehrer mit heilpädagogischer Zusatzausbildung.
In *Frankreich* hat die Behandlung von Stimmstörungen Tradition. Es gab und gibt eine imponierende Reihe von Stimmärzten und Phonaudiologischen Abteilungen.
Abschließend der Hinweis, daß das sprachtherapeutische Spektrum in der Bundesrepublik Deutschland besonders breit und vielfältig ist. Neben Logopäden oder Phonopäden wirken Sprachbehindertenpädagogen, Aphasiologen, sprachtherapeutische Assistenten, Lehrer für Stimm- und Atemtherapie, Sprechkundler, Stimmbildner, Gesangspädagogen, Pneopäden, neuerdings beteiligen sich auch Musiktherapeuten.
Auf welche Weise und wo auch immer ausgebildet wird, es kann nicht daran vorbeigegangen werden, daß der Umfang an Diagnostik und Therapie ein logopädisches Wissen aufgeschichtet hat, das zu erfassen eine min-

destens 3jährige Ausbildung erforderlich macht. Diese Erkenntnis wurde an den Universitätskliniken, aber auch bei privaten Institutionen bereits in die Tat umgesetzt. Es gibt keine Ausbildungsstätte mehr, wo ein 3jähriges Studium nicht zur Pflicht gemacht worden wäre (Anhang G; Abb. 33; Tabelle 17).

13.3 Welche Bücher und Zeitschriften sollen Logopäden lesen?

Wichtiger noch als die Lektüre von Lehrbüchern und Monographien ist die laufende Einsicht in die fachspezifischen *Zeitschriften*. Diese vermitteln neueste Erfahrungen, praktische Erkenntnisse, wissenschaftliche Ergebnisse und informieren über die einschlägige weiterbildende Literatur.

Einen prominenten Platz im Zeitschriftenkatalog nimmt die bei Thieme, Stuttgart, im 3. Jahrgang erscheinende Zeitschrift *Sprache – Stimme – Gehör* mit dem Untertitel *Zeitschrift für Kommunikationsstörungen* ein. Unter den Herausgebern befinden sich, was nicht die Regel ist, eine Logopädin. Eine besondere Sparte ist dem Berufsverband der Logopäden offengelassen. Die Zeitschrift ist bemüht, praxisnahe Artikel zu vermitteln. Kritisch ist anzumerken, daß die Mitarbeit von Logopäden noch zu wünschen übrig läßt. Die Chance, das eigene Profil stärker herauszuarbeiten, sollte gerade in diesem öffentlichen Spiegel nicht ungenutzt bleiben.

Eine andere renommierte, dabei praxisverbundene Zeitschrift ist *Die Sprachheilarbeit*. Als Herausgeber zeichnet die Deutsche Gesellschaft für Sprachheilpädagogik e. V. Die Hefte erscheinen bereits im 24. Jahrgang bei Wartenberg & Söhne GmbH, Hamburg. (Dieser Verlag ist spezialisiert auf heilpädagogische, insbesondere sprachbehindertenpädagogische Literatur. Wer sich mit Sprache und ihren Störungen beschäftigt, muß die Verlagsangebote beachten.) *Die Sprachheilarbeit* zeichnet sich durch Beiträge meist von Sprachbehindertenlehrern mit hohem wissenschaftlichem Niveau aus. Die Logopädie sollte die Beiträge dieser Zeitschrift aufmerksam zur Kenntnis nehmen.

Intellektuellen Anspruch erheben die *Folia phoniatrica* mit zahlreichen Artikeln aus dem angloamerikanischen Sprachraum. Die Blätter erscheinen bei Karger, Basel, und sind das offizielle Organ der Internationalen Gesellschaft für Logopädie und Phoniatrie (IALP). Sie veröffentlichen Grundlagenreferate über die Stimm- und Sprachheilkunde.

Selbstverständlich sieht der interessierte Therapeut auch Zeitschriften aus anderen Fachdisziplinen ein, wie aus Kinderheilkunde, Neurologie, Psychiatrie, Rehabilitation und Psychologie. Auf dem letztgenannten Gebiet ist es zu einer Veröffentlichungsschwemme gekommen. Es fällt auch dem Fachmann schwer, in den vielfältigen psychodiagnostischen und psychotherapeutischen Angeboten die Spreu vom Weizen zu trennen. Psychologische Laien – sofern sie ideologiekritisch zu lesen vermögen – ist *Psychologie heute* zu empfehlen.

Seit Januar 1980 erscheinen vierteljährlich Beiträge zur Forschung und Praxis der Musiktherapie, *„Musiktherapeutische Umschau"*, die auch Logopäden interessieren dürften.

Zu pädaudiologischen Fragen nimmt die Zeitschrift *Hörgeschädigte Kinder* Stellung. Das vierteljährlich erscheinende Organ wird von der Deutschen Gesellschaft zur Förderung der Hör-Sprachgeschädigten e. V., Hamburg, herausgegeben. Übrigens kommen im selben Verlag auch andere pädaudiologische Schriften heraus.

Stellvertretend für fremdsprachliche Zeitschriften sei das *Journal of Speech and Hearing Disorders* genannt, eine amerikanische Zeitschrift von hohem Rang, ediert von der American Speech and Hearing Association.

Nahezu unübersehbar ist das *Fachschrifttum*. Vom inhaltlichen Gewicht und Umfang her imponiert das *Handbuch der Stimm- und Sprachheilkunde,* Band 1 und 2, jetzt in 3. Auflage, herausgegeben von Luchsinger und Arnold bei Springer, Heidelberg. Bedauernswert, daß die neueste Literatur darin nicht mehr berücksichtigt wurde. Andererseits ist unbestreitbar, daß es weit ältere Werke auf dem Gebiet der Stimm- und Sprachheilkunde gibt, von denen man heute noch profitieren kann. In zeitlicher Folge seit Mitte des vorigen Jahrhunderts stehen dafür die Autoren Merkel, Kussmaul, Barth, Flatau, Imhofer, Stern, Nadoleczni, Seeman und Schilling.

Aus der Reihe hervorragender Fachvertreter sind – was den Nachhall ihrer Publikationen angeht – zwei Namen hervorzuheben: Hermann *Gutzmann* (Mitglied einer Familiendynastie, die sich generationenüberschreitend mit dem Sprachphänomen auseinandergesetzt hat) und Emil *Froeschels,* der nicht nur Schöpfer der Begriffsunion und Arbeitsgemeinschaft Phoniatrie-Logopädie war, sondern auch der bedeutendste Stimm- und Spracharzt in unserer Zeit.

Unter den logopädischen Persönlichkeiten nimmt Helene Fernau-Horn einen bevorzugten Platz ein. Sie hat durch zahlreiche Arbeiten und Vorträge das Feld der Stimmtherapie erweitert und die Behandlung von Sprechneurosen systematisiert.

Auf dem gegenwärtigen Büchermarkt werden die Bücher von Böhme, wie z. B. *Stimm-, Sprech- und Sprachstörungen* (Fischer, Stuttgart, 1974) und der Sammelband *Phoniatrie und Pädaudiologie, Ein Überblick* (Thieme, Stuttgart, 1973) von Biesalski et al. angeboten. Bei Thieme, Leipzig, ist 1977 das bemerkenswerte *Lehrbuch der Phoniatrie* von den Ostberliner Phoniatern Wendler und Seidner erschienen.

Ein Lehrbuch, das sich spezifisch der Logopädie widmet, haben Becker und Sovák herausgebracht. Es ist aus heilpädagogischer Sicht mit ideologischer „Spritze" geschrieben *(Lehrbuch der Logopädie*, 2. bearbeitete und erweiterte Auflage. Kiepenheuer & Witsch, Köln 1975).

Folgendes Standardwerk sollte zur Pflichtlektüre gezählt werden: *Speech Correction, Principles and Methods* von Charles van Riper (Prentice-Hall, Inc., Englewood Cliffs, New Jersey 1972; s. a. C. van Riper u. Irwin *Artikulationsstörungen,* Marhold, Berlin-Charlottenburg, 1970). Der Verfasser zählt zu den führenden Sprachphysiologen und -pathologen in der Welt. Seine Biographie *A Career in Speech Pathology* (Prentice-Hall, Inc., Englewood Cliffs, New Jersey 1979) bietet dem Anfänger in der Logopädie viele Anregungen und Hilfestellungen. So u. a. die Axiome, daß man therapeutisch nur das geben kann, was man hat – aber dieses muß man *ganz* geben – und daß es zu den vordringlichen Aufgaben eines Therapeuten gehört, die Patienten zu motivieren. Denn, so folgert van Riper aus seinen jahrzehntelangen Berufserfahrungen: „.. the field of speech pathology is no rose garden." Der große russische Schriftsteller und Dichter Boris Pasternak hat diese Einsicht in eine allgemeine Lebensweisheit übergeführt: „Das Leben ist kein Gang durchs Feld." – Auch Logopäden können frustriert sein.

Tabelle 18. Bücher, die Logopäden lesen sollten

Biesalski P (1978) Ärztlicher Rat bei Sprachstörungen im Kindesalter. Thieme, Stuttgart
Cervenka M (1973) Was ist Das? Was ist Das? Jugend & Volk, Wien München
Coblenzer H (1976) Atem und Stimme. Österreichischer Bundesverlag, Wien
Fernau-Horn H (1977) Die Sprechneurosen. Hippokrates, Stuttgart
Gundermann H (1977) Die Behandlung der gestörten Sprechstimme. Fischer, Stuttgart New York
Habermann G (1978) Stimme und Sprache. Thieme, Stuttgart
Hood SB (Hrsg) An einen Stotterer. Stotterer-Selbsthilfe e.V., Düsseldorf
Innerhofer P (1976) Kleine Psychologie für Eltern. Moderne Verlagsgesellschaft, München
Jaworek (1974) Die Behandlung von Stammelfehlern. Marhold, Berlin
Lehnhardt E (1978) Praktische Audiometrie. Thieme, Stuttgart
Leischner A (1979) Aphasien und Sprachentwicklungsstörungen. Thieme, Stuttgart
Matzker J (1975) Ärztlicher Rat für Kehlkopflose. Thieme, Stuttgart
Van Riper C (1976) Artikulationsstörungen. Marhold, Berlin
Wendler (1977) Lehrbuch der Phoniatrie. Thieme, Leipzig
Wyatt GL (1973) Entwicklungsstörungen der Sprachbildung und ihre Behandlung. Hippokrates, Stuttgart

Es würde unüberschaubar werden, wenn wir die Lehrbücher, Sammelwerke und Monographien aller sprachheilkundlichen Spezialisationen aufführen würden. Pars pro toto bringen wir einen Katalog von Veröffentlichungen, die man zum jeweiligen Einzelproblem gelesen haben sollte (Tabelle 18). Vorbildung und Neigung werden die Auswahl der Fachliteratur bestimmen. Man muß nur lernen, die Angaben kritisch einzuschätzen. Nützlich ist auch die Fähigkeit des diagonalen, d. h. auf das Wesentliche zielende, die Zeilen überfließenden Lesens – eine trainierbare Kompetenz. So spart man Zeit und kann, was bei der Fülle des Angebots nahezu unmöglich erscheint – auf dem laufenden bleiben.

13.4 Wie richtet man zweckmäßig die logopädische Praxis ein?

Logopäden arbeiten an vielen Orten. Traditionsgemäß in HNO-Kliniken, neurologischen und psychiatrischen Krankenhäusern, Rehabilitationseinrichtungen, Gesundheitsfürsorge- und Gesundheitserziehungsämtern, in Gemeinden und Städten. Zu diesen institutionell tätigen Kollegen gesellen sich in zunehmendem Maße freipraktizierende Logopäden. Wer an Kliniken oder bei Behörden arbeitet, findet den Arbeitsplatz meist eingerichtet vor.

Reizvoll ist es zweifellos, sich freiberuflich die Umgebungsatmosphäre selbst schaffen zu können, nach persönlichem Geschmack und Geschick. Dennoch müssen Rahmenbedingungen erfüllt werden. Wir stellten in der Einleitung fest, daß Sprechen und Sprache Bewegungsformen, Handlungen sind. Darum benötigen wir für unsere Übungsprogramme Aktions*weite*, d. h. große Räume, um die Patienten motorisch adäquat in Bewegung setzen zu können. Jede logopädische Praxis sollte einen größeren Therapieraum besitzen, möglichst schallarm und ausreichend belüftet, wo eine Gruppe agieren kann.

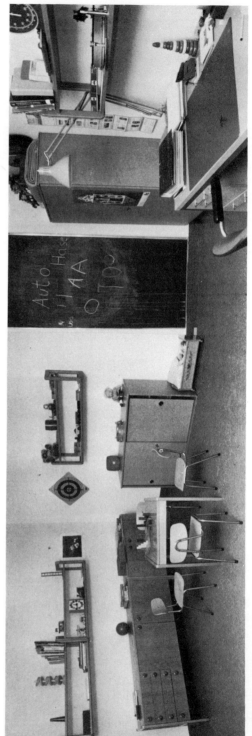

Abb. 34. Logopädisches Behandlungszimmer

Für Klienten ist der Ersteindruck von einer Einrichtung oft entscheidend. Unter diesem Aspekt sollten für Entrée und Wartezimmer ansprechende Möbel in dezenten Farben ausgewählt werden. Es gibt eine Psychologie der Farben mit selektiver Wirkung auf Menschen. Man lege Wert – dies gilt für den Untersuchungs- und Behandlungsraum – auf eine zivile Ausstattung und ein gemütliches Ambiente. Ein wohnlicher Rahmen ist vorteilhaft, zuweilen unumgänglich, beim Empfang und der Betreuung von Kindern, die nicht selten beim Anblick von weißen Kitteln und ähnlichen klinischen Insignien ängstlich und abwehrend reagieren. Die Frage, wie im Untersuchungs- bzw. Behandlungsraum das für die Diagnostik und Therapie von Kindern erforderliche Instrumentarium von Tests und Spielen angeordnet sein, bzw. in welcher Vielfalt es zur Verfügung stehen sollte, kann nicht schlüssig beantwortet werden. Wir fügen eine Liste der erforderlichen apparativen und instrumentellen Ausrüstung bei, die jeder nach Bedarf vervollständigen kann (Anhang H). Gezeigt wird auch das Foto einer Einrichtung, der die Eigeninitiative zur Ausgestaltung anregen soll (Abb. 34).

13.5 Bibliographie

Becker K-P, Sovák M (1975) Lehrbuch der Logopädie, 2. bearb erw Aufl. Kiepenheuer & Witsch, Köln

Schmidbauer W (1977) Die hilflosen Helfer. Über die seelische Problematik der helfenden Berufe. Rowohlt, Hamburg

Wiechmann J (1974) Einrichtungen des Sprachheilwesens in der Bundesrepublik Deutschland und West-Berlin mit Anhang DDR, Österreich und Schweiz. Warenberg, Hamburg

14 Berufs- und Rechtskunde, Begutachtungsfragen

14.1 Berufsausbildung

Die „Ausbildungs- und Prüfungsordnung für Logopäden" (LogAPrO) vom 1. Oktober 1980 (BGBl. I, S. 1892) sieht in § 1 eine insgesamt 3jährige praktische und theoretische Unterweisung vor. Am Ende dieser Ausbildung erfolgt eine staatliche Prüfung, die einen schriftlichen, mündlichen und praktischen Teil umfaßt. Nach bestandener Prüfung darf die Berufsbezeichnung „Logopäde" geführt werden, sobald die hierfür zuständige Behörde die Erlaubnisurkunde ausgestellt hat. Die für die Durchführung dieses Gesetzes über den Beruf des Logopäden zuständige Behörde ist durch die jeweilige Landesregierung zu bestimmen (z. B. das Regierungspräsidium).

Die Dauer der Logopädenausbildung betrug bisher schon in der Regel 3 Jahre, nur vereinzelt gab es noch eine 2½jährige Ausbildungsdauer.

Ausbildungsstätten für die Logopädenausbildung sind derzeit Berlin, Hamburg, Aachen, Göttingen, Münster, Marburg, Mainz, Heidelberg (HNO-Klinik und Stiftung Rehabilitation), Erlangen, München, Ulm und Saarbrücken.

Nach § 4 des Gesetzes über den Beruf des Logopäden (BGBl. I S. 529) wird zur Ausbildung zugelassen, wer eine abgeschlossene Realschulausbildung, eine andere gleichwertige Ausbildung oder eine nach Hauptschulabschluß abgeschlossene Berufsausbildung von mindestens 2jähriger Dauer nachweist und in der Regel das 18. Lebensjahr vollendet hat. Darüberhinaus sollte der Ausbildungsbewerber selbst nicht unter Hör-, Stimm-, Sprech- oder Sprachbeeinträchtigungen leiden. Dies wird durch geeignete Untersuchungen überprüft; zusätzlich finden in unterschiedlichem Umfang noch Auswahlgespräche statt, da derzeit die Zahl der Bewerber die Ausbildungskapazität erheblich übersteigt.

Die recht niedrigen Zugangsvoraussetzungen zur Berufsausbildung und Berufsausübung werden von Fachkreisen mit Blick auf die hohen praktischen Berufsanforderungen weitgehend verurteilt. Die Ausbildung zum Logopäden bei der Stiftung Rehabilitation Heidelberg weist hinsichtlich der Ausbildungsteilnehmer Besonderheiten auf. Hier wird neben dem üblichen Adressatenkreis der Auszubildenden insbesondere Behinderten die Möglichkeit gegeben, im Rahmen einer Rehabilitationsmaßnahme auf Kosten der Sozialleistungsträger eine Ausbildung zum Logopäden zu absolvieren; mit Einwilligung ihres Rehabilitationsleistungsträgers könnten Behinderte jedoch grundsätzlich auch an den übrigen Ausbildungsorten ihre Ausbildung durchführen.

14.2 Berufsausübung

14.2.1 Zulassung

Zur Berufsausübung zugelassen ist nach § 2 des Gesetzes über den Beruf des Logopäden der staatlich geprüfte Logopäde, der nicht unzuverlässig zur Ausübung dieses Berufes sowie nicht wegen körperlicher Gebrechen, einer Sucht oder wegen Schwäche seiner geistigen oder körperlichen Kräfte zur Ausübung dieses Berufes unfähig oder ungeeignet ist. Darüber hinausgehende Anforderungen, wie z. B. an ein Mindestalter, existieren nicht; dennoch dürfte aufgrund der Eingangsvoraussetzungen zur Berufsausbildung und der 3jährigen Berufsausbildungsdauer eine Altersuntergrenze gesetzt sein, die etwa bei 21 Jahren liegt. Eine Niederlassung als selbständiger Logopäde ist praktisch frühestens zwei Jahre nach Ende der Ausbildung möglich. Da bis zum Inkrafttreten des Gesetzes andere Zulassungsvoraussetzungen galten, waren bisher die Berufsanfänger oft erheblich älter.

14.2.2 Form

Der Logopäde kann seinen Beruf in einem Beschäftigungsverhältnis ausüben oder sich selbständig machen und sich niederlassen. Als Arbeitgeber für den nichtselbständigen Logopäden kommen z. B. Kliniken, Rehabilitationseinrichtungen, Beratungsstellen, selbständige Berufskollegen oder auch Ärzte in Betracht.

Die Vergütung der Logopäden im öffentlichen Dienst richtet sich nach der jeweiligen Eingruppierung. Die Spannweite der Eingruppierungsmöglichkeiten ist recht groß, sie liegt zwischen BAT (Bundesangestelltentarif) VII und IVa. Die Vergütung im Angestelltenverhältnis bei Berufskollegen oder Ärzten dürfte sich ebenfalls an diesen Werten orientieren, ist jedoch im einzelnen auszuhandeln. Will sich ein Logopäde freiberuflich niederlassen, so bedarf es hierzu keiner weiteren Genehmigung. Es ist jedoch erforderlich, die Praxisaufnahme dem zuständigen Gesundheitsamt anzuzeigen. Allerdings ist indirekt einem Erfordernis nach ausreichender Berufspraxis vor der Niederlassung Rechnung zu tragen, denn die Krankenkassen, die für den frei praktizierenden Logopäden bedeutsame Partner sind, verlangen eine zwei- bzw. einjährige Berufspraxis vor Abschluß des Kassenvertrages. Weiterhin existieren Richtlinien über die Mindestausstattung einer Logopädenpraxis. Die Einhaltung der Richtlinien wird nicht durch die Krankenkasse selbst geprüft, sondern erfolgt über eine Abnahme der neu eingerichteten Praxis durch einen Berufskollegen, der für diese Aufgabe vom Zentralverband benannt ist und die Einhaltung gegenüber der Krankenkasse attestiert.

Anerkennungszeiten usw. werden weder als Voraussetzungen der freiberuflichen noch der selbständigen Berufsausübung gefordert.

14.2.3 Zusammenarbeit mit Ärzten

In der Regel begeben sich Patienten auf Anraten des Arztes in Behandlung eines Logopäden. Diese Empfehlung basiert auf einer ärztlich erstellten Diagnose. Die daran anschließende logopädische Behandlung wird vom Logopäden eigenverantwortlich wahrgenommen, d. h. er wählt auf der Grundlage der ärztlichen Diagnose und ggf. weiterer eigener Untersuchungen selbständig und eigenverantwortlich die Behandlungsmethoden aus, die seiner Ansicht nach im jeweiligen Einzelfall zweckmäßig sind. Im Rahmen einer guten Zusammenarbeit ist es jedoch erforderlich, den Arzt auch über die eigenen Befunderhebungen zu informieren, ihm evtl. Zwischenberichte zu übermitteln und ihm am Ende der Behandlung einen Schlußbericht zukommen zu lassen. Darüber hinaus ist der Arzt immer dann zu kontaktieren, wenn während der Behandlung Schwierigkeiten oder Besonderheiten auftreten. Der Logopäde sollte bestrebt sein, insbesondere mit HNO-Ärzten zusammenzuarbeiten, die die Zusatzbezeichnung „Stimm-, Sprech- und Sprachstörungen" oder (dies dürfte nur ein kleiner Kreis sein) die Teilgebietsbezeichnung „Phoniatrie/Pädaudiologie" führen.

Üblicherweise wird vom Arzt zunächst auf einem Verordnungsblatt (Rezept) jeweils nur eine bestimmte Anzahl von Therapiesitzungen (i. d. R. max. 20) verordnet, danach wird eine erneute Verordnung erforderlich. Die Frage, inwieweit selbst Gutachten und Verordnungen über benötigte Hilfsmittel oder Arbeitsunfähigkeitsbescheinigungen für Patienten auszustellen sind, stellt sich in der logopädischen Praxis nicht. In all diesen Fällen ist grundsätzlich an den behandelnden Arzt zurückzuverweisen. Ob in diesem Zusammenhang eine fachliche Stellungnahme des Logopäden hilfreich sein kann, ist anhand des Einzelfalls zu prüfen.

14.2.4 Zulassung zu Krankenkassen

Um mit den Krankenkassen abrechnen zu können, muß der Logopäde bei ihnen zugelassen sein. Als Zulassungsvoraussetzung wird der erfolgreiche Abschluß der staatlichen Prüfung vorausgesetzt sowie eine Mindestberufspraxis. Üblicherweise verlangen die RVO-Kassen (Ortskrankenkassen, Innungskrankenkassen, Betriebskrankenkassen) eine einjährige, die Ersatzkassen eine zweijährige Berufsausübung vor der Zulassung; auf die Richtlinien für die Mindestanforderungen der Ausstattung von Praxisräumen sei nochmals verwiesen, denn auch hierin ist eine Zulassungsvoraussetzung zu sehen.

Ist ein Patient privatversichert, so zahlt er zunächst das Honorar selbst und rechnet im nachhinein mit seiner Privatkasse ab. Einer vertraglichen Beziehung zwischen Logopäden und Kassen bedarf es in diesen Fällen nicht. Das Honorar selbst sollte sich an den üblichen Sätzen orientieren; eine – nicht wesentliche – Überschreitung der Kassensätze scheint jedoch vertretbar.

14.2.5 Abrechnung

Die Abrechnung der Therapiesitzungen erfolgt auf der Grundlage der ärztlichen Verordnungen und der Kassenverträge.

Die Therapiestunde dauert abhängig von der Schwierigkeit des Störungsbildes 30 bzw. 45 min (dies gilt nicht für Gruppenbehandlungen, hier ist eine längere Dauer anzusetzen). Die logopädische Behandlung ist in der Regel bei den RVO-Kassen entweder durch den Patienten selbst oder den Logopäden vor Beginn genehmigen zu lassen. Bei den Ersatzkassen genügt es üblicherweise, die Verordnung bei der Abrechnung mit einzureichen.

Die Abrechnung erfolgt nicht quartalsmäßig. Entweder wird zum Ende einer Behandlung oder aber, bei längeren Behandlungen, im Rahmen einer Zwischenabrechnung nach 4 Monaten abgerechnet. Die Abrechnung erfolgt unmittelbar mit der jeweiligen Krankenkasse. Nach Abschluß der Behandlung oder bei Eintritt von Besonderheiten während des Behandlungsverlaufes verlangen die Kassen eine Berichterstattung.

Sollten ausnahmsweise andere Sozialleistungsträger Kostenträger logopädischer Behandlungen sein (Berufsgenossenschaften, Sozialhilfeträger), so ist mit diesen ebenfalls direkt abzurechnen; derartige Fälle dürften jedoch relativ selten sein. Eine Abrechnung mit Privatkassen ist normalerweise nicht erforderlich, da diese Patienten regelmäßig Selbstzahler sind und ihrerseits mit ihrer Kasse abrechnen.

14.2.6 Werbung

Beabsichtigt ein Logopäde, sich niederzulassen, so ist es üblich, mit den Krankenkassen in Kontakt zu treten (schon wegen der Zulassung) sowie den fachlich in Frage kommenden Ärzten, Heimen usw. im vermutlichen Einzugsgebiet der eigenen Arbeit hiervon Mitteilung zu machen. Eine an die Öffentlichkeit gerichtete Werbung, in der auf besondere eigene Qualifikationen hingewiesen wird, ist nicht üblich, es sei denn, der Logopäde beabsichtigt, grundsätzlich über die möglichen Leistungen dieses noch recht jungen Berufes zu informieren. Darüberhinaus sollten die gleichen Gepflogenheiten beachtet werden, wie sie bei Ärzten oder Anwälten gegeben sind.

14.2.7 Praxiskosten

Für die Einrichtung einer logopädischen Praxis werden etwa 50 000 DM veranschlagt. Folgende Kosten sind u. a. zu bestreiten: Möblierung des Wartezimmers, Ausstattung des Therapiezimmers, Installation eines – möglichst behindertengerechten – WC, Beschaffung von Reinigungs-, Büro- und Therapiematerial sowie Fachliteratur. Der Praxiszugang sollte behindertengerecht (Fahrstuhl, Türbreiten, Geländer), die Praxis selbst verkehrsgünstig gelegen sein (Bushaltestelle, Parkraum).

Die laufenden Kosten einer logopädischen Praxis ohne Angestellte betragen etwa 2000 DM monatlich. In diesem Kostensatz sind die Ausgaben für Miete einschl. Nebenkosten, Telefon, Fachliteratur, Weiterbildung, Praxisreinigung, Büro- und Therapiematerial sowie Versicherungen enthalten.

Bei der ersten Einrichtung einer logopädischen Praxis ist zu bedenken, daß die laufenden Kosten für ca. 6 Monate ebenfalls – evtl. darlehensmäßig – abgesichert sein müssen, da es erfahrungsgemäß so lange dauert, bis der Logopäde seinen Lebensunterhalt aus der Berufsarbeit bestreiten kann.

14.2.8 Haftung für Behandlungsfehler

Wie dem Arzt, so können auch dem Logopäden Kunstfehler unterlaufen. Im Hinblick auf evtl. Schadensersatzansprüche ist es deshalb sinnvoll, eine Berufshaftpflichtversicherung in ausreichender Höhe abzuschließen. Als Größenordnung kann man hierbei von einer Versicherungssumme von ca. 1 000 000 DM für Personenschäden, 100 000 DM für Sachschäden und 10 000 DM für Vermögensschäden ausgehen; die Versicherungsprämie dürfte etwa 65–85 DM jährlich betragen.

Die Haftpflichtversicherung wehrt vermeintliche, d. h. unberechtigte Schadensersatzansprüche von Patienten ab bzw. erfüllt diese Ansprüche, sofern sie durch Verschulden des Logopäden erwachsen sind, wie dies beispielsweise durch unsachgemäße Bedienung von Apparaten, Fehldiagnosen oder unsachgemäße Therapie geschehen kann.

Der Abschluß einer Berufshaftpflichtversicherung ist zwar nicht gesetzlich vorgeschrieben, wird jedoch in der Regel von den Krankenkassen „in ausreichender Höhe" als Voraussetzung einer Zulassung angesehen.

14.2.9 Meldepflichten, Verschwiegenheitsgebot und Zeugnisverweigerungsrecht

Meldepflichten hinsichtlich des Auftretens bestimmter Krankheitserscheinungen, wie sie für Ärzte existieren, gibt es für den Logopäden üblicherweise nicht; in Zweifelsfällen sollte sich der Logopäde jedoch an einen Arzt wenden, um darüberhinaus auch zusätzlich sicherzustellen, daß er nicht Personen mit zwar nicht meldepflichtigen, aber ansteckenden Krankheiten in seiner Praxis behandelt. Der Logopäde fällt ebenso wie die Ärzte unter das Verschwiegenheitsgebot. Er darf Daten, die zum persönlichen Lebensbereich seines Patienten gehören, nicht an Dritte weitergeben, es sei denn, der Patient selbst hätte ihn zuvor ausdrücklich hierzu ermächtigt. Dies gilt auch im Umgang mit Berufskollegen oder für fachwissenschaftliche Veröffentlichungen; im letzten Fall ist es erforderlich, Daten so weit zu verschlüsseln, daß nicht erkennbar auf einzelne Patienten zurückgeschlossen werden kann.

Zuwiderhandlungen gegen das Verschwiegenheitsgebot können nicht nur strafrechtlich – auf Antrag des Betroffenen – geahndet werden (§ 203 StGB), sondern darüberhinaus zivilrechtliche Folgen nach sich ziehen und beispielsweise zu Schmerzensgeldansprüchen wegen schwerwiegender seelischer Beeinträchtigungen führen (§ 823 BGB).

Ein Verstoß gegen das Verschwiegenheitsgebot ist nicht gegeben, wenn der Patient zuvor den Logopäden ausdrücklich von seiner Verschwiegenheitspflicht entbunden hat, sowie im Rahmen des Abrechnungsverfahrens mit den Krankenkassen, im gerichtlichen Streit um Honorarforderungen, soweit das Ausmaß erbrachter logopädischer Leistungen strittig ist, oder auch im Rahmen der Erstattung von Gutachten im Sozialgerichtsprozeß.

Sollten im Hinblick auf die praktische Durchführung des Verschwiegenheitsgebots bzw. der Befreiung hiervon Zweifelsfragen auftreten, so tut der praktizierende Logopäde gut daran, auf den behandelnden Arzt zurückzuverweisen, der den Patienten an ihn verwiesen hat. Dies erfolgt nicht etwa aus opportunistischen Erwägungen, sondern weil im allgemeinen der behandelnde Arzt ohnehin der Ansprechpartner in Konfliktfällen sein dürfte und in der Regel durch entsprechende Berichte Kenntnis über den Verlauf der logopädischen Behandlung haben wird. Außerdem ist zu bemerken, daß es zu dem Problemkomplex der Verschwiegenheits- und Informationspflicht des Arztes mittlerweile hinreichend abgesichertes Schrifttum und eine ständige Rechtsprechung gibt; für Logopäden ist dies nicht der Fall.

Da im Gegensatz zu Ärzten den Logopäden im Strafprozeß nicht ausdrücklich ein eigenes Zeugnisverweigerungsrecht zuerkannt ist, ist ein Rückverweis auf den Arzt immer dann von Bedeutung, wenn anderweitig die Gefahr besteht, daß durch Erzwingung von Aussagen des Logopäden Nachteile für den Patienten entstehen, die eine weitere vertrauensvolle Zusammenarbeit unmöglich machen, zumindest aber das Therapieverhältnis belasten. Gerade weil der Logopäde kein eigenes Zeugnisverweigerungsrecht entsprechend dem des Arztes besitzt, sollte er bemüht sein, nicht in gerichtlichen Auseinandersetzungen auftreten zu müssen, sondern im Sinne eines größeren Schutzes für den Patienten diese Aufgaben durch den behandelnden und überweisenden Arzt vornehmen zu lassen. Inwieweit sich der Logopäde in besonders schwierigen Fällen auf eine „Gewissensnot" berufen und daraus eine Aussageverweigerung begründen könnte, ist noch nicht hinreichend abgeklärt.

14.2.10 Berufsverbände

Es existiert derzeit ein „Zentralverband für Logopädie e. V." (Sekretariat: Basler Str. 64, 8000 München 71). Im Rahmen dieses Verbandes gibt es regionale Landesgruppen für Baden-Württemberg, Bayern, Berlin, Hessen, Norddeutschland, Nordrhein-Westfalen, Rheinland-Pfalz und das Saarland.

Der Beitritt zum Berufsverband ist für Logopäden nicht gesetzlich vorgeschrieben. Da die Kassenverträge jedoch vom Berufsverband nur für die Mitglieder ausgehandelt wurden und somit nur für diese automatisch gültig sind, ist für den frei praktizierenden Logopäden der Beitritt zum Berufsverband praktisch unumgänglich; es besteht allerdings für den einzelnen Logopäden grundsätzlich die Möglichkeit, durch ausdrückliche Erklärung die jeweiligen Verträge anzuerkennen, ohne die Verbandsmitgliedschaft zu besitzen.

Der Verband vertritt die standespolitischen Interessen der Logopäden, führt grundsätzliche Verhandlungen mit Sozialleistungsträgern, informiert und führt Weiterbildungsangebote durch usw. Der derzeitige Mitgliederbeitrag beträgt 180 DM jährlich; es sind jedoch Gespräche im Gange, eine Beitragsstaffelung nach bestimmten Kriterien einzuführen.

14.2.11 Soziale Sicherung

Der freiberuflich tätige Logopäde sollte erwägen, regelmäßig freiwillige Beiträge in die gesetzliche Rentenversicherung einzuzahlen oder sogar die Pflichtversicherung in der Rentenversicherung zu beantragen, um eine eigenständige Altersversicherung aufzubauen. Ob eine Unfallversicherung abgeschlossen werden sollte, eine Krankenversicherung oder eine Lebensversicherung in geeigneter Höhe, ist ebenfalls zu prüfen. Obwohl derartige Überlegungen generell zum Bereich der privaten Vorsorge gehören, nehmen sie doch für den freiberuflich Tätigen, dessen wirtschaftliche Lebensgrundlage anderweitig nicht abgesichert ist, einen besonderen Stellenwert ein.

14.3 Rechtskunde

14.3.1 Bedeutung des Rechts für die logopädische Praxis

Die nachfolgenden Informationen zum Recht für Logopäden sind aus zweierlei Sicht ausgewählt. Zum einen geht es darum, Rechtsnormen aufzuzeigen, die Bedeutung für die eigene Rechtsposition haben, zum anderen darum, Normen zu erläutern, die von Bedeutung für zahlreiche Patienten des Logopäden sind. Zum letzteren gehört insbesondere das Sozialrecht; es ist zwar nicht Aufgabe des Logopäden, in diesem weit verzweigten und komplizierten Rechtsgebiet selbst zu beraten, doch sollte er ein Gespür dafür entwickeln, immer dann einen Patienten für eine gezielte sozialrechtliche Beratung zu motivieren, wenn die individuelle Problemlage dies angezeigt erscheinen läßt.

Hinsichtlich der gesamten folgenden Ausführung ist zu betonen, daß einige wesentliche Rechtsnormen aus verschiedenen Gebieten erläutert werden sollen, nicht jedoch alle erdenklichen, die irgendwann einmal für den Logopäden Bedeutung haben könnten.

14.3.2 Bürgerliches Recht

Aus dem Bereich des Bürgerlichen Gesetzbuches (BGB) sind für die logopädische Praxis insbesondere die im folgenden besprochenen Normen bedeutsam, die im Einzelfall noch durch Regelungen des Arbeits- und Schwerbehindertenrechts ergänzt werden.

Für den Logopäden selbst sind sowohl für die Berufsausübung als auch für den privaten Lebensbereich die Bestimmungen über Kauf und Miete beachtlich (§§ 433 ff., 535 ff. BGB).

Für die Patienten des Logopäden ist § 616 BGB von Bedeutung. Er bildet – zusammen mit tarifvertraglichen Regelungen – die Rechtsgrundlage dafür, daß ein Arbeitnehmer von seinem Arbeitgeber während seiner Arbeitszeit ohne Verlust seiner Bezüge freizustellen ist, wenn eine notwendige ärztliche oder logopädische Behandlung durchgeführt werden muß und ein Ausweichen auf arbeitsfreie Zeiträume nicht erfolgen kann. Trotz dieser grundsätzlichen Möglichkeit sollten jedoch die Abendsprechzeiten den berufstätigen Patienten vorbehalten sein und vormittags sowie am frühen Nachmittag Kinder und Nichtberufstätige behandelt werden.

Sofern der Logopäde gegen das Verschwiegenheitsgebot verstößt, erwächst möglicherweise aus § 823 BGB ein Schmerzensgeldanspruch, wenn durch die unbefugte Weitergabe von Daten der Patient eine schwerwiegende seelische Belastung erfahren hat. Für den Fall einer vorsätzlichen Fehlberatung oder Fehlbehandlung stellt auch § 826 BGB eine Anspruchsgrundlage für Schadenersatzforderungen dar.

Für Angestellte im öffentlichen Dienst gilt der BAT; für Logopäden, die bei Berufskollegen angestellt sind, ist arbeitsrechtlich von Bedeutung, ob in der jeweiligen Praxis mehr als fünf Arbeitnehmer beschäftigt sind. Ist dies der Fall, so steht dem Arbeitnehmer im Falle der Kündigung der besondere Schutz des Kündigungsgesetzes zu; ist dies nicht der Fall, so sind im Falle der Kündigung neben etwaigen vertraglichen Abmachungen die Vorschriften des BGB zu beachten (§§ 620 ff. BGB) sowie das Gesetz über die Fristen für die Kündigung von Angestellten.

Ist der angestellte Logopäde schwerbehindert, so stehen ihm unbeschadet der vorherigen Ausführungen zusätzlich die Schutzrechte aus §§ 12 ff. SchwbG zu. Hierin wird u. a. festgelegt, daß die Kündigung eines Schwerbehinderten der vorherigen Zustimmung der Hauptfürsorgestelle bedarf; andernfalls ist die Kündigung unwirksam.

14.3.3 Strafrecht

Für die Berufsausübung des Logopäden sind aus dem Strafrecht insbesondere die §§ 203 ff. Strafgesetzbuch (StGB) sowie die §§ 55 ff. Strafprozeßordnung (StPO) bedeutsam.

In den §§ 203 ff. StGB wird die unbefugte Weitergabe und Verwertung von persönlichen Daten, die dem Logopäden im Rahmen seiner Berufsausübung bekannt werden, unter Strafe gestellt; in § 205 wird bestimmt, daß eine Strafverfolgung nur auf Antrag erfolgt.

§ 53 StPO definiert den Personenkreis, der zur Zeugnisverweigerung berechtigt ist; § 70 StPO regelt die Folgen widerrechtlicher Zeugnisverweigerung; § 54 StPO ist insofern von Bedeutung, als Angehörige des öffentlichen Dienstes für Aussagen die Genehmigung ihres Dienstherrn benötigen.

14.3.4 Sozialrecht

Sozialrecht ist im folgenden Zusammenhang begrifflich sehr weit zu fassen, d. h. hierunter sind zu subsumieren u. a. Krankenversicherungsrecht, Unfallversicherungsrecht, Arbeitsförderungsrecht, Rentenversicherungsrecht, Schwerbehindertenrecht, Sozialhilferecht, Rehabilitationsrecht. In allen genannten Rechtsgebieten gibt es Normen, von deren Existenz und Inhalt der praktizierende Logopäde Kenntnis haben sollte.

14.3.4.1 Gesetzliche Krankenversicherung

Vertragspartner von Logopäden sind die Krankenkassen. Einzelheiten über Betriebskrankenkassen, Innungskrankenkassen und Allgemeine Ortskrankenkassen sowie Ersatzkassen enthalten die §§ 225 ff. sowie §§ 504 ff. Reichsversicherungsordnung (RVO). Der in der gesetzlichen Krankenversicherung versicherte Personenkreis ist unterteilbar in Pflichtversicherte und freiwillig Versicherte (§§ 165 ff., 176 ff., 313, 517 ff. RVO). Die Kassenzuständigkeit für den einzelnen Patienten richtet sich nach §§ 234 ff. RVO. Da die Patienten regelmäßig aufgrund einer ärztlichen Verordnung den Logopäden aufsuchen, bedarf es keiner spezielleren Kenntnis der erwähnten Vorschriften. Aus dem krankenversicherungsrechtlichen Leistungsrecht sind die §§ 179-194 beachtlich. Hier sind u. a. die Anspruchsgrundlagen für stationäre und ambulante Behandlung festgeschrieben und in § 182b die Begründung des Anspruchs auf Ausstattung mit orthopädischen und anderen Hilfsmitteln.

Da im Rahmen einer logopädischen Behandlung häufig erhebliche Fahrtkosten anfallen, sei gesondert auf § 194 RVO hingewiesen, der beinhaltet, daß Fahrtkosten seitens der Krankenkasse nur dann erstattet werden, wenn die einfache Fahrt mehr als 3,50 DM kostet. Fahrtkosten von 3,50 DM oder weniger je einfache Fahrt werden grundsätzlich nicht erstattet. Durch eine solche Regelung können im Einzelfall erhebliche soziale Härten entstehen. Deshalb haben die einzelnen Krankenkassen Sonderregelungen vorgesehen für Fälle, in denen in einem bestimmten Zeitraum bestimmte Höchstsummen an Fahrgeldaufwendungen aufgrund von Heilbehandlungen erforderlich werden. Die jeweils zu berücksichtigenden konkreten Einzelheiten sind im Einzelfall bei den zuständigen Krankenkassen zu erfragen.

Sofern ein Patient wegen eines Leidens keine öffentlichen Verkehrsmittel benutzen kann, werden auch die Kosten für ein Taxi, Sanka oder Privat-Pkw übernommen. Die Notwendigkeit dieser Fahrten muß ärztlich bescheinigt sein; in Zweifelsfällen sollte die Krankenkasse (oder der in Frage kommende Kostenträger) rechtzeitig befragt werden.

Die wirtschaftliche Lage eines Patienten, der arbeitsunfähig krank ist („krankgeschrieben"), unterscheidet sich in der Regel nicht wesentlich von seiner sonstigen Situation, da das Krankengeld nicht selten an den Nettoverdienst des Betreffenden heranreicht oder nur geringfügig darunter liegt.

14.3.4.2 Gesetzliche Unfallversicherung

Für die Leistungen, die die gesetzliche Unfallversicherung ihren Versicherten gewährt, gilt prinzipiell das bei der Krankenversicherung Gesagte.

Im Rahmen der berufsgenossenschaftlichen Heilbehandlung gibt es jedoch keine grundsätzlich freie Arztwahl, sondern ein „gelenk-

tes" Verfahren. Die Rechtsgrundlagen für Leistungen der gesetzlichen Unfallversicherungen an den Versicherten finden sich in den §§ 556 ff. RVO.
Versicherte sind u. a. Arbeitnehmer, Rehabilitanden, Kindergartenkinder und Schüler. Leistungen werden nur im Rahmen der Entschädigung eines Arbeitsunfalls gewährt (§§ 539 ff., §§ 556 ff. RVO).

14.3.4.3 Gesetzliche Rentenversicherung

Die Kostenübernahme einer ambulanten logopädischen Behandlung durch einen Rentenversicherer dürfte kaum vorkommen. Es ist jedoch denkbar, daß unter den Patienten eines Logopäden Berufs- oder Erwerbsunfähigkeitsrentner sind. Über diese Renten sollte der Logopäde grundsätzlich Kenntnisse haben, um die wirtschaftliche und soziale Situation der Patienten einschätzen zu können. Erwerbsunfähigkeitsrente wird im Rahmen der gesetzlichen Rentenversicherung gewährt, wenn ein Versicherter nach einer Versicherungszeit von mindestens 5 Jahren aufgrund körperlicher oder geistiger Gebrechen nicht mehr in der Lage ist, erwerbstätig zu sein. Als Indiz hierfür gilt eine Einschränkung der Erwerbsfähigkeit in einem Ausmaß, das nur noch geringfügige Arbeitseinkünfte zuläßt (derzeit etwa 500 DM monatlich). Der Erwerbsunfähige ist aufgrund seiner Gebrechen nicht mehr in der Lage, seinen Lebensunterhalt selbst zu bestreiten, demgegenüber kann und soll der Berufsunfähigkeitsrentner zu seiner Rente hinzuverdienen. Seine Beeinträchtigungen sind im Hinblick auf die Arbeitswelt nicht so schwer wie die des Erwerbsunfähigkeitsrentners. Die Rente ist demzufolge auch geringer und beträgt $2/3$ der sonst jeweils zahlbaren Erwerbsunfähigkeitsrente (§§ 1246, 1247 RVO).
Die wirtschaftliche und soziale Lage vieler Berufs- und Erwerbsunfähigkeitsrentner ist äußerst schwierig; Unfallversicherungsrentner befinden sich in einer vergleichbar weitaus besseren Situation, da die Unfallversicherungsrente zusätzlich zu etwaigen Rentenleistungen aus der gesetzlichen Rentenversicherung gewährt wird.

14.3.4.4 Arbeitsförderungsrecht

Das Arbeitsförderungsrecht ist für den Logopäden nur im Hinblick auf die soziale Lage der Klienten von Interesse, die Bezieher von Arbeitslosengeld oder Arbeitslosenhilfe sind. Das Arbeitslosengeld, das max. ein Jahr lang bezahlt wird, beträgt ca. 68% des monatlichen Nettoeinkommens; die Arbeitslosenhilfe, die nur bei Bedürftigkeit, jedoch zeitlich unbeschränkt gezahlt werden kann, beträgt ca. 58% des jeweiligen Nettoeinkommens.
Unabhängig von psychischen Komponenten (Arbeitslosigkeit als persönlicher Makel) dürfte in vielen Fällen eine Arbeitslosigkeit von den Betroffenen als äußerst bedrückend empfunden werden. Dies kann sich auch im Rahmen einer Therapie als besondere Belastung erweisen.

14.3.4.5 Schwerbehindertenrecht

Ein Logopäde sollte Kenntnisse über den Personenkreis der Schwerbehinderten, ihre Stellung im Arbeitsleben und die ihnen zustehenden Vergünstigungen haben.
Schwerbehinderte sind Personen, deren Erwerbsfähigkeit durch körperliche, geistige oder seelische Behinderung wenigstens um 50% gemindert ist. Die Feststellung dieser Erwerbsminderung, die Bescheiderteilung hierüber sowie die Ausstellung eines Schwerbehindertenausweises erfolgt durch die Versorgungsämter (§§ 1–3 Schwerbehindertengesetz).
Für Schwerbehinderte im Arbeitsleben gibt es neben den allgemeinen Kündigungsschutzbestimmungen einen besonderen Kündigungsschutz. Dieser zusätzliche Kündigungsschutz soll verhindern, daß schwerbehinderten Arbeitnehmern beispielsweise wegen vorübergehender beruflicher Leistungsminderung vorschnell gekündigt wird. Partner der Schwerbehinderten im Kündigungsschutzverfahren sind die Hauptfürsorgestellen (§§ 12 ff. SchwbG).

Schwerbehinderten mit einer Minderung der Erwerbsfähigkeit um 80% und mehr sowie Schwerbehinderte, die nur über ein beeinträchtigtes Gehvermögen verfügen, haben Anspruch auf kostenlose Beförderung im öffentlichen Nahverkehr (§§ 57 ff. SchwbG). In derartigen Fällen erübrigt sich folglich eine Fahrgelderstattung durch die Krankenkasse, sofern die gesetzliche Krankenversicherung Kostenträger der logopädischen Behandlung ist.

Inwieweit Störungsbilder, die eine logopädische Behandlung begründen oder mitbegründen, selbst Grundlagen der Anerkennung als Schwerbehinderter sein können, ist im Einzelfall durch die Versorgungsämter anhand umfangreichen Tabellenmaterials zu bestimmen. Deshalb sollte der behandelnde Logopäde den Patienten im Zweifelsfall an den überweisenden Arzt oder aber selbst an das zuständige Versorgungsamt zwecks Feststellung der Minderung der Erwerbsfähigkeit weiterleiten.

14.3.4.6 Rehabilitationsrecht

Das recht komplizierte Rehabilitationsrecht hat auf die praktische Berufstätigkeit des Logopäden nur bedingt Auswirkungen. Es wird bestimmt durch den Grundsatz „Rehabilitation vor Rente" sowie durch die Regel, daß für die Leistungsgewährung im Rehabilitationsverfahren die jeweiligen Leistungsgesetze der zuständigen Rehabilitationsleistungsträger zu beachten sind. Rehabilitationsleistungsträger sind u. a. die gesetzliche Krankenversicherung, die gesetzliche Unfallversicherung sowie die gesetzliche Rentenversicherung; es ist somit auf die zuvor gemachten Ausführungen zurückzuweisen (§§ 7, 9 Reha-Angleichungsgesetz).

14.3.4.7 Sozialhilferecht

Solange kein vorrangiger Kostenträger vorhanden ist, können die Behandlungskosten logopädischer Maßnahmen auch vom Sozialhilfeträger übernommen werden. Da in einem solchen Fall der Patient vermutlich auch selbst Sozialhilfeempfänger sein dürfte, sollte der Logopäde dessen soziale Situation einzuschätzen wissen. Die Sozialhilfe bildet das unterste Netz in dem weitverzweigten System der deutschen sozialen Sicherung. Sozialhilfe wird nur gewährt, wenn vorrangig kein anderer Träger zur Leistung verpflichtet ist und der Bedürftige durch den Einsatz seiner Arbeitskraft seinen Lebensunterhalt nicht bestreiten kann. Hilfe zum Lebensunterhalt wird anhand von Regelsätzen geleistet, die ein wirtschaftliches und soziales Existenzminimum sicherstellen sollen (z. Zt. beträgt der Regelsatz ca. 300 DM, hierzu kommen noch Zuschläge für Miete usw.).

Die Sozialhilfe ist familienstandsabhängig, in der Regel nicht rückzahlbar und wird zeitlich unbefristet gewährt, sofern Bedürftigkeit vorliegt.

Viele Bürger, die aus mancherlei Gründen am Rande unserer (Leistungs-) Gesellschaft stehen, sind Sozialhilfeempfänger. Ihre wirtschaftliche und soziale Lage ist deshalb häufig nicht nur aufgrund ihrer rein ökonomischen Situation schwierig (§§ 1 ff. Bundessozialhilfegesetz), was – wie es beispielsweise auch bei Arbeitslosen oder Erwerbsunfähigkeitsrentnern der Fall sein könnte – unter Umständen therapierelevant ist.

14.3.5 Sonstiges

Der Logopäde sollte über Aufgaben, Befugnisse und rechtliche Grundlagen der Gesundheitsämter informiert sein (Gesetz über die Vereinheitlichung des Gesundheitswesens vom 3. Juli 1934 und hierzu ergangene Durchführungsverordnungen).

Wie jeder Staatsbürger sollte auch der Logopäde die Grundlagen der staatlichen Ordnung in der Bundesrepublik Deutschland kennen, d. h. die Grundzüge des Staatsaufbaus sowie die wesentlichen Grundrechte des einzelnen Bürgers (Grundgesetz der Bundesrepublik Deutschland).

Sind im Einzelfall rechtliche Fragen abzuklären, so kann sich der praktizierende Lo-

gopäde an seinen Verband oder an niedergelassene Rechtsanwälte wenden; insbesondere die Krankenkassen, Sozialämter und Hauptfürsorgestellen kommen als Auskunftsstellen in Betracht, wenn zusätzliche sozialrechtliche Informationen benötigt werden.
Die einschlägigen Gesetze selbst dürften ausnahmslos in den öffentlichen Bibliotheken zu finden sein und sind in der Regel auch im Buchhandel in preiswerten Ausgaben erhältlich.
Teilweise können Gesetzestexte und Erläuterungen zu Gesetzen auch kostenlos oder gegen eine geringe Schutzgebühr über die Pressereferate der Bundes- oder der jeweiligen Landesregierung sowie der Sozialleistungsträger bezogen werden.
Zum „Gesetz über den Beruf des Logopäden" selbst ist kürzlich ein kleiner Handkommentar erschienen (Raps, W., Gesetz über den Beruf des Logopäden, Bonn-Bad Godesberg, 1980).

14.4 Begutachtungsfragen

Begutachtungen auf dem Gebiet der Stimm-, Sprech- und Sprachheilkunde sind im allgemeinen eine ärztliche (phoniatrische) Aufgabe. Sie folgen den allgemeinen Richtlinien zur HNO-ärztlichen Begutachtung, wie sie in der Veröffentlichung von Feldmann (1976) vorliegen. Es genügt deshalb, wenn wir uns auf einige Probleme in diesem Zusammenhang beschränken.
Eine besondere Bedeutung hat für den HNO-ärztlichen Begutachter das Kehlkopfkarzinom. Wir haben im Zusammenhang mit der Ösophagusstimme mitgeteilt, was der Logopäde von diesem Zustand wissen muß und wie er rehabilitativ in der postoperativen Phase entscheidend beteiligt ist.
Nicht weniger wichtig ist die Beurteilung der Rekurrenslähmung, die bekanntlich nach Entfernung der Schilddrüse (Strumektomie) bei mutmaßlichen Verschulden mitunter auch zu Haftpflichtprozessen gegen den Operateur führen kann, wobei der HNO-Arzt als Gutachter gefragt ist. Daß in solchen Fällen ein eingehender, möglichst stroboskopischer Untersuchungsbefund einschließlich Stimmstatus und Beurteilung der Atemfunktion vorliegen sollte, versteht sich von selbst.
Ungleich schwieriger zu begutachten sind die Stimm- und Sprachstörungen funktioneller Natur, wie wir sie im Zusammenhang mit der Berufsdysphonie bei Pädagogen charakterisiert haben. Diese Stimmstörungen treten bei vokaler Überbeanspruchung, d. h. bei exzessivem Stimmgebrauch, auf und sind vorwiegend in hyperfunktioneller und hypofunktioneller Ausprägung anzutreffen. Sie werden nicht als Berufskrankheit anerkannt, da keine von außen einwirkende berufsbedingte Schädigung vorliegt, sondern der Kehlkopfapparat konstitutionell nicht geeignet ist, den normalen Ansprüchen eines Lehrberufes zu genügen. Man muß wissen, daß diese funktionellen Stimmstörungen auch nicht unter Anwendung des sog. Härteparagraphen (§ 551, Abs. 2) zur Berufskrankheit erhoben werden können. Wichtig in der Begutachtungspraxis, wenn auch nicht für Logopäden relevant, sind Fragen nach der Berufsunfähigkeit bzw. Dienstunfähigkeit, der Arbeitsunfähigkeit oder Erwerbsunfähigkeit.
Ein besonderes Kapitel in der Begutachtungspraxis ist die Einschätzung des Stotterns, etwa im Hinblick auf die Eignung für einen Sprechberuf oder bei der Frage nach der Tauglichkeit für den militärischen Dienst. Man muß zunächst davon ausgehen, daß diese Sprachbehinderten gründlich untersucht werden müssen. Eine Befundaufnahme von Phoniater und Logopäden ist angebracht.
In der Regel sollten Stotternde keinen Sprechberuf anstreben. Ausnahmen können die Regel bestätigen. Was die Tauglichkeit für die Bundeswehr betrifft, so muß hier individuell verfahren werden. Man sollte Stotternde nicht prinzipiell vom Wehrdienst befreien, sondern sie nach dem Schweregrad ihres Leidens einstufen. Man darf nicht versäumen, diese Personen im Auge zu behalten, denn so wie bei stotternden Kindern die

Redeflußstörungen durch den Schuleintritt verschlimmert werden können, ist auch bei Jugendlichen in einer neuen Umgebung, in einem ungewohnten Kreis, die Verschlechterung der Stotterersymptomatik möglich.

Eine weitere, nicht unwichtige Frage ist, ob Stotternde für den Flugsicherungsdienst geeignet sind. Da man damit rechnen muß, daß diese Tätigkeit eine einwandfreie sprachliche Verständigung voraussetzt, wobei es auf rasche, auch verbal zu äußernde Entscheidungen ankommt, sollten stotternde Sprachbehinderte zum Flugsicherungsdienst nicht zugelassen werden. Es ist klar, daß unter Streßwirkung die Symptomatik verstärkt wird und gerade im Flugverkehr können sich entscheidungsplötzliche Situationen ergeben.

Am Rande sei erwähnt, daß Stimm-, Sprech- und Sprachleiden im allgemeinen nicht gegen die Eignung zum Führen eines Kraftfahrzeuges sprechen und heute auch bei der Schwerhörigkeit oder Gehörlosigkeit im Gegensatz zu der Rechtsprechung vor 1954 das Führen von Kraftfahrzeugen nicht mehr als ungeeignet angesehen wird. Übrigens werden die Entscheidungen darüber nicht allein ohrenärztlichen Gutachtern überlassen, sondern endgültig in einem medizinisch-psychologischen Institut nach Ableistung einer praktischen Prüfung getroffen.

Für die Einschätzung von Behinderungen oder Leiden ist die Einstufung in Minderung der Erwerbsfähigkeit (MdE) üblich. Man versteht unter MdE das Ausmaß eines Körperschadens, der einen Entschädigungsanspruch begründet, und im Rahmen des Bundesversorgungsgesetzes (BVG), des Soldatenversorgungsgesetzes (SVG), des Bundesentschädigungsgesetzes (BEG) sowie der Gesetzlichen Unfallversicherung durch einen Prozentsatz der Minderung der Erwerbsfähigkeit ausgedrückt wird. Selbstverständlich ist hier ein abstraktes Maß der Gesundheit dargestellt. Das kommt darin zum Ausdruck, daß auch Körperschäden bei Kindern und Schülern, die noch nicht im Erwerbsleben stehen, nach denselben Richtlinien beurteilt werden wie bei Erwachsenen.

Die Minderung der Erwerbsfähigkeit wird bei Kindern als der jeweilige Umfang der Behinderung im täglichen Leben (in der Schule, zu Hause und in der sozialen Umgebung des Kindes) verstanden, der wiederum die Entwicklung dieser betroffenen Kinder im Vergleich mit gleichaltrigen gesunden Kindern beeinträchtigt.

Für Kinder mit angeborener oder bis zum Ende des 7. Lebensjahres erworbener Taubheit ist in Verbindung mit der schweren Störung des Sprechens eine 100%ige MdE und zwar lebenslang zu erwarten. Wenn die Taubheit später eintritt, wird die MdE meist reduziert, je nach Schwere der Sprachstörung auf 80 oder 90%. Daß geistige Behinderungen die Erwerbsminderung bei Kindern einschränken, sollte klar sein. Dies gilt z. B. für das Down-Syndrom, das stets mit einer MdE von 100% einzuschätzen ist, ebenso wie beim Autismus, wenn völlige Hilflosigkeit vorliegt.

Auf weitere Einzelheiten wollen wir nicht eingehen, es kann in entsprechenden Gutachten-Handbüchern nachgelesen werden. Dies betrifft versorgungsrechtliche Bestimmungen und Grundlagen zur Rehabilitation, Fragen und Vorschriften zur Sicherung der beruflichen Eingliederung, schließlich auch die Einschätzung des Beschädigungsgrades. Man findet in relativ kurzer Form und doch sehr prägnant beschrieben diese gesetzlichen Grundlagen einschließlich Methodik und Maßnahmenkatalog in den Taschenbüchern, die bei Thieme 1975 unter dem Titel „Rehabilitation" erschienen sind.

Eine Begutachtungsanleitung bei Stimm- und Sprachstörungen, die „davon ausgeht, daß der vertrauensärztliche Dienst Informationen über Definition, Ätiologie, Symptomatik, Diagnostik und besonders über jede Art von therapeutischen Maßnahmen braucht, um Verordnungen bei Stimm- und Sprachstörungen sachgerecht beurteilen zu können", haben Vertrauensärzte sowie Sprach- und Stimmärzte konzipiert (K.-Ph. Mayer, Landesversicherungsanstalt Rheinland-Pfalz Hochhaus 6720 Speyer; P. Biesalski, Langenbeckstr. 1, 6500 Mainz; W. Pascher, Martinistr. 52, 2000 Hamburg 20; ver-

öffentlicht bei Dissertations- und Fotodruck Frank OHG, Gabelsbergerstr. 15, 8000 München 2). Die Verfasser bitten ausdrücklich um Kritik und Vervollständigung ihres Konzeptes. (Eine Neuausgabe ist in Vorbereitung.)
Für einen Überblick über die Einschätzung der Minderung der Erwerbsfähigkeit (MdE) geben wir einen kurzen Auszug aus Feldmann über das Gutachten des Hals-Nasen-Ohren-Arztes (Anhang J). Außerdem fügen wir die Systematik der Tauglichkeitsuntersuchungen bei, wie sie von der Sektion Phoniatrie der Gesellschaft für ORL und zervikofaziale Chirurgie der DDR 1976 empfohlen wurden (Anhang K).

14.5 Bibliographie

Feldmann H (1976) Das Gutachten des Hals-Nasen-Ohren-Arztes. Thieme, Stuttgart

15 Anhang A: Mainzer Kinder-Sprachtest

Sprachtest I

Gruppe I	Gruppe II	Gruppe III	Gruppe IV	Gruppe V
Auto	Ei	Wauwau	Miau	Mamma
Bär	Puppe	Uhr	Bär	Miau
Wauwau	Ball	Bär	Ei	Puppe
Bahn	Bahn	Bahn	Mamma	Ei
Uhr	Auto	Auto	Bahn	Uhr
Mamma	Wauwau	Ball	Uhr	Bär
Ei	Uhr	Puppe	Ball	Ball
Puppe	Mamma	Miau	Puppe	Auto
Ball	Miau	Ei	Auto	Wauwau
Miau	Bär	Mamma	Wauwau	Bahn
dB	dB	dB	dB	dB
%	%	%	%	%

Sprachtest II

Gruppe I	Gruppe II	Gruppe III	Gruppe IV	Gruppe V
Mamma	Bahn	Uhr	Löwe	Boot
Haus	Apfel	Löffel	Ei	Eimer
Puppe	Löwe	Oma	Ente	Auto
Ei	Schuh	Teller	Teller	Kuh
Blume	Ente	Hase	Blume	Bär
Bett	Katze	Mamma	Schuh	Sonne
Ball	Boot	Bahn	Hase	Löffel
Eimer	Bär	Haus	Bett	Oma
Kuh	Esel	Apfel	Katze	Esel
Sonne	Auto	Puppe	Ball	Uhr
dB	dB	dB	dB	dB
%	%	%	%	%

Sprachtest III

Gruppe I	Gruppe II	Gruppe III	Gruppe IV	Gruppe V
Auto	Messer	Gabel	Puppe	Tante
Pferd	Bär	Hund	Hand	Ball
Bücher	Blume	Tasse	Bahn	Sonne
Fisch	Eimer	Haus	Mamma	Tür
Affe	Baum	Katze	Ei	Wasser
Bein	Löffel	Mond	Löwe	Ente
Esel	Kuh	Wasser	Boot	Maus
Uhr	Hase	Tisch	Schere	Vogel
Fliege	Apfel	Nase	Oma	Schuh
Bett	Teller	Seife	Lampe	Kuchen
dB	dB	dB	dB	dB
%	%	%	%	%

PHONAK Formblatt 379

16 Anhang B: Die Rehabilitation im phoniatrisch-logopädischen Bereich

Medizinische Rehabilitation	Kostenträger	Wohin muß man sich wenden?
Vorsorgeuntersuchung (Kinder bis zum 4. Lebensjahr)	Krankenkasse	Kinderarzt (Berechtigungsscheine erhält man von der Krankenkasse)
Stimm-, Sprech- und Sprachkrankheiten (-störungen)	Krankenkasse Berufsgenossenschaft Schulbehörde Rehabilitationsträger	HNO-Arzt mit Teilgebietsbezeichnung Phoniatrie-Pädaudiologie oder Zusatzbezeichnung Stimm- und Sprachstörungen. Phoniatrisch-logopädische Einrichtungen an Universitätskliniken oder Rehabilitationszentren, frei praktizierende Logopäden (Sprachtherapeuten). Sonderpädagogische Beratungsstellen in Städten und Gemeinden
Schlaganfall, Arbeits- und Verkehrsunfall mit Ausfall der Sprachfunktionen (Aphasie, Dysarthrie, Sprechdyspraxie)	Krankenkasse Berufsgenossenschaft Rehabilitationsträger Unfall: Rentenversicherung	Neurologe, Phoniater (Krankenschein oder Überweisungsformular)
Erkrankungen der oberen Luftwege einschließlich Ohren	Krankenkasse	HNO-Arzt (Krankenschein oder Überweisungsformular)
Schwerhörigkeit	Krankenkasse	HNO-Arzt oder HNO-Klinik (bei Kindern auch pädaudiologische Beratungsstelle)
Lärmschwerhörigkeit Hörschaden nach Unfall	Krankenkasse Berufsgenossenschaft	HNO-Arzt, Betriebsarzt
Anpassung von Hörhilfen (Hörapparate nebst Zubehör, drahtlose Sender-Empfänger-Geräte, hörleistungsverstärkende Apparaturen)	Krankenkasse Rehabilitationsträger	HNO-Arzt oder HNO-Klinik Hörgeräteakustiker

Logopädische Rehabilitation	Kostenträger	Wohin muß man sich wenden?
Sprach-(Sprech-)übungsbehandlung	Krankenkasse	Kliniken und rehabilitative Einrichtungen, in denen Logopäden beschäftigt sind. In freier Praxis tätige Logopäden
Stimmübungsbehandlung	Krankenkasse	Kliniken und rehabilitative Einrichtungen, in denen Logopäden beschäftigt sind. (Beide Behandlungsmethoden können die Inanspruchnahme von Fachärzten und Psychologen erfordern)
Sonderschulkindergarten für sprachbehinderte Kinder	Schulbehörde	Sonderpädagogische Beratungsstellen
Sonderschulen für sprachbehinderte Kinder und Jugendliche	Schulbehörde	Das Urteil der behandelnden Logopäden sollte eingeholt werden
Hauspracherziehung (bei hörgeschädigten Kindern)	Schulbehörde	Sonderpädagogische Beratungsstellen
Gehörlosenschule bzw. Schwerhörigenschule	Schulbehörde	Sonderpädagogische Beratungsstellen

Berufliche Rehabilitation	Kostenträger	Wohin muß man sich wenden?
Schüler	Landessozialträger Land (Kultusministerium)	Staatliches Schulamt stellt die Sonderschulbedürftigkeit fest, danach Einweisung in eine Sonderschule bzw. Rehabilitationseinrichtung
Jugendliche	Arbeitsverwaltung (Bundesanstalt für Arbeit)	Arbeitsamt. Der dort tätige Rehabilitationsberater stellt fest, ob bei der vorgegebenen Behinderung eine Tätigkeit in der freien Wirtschaft möglich ist, dementsprechend Vorschläge für berufliche Ausbildungsmaßnahmen
Erwachsene (Bei Schwerhörigkeit oder anderen Sprachgebrechen)	Bundesanstalt für Arbeit Rentenversicherung Sozialamt Berufsgenossenschaft	Zuständig ist zunächst das Arbeitsamt, dort wird dann über den zuständigen Leistungsträger – die Bundesanstalt für Arbeit in Nürnberg – die entsprechende berufsfördernde, berufsumschulende oder ergänzende Maßnahme eingeleitet. Das Rehabilitationsangleichungsgesetz entscheidet dann über den zuständigen Rehabilitationsträger. Berufsförderungswerke

Soziale Rehabilitation

Aufgabe aller vorgenannten Behandlungsträger und -stellen in engem Kontakt zu den nächsten Bezugspersonen der Patienten (Rehabilitanden) – Eltern, Ehepartner, Freunde, Arbeitskollegen, Vorgesetzte

17 Anhang C: Balbutiogramme

Schule für Logopädie, Stiftung Rehabilitation, Heidelberg

Prüfer:

Balbutiogramm I

Name: geb.:   Datum:

1 Reihensprechen

Sonntag Montag Dienstag Mittwoch Donnerstag Freitag Samstag Sonntag
....

Januar Februar März April Mai Juni Juli August September Oktober November Dezember
....

2 Nachsprechen

Otto Maier beschloß, seinen Wagen zu verkaufen.
....

Angela geht nur am Sonntag in die Eisdiele.
....

Die drei Griechen feierten unter dem Kirschbaum.
....

Hat Rita die leckere Torte probiert?
....

3 Lesen

Ein seltsam aussehender Mann bot Pauline unterwegs einen kleinen, goldenen Ring an. Sie sollte ihm alles Geld dafür geben, das sie gespart hatte, um sich in der Stadt einen scharlachroten Mantel zu kaufen. Er versicherte ihr, daß jeder Wunsch in Erfüllung gehe, wenn sie den Zauberring am Finger drehe. Das Mädchen lief den ganzen Weg bis nach Hause. Es drehte den Ring vorsichtig und langsam. Aber nichts geschah. Statt dessen löste sich das Gold des Ringes allmählich ab.
....

Schule für Logopädie, Stiftung Rehabilitation, Heidelberg

Prüfer:

Balbutiogramm II

Name: geb.:   Datum:

1 Grundsymptomatik
   Klonus ☐   Tonus ☐   Tonus-Klonus ☐   Klonus-Tonus ☐

2 Sprechmotorik
   Krampfbewegungen im Artikulationsbereich: Nein ☐
   Ja ☐   an Lippen ☐   Zunge ☐   Backen/Kinn ☐   Hals ☐   Zähne ☐   Glottisschläge ☐
        Dauer der Verkrampfungen: kurz ☐   länger ☐
        Artikulationsstellung des Mundes: richtig ☐   falsch ☐
Atmungsverhalten
unauffällig ☐   Restluft ☐   Inspirat. Sprechen ☐
               Schnappatmung ☐   Costalatmung ☐
               ....

Prosodie
unauffällig ☐   Sprechgeschwindigkeit: ....
               Dynamik: /Melodie.........................

3 Begleitsymptome   keine ☐

Parakinesen ☐   an ....
Gestik/Gebärden   fehlen ☐   sehr ausgeprägt ☐
                     zur Tarnung/Vermeidung von Sto eingesetzt ☐
                     angemessen/unauffällig ☐
Körperhaltung   locker ☐   verkrampft ☐   wechselnd ☐
Blickkontakt   normal ☐   Vermeidung ☐

Schule für Logopädie, Stiftung Rehabilitation, Heidelberg

Prüfer:

Balbutiogramm III

Name: geb.:   Datum:

4 Sprachliche Auffälligkeiten
   a) Betr. Laute: ....   Art. Stelle vorne ( )
                                                                              mitte ( )
      unregelmäßig gemischt ☐   hinten ( )
      Laute vorwiegend   initial ☐   medial ☐   im Wort ☐
   b) Betr. Wörter vorw.   am Anfang ☐   Mitte ☐   Ende ☐   des Satzes
      Vorwiegend   kurze ☐   längere ☐   Wörter
      Nur best. Wörter/Wortarten auffällig? Welche: ....
   ....
   c) Semantischer Bereich   keine
      Embolophonien ☐   Embolophrasien ☐ ....   Satzumstellung/Wortvertauschungen
      Stop-Go-Mechanismen

5 *Physiologische Auffälligkeiten*

keine ☐   Erröten ☐   Gesichtsschweiß ☐   Handschweiß ☐   Zittern ☐

6 *Einschätzen der Stottersymptomatik* (1 = schwach)

Pat: 1 2 3 4 5 6   Ther.: 1 2 3 4 5 6

7 *Einschätzung der Sprechangst*

0 1 2 3 4 5 6

8 *Einschätzung des Störungsbewußtseins*

0 1 2 3 4 5 6

Schule für Logopädie, Stiftung Rehabilitation, Heidelberg

Prüfer:

Balbutiogramm IV

Name: geb.:   Datum:

9 *Auslöser-Variablen*

   a) Sto + Situationen ....
      Sto – Situationen ....
      wegen Sto vermiedene Situationen   ....
      ....
   b) Tageszeitabhängigkeit   ja ☐   .... nein
   c) Alkohol   bessert ☐   verschlechtert ☐   sprechen ☐
   d) Gesprächspartner Sto + ...
   e) Gesprächspartner Sto –
   e) körperliche Verfassung: beeinflußt   Sprechen
   f) Stimmungslage ....

10 *Verhinderungsstrategie*

   Verhalten, wenn Stottern in Sicht   ....
   ....

18 Anhang D: Dysarthrie-Untersuchungsbogen

Zusammengestellt aus verschiedenen Untersuchungsbögen, benutzt in der Schule für Logopädie, Stiftung Rehabilitation, Heidelberg

Untersucher: Datum:

Dysarthrie-Untersuchungsbogen

Name: Vorname:
Geb. Dat.:
Ärztl. Diagnose:

Prüfung auf Aphasie (Tokentest): _____
Belastung allgemein: _____
beim Sprechen: _____

Stimmungslage: _____
Augen: – *Hemianopsie (II):* _____
      – *Doppelbilder (III):* _____
      – *Brille:* _____
Gehör *(VIII):*

Atmung (X): regelmäßig – unregelm. – costal – abdominal – gemischt – flach – kurz – Mundatmung – hörbar
Sprechatmung: _____
Vitalkapazität: ccm
Phonation (X):
vor Erkrankung eher musikalisch – eher unmusikalisch
mittl. Sprechtonlage: _____
Stimmumfang: _____
Tonhaltedauer in sek.:   U: I: A:
Dauer: SCH:

	richtig	fehlerhaft	unmöglich	Bemerkungen
Mund (VII)				
– Mundschluß:				
– spitzen:				
– breitziehen:				
– spitzen/breitziehen i. W.:				

– Lippen fest schließen:				
– Ober- über Unterlippe ziehen und umgekehrt:				
– pfeifen:				

	richtig	fehlerhaft	unmöglich	Bemerkungen
Zunge (XII)				
– in Ruhe:				
– in rechten Mundwinkel:				
– in linken Mundwinkel:				
– auf den Lippen kreisen re.:				
– auf den Lippen kreisen li.:				
– nach oben:				
– nach unten:				
– herausstrecken:				
– im Mundvorhof kreisen:				
– schnalzen:				

	richtig	fehlerhaft	unmöglich	Bemerkungen
Unterkiefer (V)				
– vor und zurückziehen:				
– Kaubewegungen:				
– Gähnen:				

	unauffällig	fehlerhaft abgeschwächt	fehlerhaft unmöglich	Bemerkungen
Husten:				
Räuspern:				
Lachen:				
Speichelfluß:				
Gutzmann A – I Probe:				
Differenzierte Artikulationsprüfung:				

Tonbanddokumentation:

- Reihensprechen: _____
- Wörter nachsprechen: _____
- Sätze nachsprechen: _____
- Lesetext: _____
- freies Interview: _____

Auswertung der Tonbandaufnahmen:

leichte x, mittlere xx, schwere Störung xxx

Sprechatmung:				*Phonation:*			
zu lange Sprechpausen	☐	☐	☐	schwach	☐	☐	☐
zu kurze Sprechpausen	☐	☐	☐	verhaucht	☐	☐	☐
unkoordiniert	☐	☐	☐	heiser	☐	☐	☐
hörbare Einatmung	☐	☐	☐	grell	☐	☐	☐
unangemessene Pausen	☐	☐	☐	gepreßt	☐	☐	☐
				gequetscht	☐	☐	☐
Artikulation:				rauh	☐	☐	☐
verhaspelt	☐	☐	☐	erlöschend	☐	☐	☐
abgehackt	☐	☐	☐	aphonisch	☐	☐	☐
unkoordiniert	☐	☐	☐				
verwaschen	☐	☐	☐	*Lautstärke:*			
schwerfällig	☐	☐	☐	leise	☐	☐	☐
gedehnt	☐	☐	☐	leiser werdend	☐	☐	☐
versandend	☐	☐	☐	laut	☐	☐	☐
Silbenstolpern	☐	☐	☐				
nasal	☐	☐	☐				
Tempo:				*Prosodie:*			
verlangsamt	☐	☐	☐	verminderte Betonung	☐	☐	☐
übereilt	☐	☐	☐	überschießende Betonung	☐	☐	☐
sich beschleunigend	☐	☐	☐	Monotonie der Stimmhöhe	☐	☐	☐
unterschiedlich	☐	☐	☐	Monotonie der Lautstärke	☐	☐	☐
				gesteigerte Dynamik	☐	☐	☐

Zusammenfassender Befund:

_____
_____
_____
_____

Logopädische Diagnose:

Schweregrad:

Eigenbeurteilung durch den Patienten:

19 Anhang E: Untersuchungsbogen für Stimmstörungen

Schule für Logopädie, Stiftung Rehabilitation, Heidelberg

Familienname:
Vorname:
Geburtsdatum:
Untersucher: Datum:

Stimmbefund

I. Prüfung der Sprechstimmlage

1. *Stimmklang*
1.1. unauffällig   ja   nein
1.2. belegt   ja   nein
1.3. heiser   ja   nein
1.4. resonanzlos   ja   nein
1.5. kloßig   ja   nein
1.6. nasal   ja   nein
1.7. diplophon   ja   nein
1.8. aphon   ja   nein
1.9. rauh   ja   nein
1.10. gepreßt   ja   nein
1.11. knarrend   ja   nein
1.12. verhaucht   ja   nein
1.13. brüchig   ja   nein
1.14. kippend   ja   nein

2. *Lautstärke* (Stimmdynamik)
2.1. in der Umgangssprache
     normal   leise   laut
2.2. beim Lesen
     normal   leise   laut   überlaut
2.3. in der Berufssprache
     normal   leise   laut   überlaut

3. *Mittlere Sprechstimmlage*
   (Indifferenzlage)
3.1. in der Umgangssprache: ....
3.2. im Beruf: ....
3.3. beim Lesen: ....
3.4. beim Rufen: ....

4. *Veränderung der Indifferenzlage*
   nach Sprechbelastung
   unverändert   tiefer   höher

5. *Stimmermüdung* nach längerem Sprechen
   ja   nein

6. *Stimmversagen* nach längerem Sprechen
   ja   nein

7. *Sprechstimmvolumen* (Klangfülle)
   kräftig   zart   resonanzlos

8. *Rufstimme*
   sehr kräftig   stabil   schwach   kraftlos

9. *Tonhaltedauer*
   auf Vokal .... sec.
   gesummt .... sec.

10. *Stimmeinsatz*
10.1. Umgangsprache
    weich   fest   pathologisch hart   knarrend
    verhaucht
10.2. Berufssprache
    weich   fest   pathologisch hart   knarrend
    verhaucht
.10.3. Rufstimme
    weich   fest   pathologisch hart   knarrend
    verhaucht

11. *Prosodie*
    unauffällig   lebhaft   monoton   übersteigert

12. *Sprechtempo*
    normal   sehr langsam   beschleunigt
    stark beschleunigt

13. *Sprechpausen*
    eingehalten   nicht eingehalten

14. *Artikulation* (Mundmotorik)
    normal   ja   nein
    lässig   ja   nein
    überzogen   ja   nein

15. *Lautung*
    Dialekt   Umgangssprache   Hochsprache

16. *Körperhaltung*
    gerade   krumm   straff   schlaff

17. *Mimik*
    lebhaft   starr

18. *Gestik*
    zurückhaltend   aufdringlich   maniriert

II. Prüfung der Singstimme

1. *Tonhaltedauer* (Mittlere Tonhöhe, mittlere Lautstärke)
   1.1. auf „a"   sec.   bei Ton ....
   1.2. gesummt   sec.   bei Ton ....

2. *Stimmumfang*
   2.1. potentieller Umfang
        von   bis   fehlende Töne ....
   2.2. verwertbarer Umfang
        von   bis   fehlende Töne ....

3. *Registerprobe*
   3.1. Kopfregister
        gleichmäßig   ungleichmäßig   abbrechend
   3.2. Mittelregister
        gleichmäßig   ungleichmäßig   abbrechend
   3.3. Brustregister
        gleichmäßig   ungleichmäßig   abbrechend

4. *Schwelltonvermögen*
   4.1. wenig steigerungsfähig
        mittelgradig steigerungsfähig
        gut steigerungsfähig
   4.2. crescendo   glatt   unregelmäßig
   4.3. decrescendo   glatt   unregelmäßig

5. *Gutzmann'sche Probe*
   Ton wiedergefunden   Ton nicht gefunden

6. *Stimmklang*
   6.1. besser/schlechter als Sprechen
   6.2. klar   diplophon   brüchig   dünn   zittrig
        verhaucht   hart   rauh
   6.3. Tremolo   Vibrato

7. *Resonanz* (Tragfähigkeit der Stimme)
   gut   mäßig   schlecht

8. *Stimmstärke*
   leise   unverändert   kräftig

9. *Stimmhöhe* (dem Alter und Geschlecht entsprechend)
   angemessen   zu hoch   zu tief

10. *Kehlkopfbewegung*
    ruhig   unruhig

11. *Tongehör* (richtiges Nachsingen von vorgegebenen Tönen)
    gut   gelingt nicht immer   nicht möglich
    Detonieren   Distonieren

12. *Imitieren eines vorgegebenen Rhythmus*
    gelingt   gelingt nicht immer   gelingt nicht

13. *Stimmgattung*
    Tenor   Bariton   Baß   Sopran
    Mezzosopran   Alt

III. Atmung

1. *Atemtyp*
   thorakal   gemischt   abdominal
   Hochatmung

2. *Nasenatmung*
   nicht behindert   behindert

3. *Geräusche bei der Atmung*
   keine   leichte   Stridor   Atemvorschieben
   inspiratorisches Sprechen

4. *Atemtempo*
   4.1. Atemfrequenz/minute: ....

5. *Atemrhythmus*
   normal   arrhythmisch

6. *Vitalkapazität* (Atemvolumen)
   Spirometrie: ....

7. *Sichtbare Verspannungen der Muskulatur*
   7.1. Im Halsbereich
        normal   straff   verspannt   schlaff
   7.2. im Schultergürtel
        normal   straff   verspannt   schlaff
   7.3. Im Thoraxbereich
        normal   straff   verspannt   schlaff

8. *Haltungsfehler*
   8.1. Schiefe Haltung   ja   nein
   8.2. Krumme Haltung   ja   nein
   8.3. Überstreckte Haltung   ja   nein

9. *Deformitäten im Thoraxbereich*
   9.1. Skoliose   ja   nein
   9.2. Kyphose   ja   nein

10. Ergebnis der Hörprüfung: ....

11. Sonstiges: ....

20 Anhang F: Tests zur intelligenz- oder persönlichkeitsdiagnostischen Abklärung

HAWIK	Hamburg-Wechsler Intelligenztest für Kinder, 3. Aufl. Wechsler D (1966) Huber, Bern
HAWIE	Hamburg-Wechsler Intelligenztest für Erwachsene, 3. Aufl. Wechsler D (1964) Huber, Bern
HAWIVA	Hamburg-Wechsler Intelligenztest für das Vorschulalter. Wechsler D (1975) Huber, Bern (dtsch. Hrsg. Eggert D)
WIP	Reduzierter Wechsler Intelligenztest nach Dahl (1972). Hain, Meisenheim am Glan
BTS	Begabungstestsystem. Horn W (1972) Hogrefe, Göttingen
LPS	Leistungsprüfsystem. Horn W (1962) Hogrefe, Göttingen
	Nichtverbale Intelligenzuntersuchung für Hörende und Taube, 4. dtsch. Aufl. Snijders JT, Snijders-Oomen N, Tjeenk HD (1970) Willink, Groningen
	Progressive Matrices. Raven JC (1938 – 1973) Lewis, London
TBGB	Testbatterie für geistig behinderte Kinder, 5. Aufl. Bondy C, Cohen R, Eggert D, Lüer G (1975) (Hrsg. Ingenkamp K) Beltz, Weinheim
WBT 10+	Wort-Bild-Test. Anger H (1971) Beltz, Weinheim
FAT 4 – 6	Frankfurter Analogietest. Belser H et al. (1972) Beltz, Weinheim
	Aufgaben zum Nachdenken. Hylla E, Kraak B (1976) (neubearb. von Horn H et al.) Beltz, Weinheim
	Münchener funktionelle Entwicklungsdiagnostik für das 2. und 3. Lebensjahr („Hellbrügge-Koffer"), 3. Aufl. Colin S et al. (1977) Institut für soziale Pädiatrie und Jugendmedizin der Universität München (Leiter: Hellbrügge T)
HSET	Heidelberger Sprachentwicklungstest. Grimm H, Schöler H (1978) Westermann Test, Hogrefe, Göttingen
PET	Psycholinguistischer Entwicklungstest. Angermaier M (1974) Beltz, Weinheim
	Testbatterie Grammatische Kompetenz. Thewes U, Thurner F (1976) (Westermann Test) Hogrefe, Göttingen
FEW	Frostigs Entwicklungstest der visuellen Wahrnehmung, 2. Aufl. Frostig M (1976) (dtsch. Bearb. Lockowandt O) Beltz, Weinheim
HDT	Hand-Dominanz-Test, 2. Aufl. Steingruber H-J, Lienert GA (1976) Hogrefe, Göttingen
Test d 2	Aufmerksamkeits-Belastungs-Test, 2. Aufl. Brickenkamp R (1968) Hogrefe, Göttingen
	Benton-Test, 2. Aufl. Benton AL (1972) Huber, Bern
KTK	Körperkoordinationstest für Kinder. Kipphard EJ, Schilling F (1974) Beltz, Weinheim
FPI	Freiburger Persönlichkeitsinventar, 2. Aufl. Fahrenberg J et al. (1973) Hogrefe, Göttingen
GT	Gießen Test, 2. Aufl. Beckmann D, Richter H-E (1975) Huber, Bern
HANES	Hamburger Neurotizismus- und Extraversionsskala für Kinder und Jugendliche. Buggle F, Baumgärtel F (1972) Hogrefe, Göttingen
KAT	Kinder-Angst-Test. Ein Fragebogen zur Erfassung des Ängstlichkeitsgrades von Kindern ab 9 Jahren, 2. Aufl. Thurner F, Tewes U (1972) Hogrefe, Göttingen
DEF	Diagnostischer Elternfragebogen. Dehmelt P, Kuhnert W, Zinn A (1974) Beltz, Weinheim
	Szeno-Testkasten, 4. Aufl. Staabs G von (1971) Huber, Bern

Die Tests sind zu bestellen bei der Testzentrale, Daimlerstraße 40, 7000 Stuttgart 50.

21 Anhang G: Namen und Anschriften der Lehranstalten für Logopädie

Name und Anschrift der Lehranstalt	seit	Studienplätze	Ausbildungsbeginn jährlich	Ausbildungs-Dauer Jahre	Schulstatus	Planstellen der Lehrlogopäden	Medizinischer Leiter Leitende Lehrlogopädin
Rhein.-Westf. Techn. Hochschule Lehranstalt für Logopäden Goethestraße 27–28 5100 Aachen	1977	15–20	Oktober	3	nicht geklärt	4	Prof. Poeck/Prof. Heinemann Frau L. Springer
Freie Universität Berlin Poliklinik für Stimm- und Sprachkranke Lehranstalt für Logopäden Im Dol 2–4 1000 Berlin 33	1962	jährlich 15 alle 3 Jahre 10	Mai	3	Fachschule	4	Prof. Dr. v. Arentsschild Frau B. Sonntag
Berufsfachschule für Logopädie Waldstraße 1 8520 Erlangen	1968	14	November	3	Berufsfachschule	3	Prof. Kittel Frau Langer
Universität HNO-Poliklinik Lehranstalt für Logopäden Geiststraße 5 a 3400 Göttingen	1957	12	Oktober	2	Fachschule	3	Dr. Arold Frau v. Hammerstein
Berufsfachschule für Logopäden am Werner-Otto-Institut der Alsterdorfer Anstalten Alsterdorferstr. 440 2000 Hamburg 60	1974	16	alle 1½ Jahre	3	Berufsfachschule	3	Prof. Pascher Frau Rosenmayr, Frau Tschaikner, Frau Vollmost
Klinikum der Universität Abt. für Stimm- und Sprachstörungen und Pädaudiologie Luisenstraße 5 6900 Heidelberg	1956	10	Oktober	3 (1 Jahr Ulm)	Berufsfachschule	3	Prof. Dr. G. Wirth Frau U. Bergauer

Schule	Jahr	Plätze	Beginn	Dauer (Jahre)	Schultyp	Lehrkräfte	Leitung
Schule für Logopädie an der Akademie für Fachkräfte der Rehabilitation an der Stiftung Rehabilitation Postfach 101 409 6900 Heidelberg	1977	20	Oktober	3	Berufsfachschule	4+ Fachbereichsleiter	Prof. Dr. H. Gundermann Frau A. Pintsch
Klinikum der Johannes Gutenberg-Universität Logopädenlehranstalt Am Pulverturm 13 6500 Mainz	1960	15	Oktober	3	Berufsfachschule	3	Prof. Dr. P. Biesalski Frau D. von Krebs
Philipps-Universität Lehranstalt für Logopäden Deutschhausstraße 3 3550 Marburg	1957	12	Oktober	2	Fachschule	3	Prof. Schönhärl Frau Weiß
Poliklinik HNO Staatl. Berufsfachschule für Logopädie Pettenkofer Straße 4 a 8000 München 2	1962	15	November	3	Berufsfachschule	2	Frau Dr. Full-Scharrer Frau Michelau
Universitäts-HNO-Klinik Lehranstalt für Logopäden Kardinal v. Galen-Ring 10 4400 Münster/Westf.	1971	6	Oktober	3	Fachschule	3	Prof. Bauer Pöllmann/Jenschke
Caritasklinik St. Theresia Lehranstalt für Logopäden Rheinstraße 2 6600 Saarbrücken	1977	13	Oktober	3	Berufsfachschule	2	Prof. Dr. Maurer Frau Post van Herk
Universitäts-HNO-Klinik Lehranstalt für Logopäden Grüner Hof 5 c 7900 Ulm-Wiblingen	1978	20	Oktober	3	Berufsfachschule	4	Prof. Johannsen Frau Johannsen-Horbach
Med. Hochschule Hannover Logopädenlehranstalt Karl-Wiechert-Allee 9 3000 Hannover 61	1980	6 (12)	Oktober	3	besondere Fachschule	4+ Leitende Logopädin	Prof. Dr. E. Loebell

22 Anhang H: Vorschlag für Mobiliar und Therapiematerial in einer logopädischen Praxis

1 Mobiliar

1.1 Wartezimmer

Warteplatz für Erwachsene Warteplatz für Kinder
Sessel Stühle
Tisch Tisch
Zeitschriften Bilderbücher

Garderobenständer
Schirmständer
Papierkorb
Teppich
Gardinen
Lampen
Bilder
Pflanzen

1.2 WC

WC-Becken in Rollstuhlfahrerhöhe
Waschbecken in Rollstuhlfahrerhöhe
Haltegriff neben dem WC-Becken
für Rollstuhlfahrer und Hemiplegiker
Alarmknopf
Spiegel zum Kippen
Seifenspender
Papierhandtuchspender
Papierkorb
Spiegellampe, Deckenlampe

1.3 Behandlungsraum

Schreibtisch
Schreibtischstuhl
Behandlungstisch, in der Höhe verstellbar von 54–72 cm, mit 4 Beinen
Stühle für Erwachsene
Stühle für Kinder
Maschinentisch
Servierwagen auf Rollen
Wandschrank
Waschbecken
Lampen
Papierkörbe
Teppich
Gardinen
Pflanzen
Telefon und Anrufbeantworter
Schreibmaschine
Büromaterial

2 Therapiematerial

2.1 Geräte für Therapie und Diagnostik

Videoanlage
Bänder
Kassettenrekorder
Kassetten
Entspannungs- oder Schaukelstuhl
Bodenmatte
kleines Kopfkissen mit Bezügen
Wandspiegel 60 cm × 120 cm
Wandtafel
Kreide, Schwamm, Tuch
Reizstromgerät
Klavier
Orff-Instrumentarium
Maspo-Handmassagegerät mit zusätzlicher Kehlkopfelektrode
Spiegel nach Glatzel
Verbandkasten
Phonendoskop
Taschenspirometer und 500 Mundstücke
Baligeräte
Schwingegurt
Stoppuhr

Bild- u. Schriftmaterial, Bücher und Gegenstände für die Therapie aller Störungsbilder und Altersgruppen
Frostig-Vorprogramm
Frostig-Programm für die Wahrnehmung
Frostig-Programm für die Bewegung
Sensomotorisches Vorschulprogramm
Blasinstrumente
Puzzle
Puppen
Bausteine
Unerschöpfliche Phantasie, um das angeführte Material störungs- und patientengerecht sowie abwechslungsreich und für den Patienten faszinierend einsetzen zu können

3 Diagnostikmaterial und -bögen für

Aphasien
Stimmstörungen

Dyslalien
SES (Sprachentwicklungsstörung)
Dysgrammatismus
Rhinophonien
Stottern
Grob- und Feinmotorik
Wahrnehmung in allen wichtigen Bereichen

4 Größe der einzelnen Räume

Der Therapieraum sollte mindestens eine Größe von 25 – 30 m² und möglichst viel Wandstellfläche haben. Das bedeutet, daß 2 Wände ohne Fenster und Türen sein sollten
Für das Wartezimmer sind 12 m² ausreichend
Das WC sollte eine ausreichende Größe für Rollstuhlfahrer aufweisen

Die gesamte Praxis sollte Rollstuhlfahrern zugänglich sein. Türbreite 90 – 100 cm. Aufzug am oder im Haus.

5 Lektüre für das Wartezimmer

Zeitschriften und Illustrierte, insbesondere
„Eltern"
„Spielen und Lernen"
„Fix und Foxi"
„Micky Maus"
„Columbus", Zeitschrift in einfacher Sprache
„Der glückliche Löwe", v. Fatio-Duvoisin, Herder-Verlag
„Der Kleine Patient", v. Erich Rauschenbach (in Zusammenarbeit mit d. Bundesvereinigung Dt. Ärzteverb. e.V.)

23 Anhang J: MdE-Prozentsätze

(Die MdE-Sätze der Schwerhörigkeit können eingesehen werden in dem Buch von Harald Feldmann, „Das Gutachten des Hals-Nasen-Ohren-Arztes", Georg Thieme Verlag, Stuttgart, 1976.)

Kehlkopf, Stimme, Sprache	MdE in %
Verlust des Kehlkopfes je nach Sprechfähigkeit, Belastbarkeit und Begleiterscheinungen (Tracheitis, Bronchitis) *	50 – 70
Dauerkanülenträger nach Luftröhrenschnitt	
mit reizlosem Tracheostoma und guter Sprechstimme (Sprechkanüle)	30
mit stärkeren Begleiterscheinungen (Tracheitis, Bronchitis)	40
mit erheblicher Beeinträchtigung der Sprechstimme	50
mit aufgehobener Sprechfähigkeit und erheblichen Begleiterscheinungen	60 – 70
Rekurrenslähmung einseitig	
kompensiert, mit guter Stimme	10 – 20
mit Aphonie	30
Rekurrenslähmung beiderseits	
je nach Atembehinderung und Stimmfunktion	30 – 50
mit Notwendigkeit, eine Dauerkanüle zu tragen	40 – 50
Trachealstenose	
je nach Atembehinderung	10 – 50
mit Notwendigkeit, eine Dauerkanüle zu tragen	30 – 50
Stimmstörungen	
mit Heiserkeit bei Belastungen	10
mit dauernder Heiserkeit	20
mit Aphonie	30
Artikulationsstörungen durch Lähmungen oder Defekte an Zunge und Gaumen	
mit gut verständlicher Sprache	10 – 20
mit schwer verständlicher Sprache	20 – 40
mit unverständlicher Sprache	40 – 50
Stottern	10 – 30

* Neu eingeführt im Schwerbehindertenrecht ist der Begriff Heilungsbewährung bei bösartigen Geschwulsterkrankungen. Er beinhaltet, daß während einer Zeit nach einem Heilverfahren noch weiterhin durch die Auswirkung des Organschadens die Lebensführung erheblich beeinträchtigt ist. Diese Beeinträchtigung wird in zwei Zeiträume von 2 und 3 Jahren unterteilt. Für die Laryngektomierten (Kehlkopflosen) heißt dies, daß neben der normalerweise gewährten MdE für den Kehlkopfverlust ein „Zuschlag" von 80% bzw. später 50% gewährt wird. Somit ist die gesamte MdE eines Kehlkopflosen im Verlauf der ersten 5 Jahre fast immer mit 100% angesetzt. Nach Ablauf dieser Frist kann dann allerdings in einem jeweiligen Fall die MdE auch wieder von diesem Höchstsatz auf 50% oder 70% zurückgestuft werden.

24 Anhang K: Empfehlung zur Tauglichkeitsuntersuchung für Sprechberufe (Pahn)

A Untersuchungsgegenstand:
Für die Beurteilung der Tauglichkeit werden folgende Untersuchungen durchgeführt:
1. Allgemeine und Stimmanamnese unter Berücksichtigung der Wechselbeziehung zwischen Persönlichkeit und Stimme,
2. Stimm-, Sprech- und Sprachfunktion, ggf. unter Berücksichtigung der Musikalität,
3. HNO-Organbefund unter phoniatrischem Aspekt.

B Beurteilung
Im Mittelpunkt steht die Entscheidung über die Stimmfunktion. Sie kann sein:
1. *nicht gestört* (Stimmklang und Lautstärkesteigerungsvermögen):
   a) dann ist der Proband tauglich, wenn A 1 – 3 ohne Beanstandung;
   b) trotzdem ist der Bewerber untauglich, wenn bei A 1 – 3 starke Mängel vorliegen.
2. *Stimme ist dauerhaft gestört:*
   a) dann ist Tauglichkeit immer fraglich!
   b) dann wird abgelehnt, wenn die Störung bereits mittel- bzw. hochgradig ist oder wenn neben einer geringgradigen Störung zusätzlich bei A 1 und/oder A 2 weitere Mängel vorliegen.

C Erläuterung
Definition der Stimmstörungsgrade:
Die Einordnung von Stimmstörungen in Störungsgrade (klein, geringgradig, mittelgradig, hochgradig) erfolgt i. d. R. auditiv und berücksichtigt in unterschiedlichem Ausmaß den Stimmklang, die Vokaleinsätze und das Lautstärkesteigerungsvermögen.

Starke Mängel, welche i. d. R. die Tauglichkeit ausschließen, sind bei:

A 1 (Anamnese)
extreme allgemeine Krankheitsanamnese mit Defektheilung oder chronischem Verlauf (besonders: obere Luftwege, Multiallergie, Asthma, Hormontherapie);
auffällige Stimmfunktionsanamnese (besonders: rezidivielle Stimmstörungen jeglicher – auch psychogener – Genese im Kindes- u. Jugendalter, postmutationelle Stimmstörungen);
auffällige Familienanamnese mit auch geringen Anzeichen der dispositionellen Belastung (Stimm- u. Sprachstörungen, besonders Stottern, Poltern);
Auffälligkeiten der Wechselbeziehungen zwischen Persönlichkeit und Stimme nach psychiatrisch-psychologischer Zusatzbeurteilung.

A 2 (Stimm-, Sprach- u. Sprechfunktion, Musikalität)
pathologische auditive Befunde (beachtliche Störungsgrade, Definition s. o.) hinsichtlich Stimmklang, Sprechstimmlage, Stimmgebung, Stimmeinsatz, Lautstärkesteigerungsvermögen, Stimmumfang;
alle Stimmstörungen, die mit pathologischem Organbefund gekoppelt sind, konstitutionell kleine Stimme;
therapieresistente Sprech- u. Sprachstörungen (besonders: organisches oder schweres funktionelles Stammeln, extreme Tachylalie, Poltern, Stottern).

A 3 HNO-Organbefund unter phoniatrischem Aspekt
alle Mißbildungen, Formveränderungen, pathologische Befunde im Bereich des Kehlkopfes und des Ansatzrohres, welche die Stimm- und Sprechleistung ungünstig beeinflussen und nicht durch konservative oder operative Maßnahmen dauerhaft zu beheben sind;
chronische, therapeutisch nicht beeinflußbare Erkrankungen der oberen Luftwege;
chronische, therapeutisch nicht beeinflußbare Ohrerkrankungen und beeinträchtigende Hörstörungen.

25 Sachverzeichnis

Ableitungsmethoden 29
Abrechnung 192
Adenotomie 30, 42
Agnosie, akustische 26
Akromegalie 125
Aktivitäten, sozialtherapeutische 106
Akupädie 132
Alexie 171
Allgemeinpraktiker 5
Anabolika 123
Anamnese 8 ff.
–, fließende 10, 128
Anamnesegespräch 21
Anamnesetechnik 9
Anarthrie 26
Androglottie 123
Anhauchen 88
Ansaugmethode 151 f.
Anthropokommunikation 9, 155 f.
Antibabypille 123
Aphasie 7, 17, 99 ff.
–, anamnestische 102, 103
–, Einteilung der 100, 101
–, flüssige 102
–, gemischte 102
–, globale 103
–, motorische 102, 103
–, nichtflüssige 102
–, sensorische 102, 103
–, totale 103
Aphasietherapie 4
Aphasiker 6
Aphasiologie 99
Aphonie, psychogene 145
Apraxie 105
–, bukkofaziale 103, 116
–, fazio-bukko-linguale 26
Arbeitsunfähigkeit 199
Arthritis des Aryknorpelgelenks 144
Arthrose des Aryknorpelgelenks 144
Artikulationsprüfung 27
Aspirationsmethode 151 f.

Assistent in der Sprachheilkunde
–, sprachtherapeutischer 5
Ataxie 49
Atem-Stimm-Therapie 52, 60
Atemtherapie 136 f.
Atemwurf 122
Athetose 49, 115
Atmung 135
Audiologieassistent 5
Audiometrie, objektive 34
Audiometrist 5
Aufklärungspflicht 151
Augen-Handkoordination 56
Ausatmungsphase 136
Ausatmungsübungen 136
Autismus 118 f., 200
Autotopagnosie 105
Axiom, metakommunikatives 155

Balbuties 8
Balbutiogramm 81
Balint-Gruppe 7, 131 f.
Begutachtung 199 f.
Begutachtungspraxis 199 f.
Behandlung des Stammelns 27 f.
Behandlungserfolg 133 f.
Belastungstest 163 f.
Belohnungs- und Bestrafungsspiel 33
Berufshaftpflichtversicherung 193
Berufsausbildung 190
Berufsdysphonie 138, 199
Berufskrankheit 199
Berufskunde 190 f.
Berufsstimmstörung 138 f.
Berufsstimmstörung, Definition der 139
Berufsunfähigkeit 199
Berufsverband 194
Bewegungsspiele 92
Beziehungsaspekt 155
Beziehungsdiagnostik 7
Biß, frontal offener 29

Blocks 88
Bobath-Behandlung 54
Bobath-Methode 49, 64, 108
breaking 172
Broca-Aphasie 102
Bürgerliches Recht 195
Bulbärparalyse 114
Bundesversorgungsgesetz 200

Carcinophobie 146
Chordektomie 148
Chorea 114
Code, elaborierter, restringierter 9
Compliance 134, 158
– Definition der 159
Computeraudiometrie 34
Contergan 37
CP-Kind 49 f.
Cri-du-chat-Syndrom 70

Datensammlung, diagnostische 83
Definition des Stammelns 25
Dehnung der Vokale 88
Denasalität 40
Diadochokinese 112
Diastema mediale 30
Dienstunfähigkeit 199
Differenzierungsproben 172
Distalbiß 30
Dominanz, zerebrale 77
Down-Syndrom 70, 169, 200
„Drucktapping" 60
Dysarthrie 26, 112 f.
–, ataktische 114, 115
–, hyperkinetische 114, 115
–, hypokinetische 114, 115
–, kortikale 103
–, schlaffe 114, 115
–, spastische 114, 115
Dysarthriker 6
Dysarthrophonie 112, 117
Dysfunktion, minimale zerebrale 66 f., 172
Dysgnosie, akustische 26
–, verbale 25

Dysgrammatismus 26, 104
Dyskinesie 115
Dyslalie 24 ff.
–, audiogene 25
–, motorische 26
–, sensorische 26
Dysmelie 37
Dysodie 139
Dysphagie 115
Dysphasie 119
Dysphonie, hyperfunktionelle 129
–, hypofunktionelle 129
–, infantile 142
–, marantische 125
–, mixta 129
–, thyreogen bedingte 125
Dystonie 115
–, vegetative 125

Echolalie 115
Eignungsuntersuchung 139
Eignung zum Führen eines Kraftfahrzeugs 200
Einzelbehandlung 106, 132 f.
Elektroglottographie 130, 163
Elektrotherapie 144
Elternberatung 31 f., 71, 92
Elterngespräch 32
Engstand, frontaler 30
Entspannung 134 f.
Entwicklung der Stimme 124 f.
Entwicklungsstammeln 25
ERA 34
Ergotherapeut 6
Erstinterview 9, 11, 133
Erwerbsunfähigkeit 199
Eßtherapie 109
Eß-Trink-Therapie 52
Eunuchoidismus 126
Exploration 8
Extrapyramidalsystem 49

Fachausdruck 8
Fachvokabular 7 f.
Fahrtkosten von Patienten 196
Familientherapie 31
Feedback, akustisches 56
–, auditives 77
–, korrektives 31
Feedbacktheorie der Stammlerbehandlung 28
Fehlbehandlung 195
Fehlberatung 195
„Fluency" 79
Frostig-Test,
– -Therapieprogramm 11 ff.
Funktionelles Hören 128, 133
Funktionsneurosen 117

Gähnübung 136
Gegenübertragung 9
Generalisierung 89
Geronto-Phoniatrie-Logopädie 124, 146
Gesellschaft, internationale für Logopädie und Phoniatrie 7
Gesetzliche Krankenversicherung 196
Gesetzliche Rentenversicherung 197
Gesetzliche Unfallversicherung 196
Gesprächstechniken 83
Gesprächstherapie 83
–, wissenschaftliche 165
Gesundheitserziehung 6, 138 f.
Gießen-Test 81
Gilles-de-la-Tourette-Syndrom 115
Gliedmaßenapraxie 103
Globusgefühl 146
Glossolalie 119
Glottis phonatoria 148
Gruppenbehandlung 106, 132 f., 141
Gruppengespräche 6
Gruppentherapie in der Stottererbehandlung 83 f.
Gutzmann-Handgriff 124
Gutzmannsche a-i-Probe 40
Gymnasten 6

Habituierungsmechanismus 92
Haftung 193
Halbseitenlähmung 103
Haloperidol 97
Halsneurose 146
Hauptfürsorgestelle 199
Hemianopsie 103
Hemiparese 103
Hemiplegie 105
–, spastische 114
Hirnschädigung, frühkindliche 26, 49, 66
Hörerziehung 37
Hörgerät 35
Hör-Sprach-Geschädigte 36
Hörübungsbehandlung 26, 132 f.
„hot potato speech" 112
„hunting" 29
Hyporhinophonie 40
Hypogonadismus 126
Hysterie 119

Identifikation 83
Impedanzmessung 34

Indifferenzlage 130
Inhaltsaspekt 155
Injektionsmethode 151
Insuffizienz, zerebrovaskuläre 106
Insufflation, transnasale 151
Interaktionen, symmetrische, komplementäre 156
Interaktionsgeschehen 32
Interdentalität 169
Intersexualität 126
Intervallbehandlung 107
In-vivo-Rollenspiele 86
Iterationen, physiologische 92

Jargon-Aphasie 103
Jogging, sprachliches 6

Kastratenstimme 122
Katamnese 11, 138
Kehlkopflähmungen 143 ff.
–, schlaffe 144
–, straffe 144
Kehlkopflosen-Clubs 154 f.
Kieferkompression 30
Kieferschütteln 124
Kindergruppe 92
Kindergruppentherapie 92
Kleseasthenie 139
Kloßgefühl 146
Knabenstimme, persistierende 120
Kommunikation, nonverbale 9
Kommunikationsbegriff 155
Kontaktulkus 143
Kontrazeptiva 122
Koordinationsneurose, spastische 8
Kopfbiß 30
Koprolalie 115
Krankengeschichte 8
Krankheitsbegriff 155 f.
Krebsfurcht 146
Kretinismus 125
Kreuzbiß 30
Kybernetopathie, synchronisierte 8

Lachstakkato 124
Langdon-Down-Syndrom 70
Laryngitis, akute, chronische 142
Laryngektomie 148
–, rekonstruktive 148
Laryngofissur 148
Laryngopathia, gravidarum 123
Lateralisierung 17
Lateralsklerose, amyotrophe 113

Lautagnosie, akustische, partielle 26
Lautagnosieüberprüfung 11
Lautanbahnung, aktive, passive 28
Laut-Leise-Koordinationsübungen 116
Legasthenie 171 ff.
Lehrerkrankheit 141
Lehrlogopäde 180
Leitungsaphasie 103 f.
Lerntheorien 78
Leseschwäche 171 ff.
Linguistik 174 f.
Lippenablesen 149
Lippen-Kiefer-Gaumenspalte 18, 40 f., 43 ff.
Logoneurosen 118
Logopädie 3 ff.
Logophobie 119
Logopudie 119
Logorrhoe 119
LRS 171 ff.
Luchsinger-Symptom 163
Lupenstroboskopie 163

Makroglossie 125
Makrophonie 117
Mandelvergrößerung 30
Material zur Wahrnehmungsförderung 12 f.
MCD 66 f., 172
MdE 200
Medikamentöse Therapie 145 f.
– – beim Stottern 96 f.
Medizin und Logopädie 3
Mehrfachbehinderung 36
Mehrfachschädigungen 26
Meldepflicht 193
Menstruation 122
Mesialbiß 30
Metainformation 148, 155
Metronomsprechen 88
Mikrochirurgie, endolaryngeale 142, 164
Mikrolaryngoskopie 164
Mikrophonie 117
Mikrowellendurchflutung 145
Minderung der Erwerbfähigkeit 200
„minimal brain dysfunction" 66
Modalitäten, digitale, analoge 155
Mogilalie 27
Mongolismus 70
Monochorditis vasomotorica 143
Multiple Sklerose 115
Mundbehandlung 53, 57

Mundflüstern 149
Musiktherapie 5
Muskeldystrophie, progressive 118
Mutation, unvollständige, verlängerte 120
Mutationsdreieck 124
Mutationsfistelstimme 120
–, Therapie der 124
Mutismus 118
–, elektiver 118
Myasthenia gravis pseudoparalytica 113, 118 f.
Myxödem 125

Nachbehandlung 141
Nachsorge 138
Näseln, offenes, geschlossenes 40 f.
Nasalitätsübungen 40
Nasalierungsübungen 129
Nasalität 40
–, gesunde 43
Neoglottis 149
Neologismen 104, 119
Neuroendokrinium 127
Neuropädiater 4
Neurologe 4
Nomenklatur 7
Non-Compliance 160

Objektivität 9
Ösophagusstimme 148 ff., 199
Okklusion 30
Ovulationshemmer 122

Pachydermie 143
Pädagogen 6
Pädaudiologie 33 f.
Pantomimenspiele 92
Paragammazismus 27
Parakappazismus 27
Paralalie 27
Paralambdazismus 27
Parkinsonismus 113 f., 117
Passavant-Wulst 42
Patienten-Compliance 158 f.
„Patientenkarriere" 160 f.
Patient-Therapeut-Beziehung 6
Pausengestaltung 104
Persönlichkeitsstruktur des Stotternden 78 f.
Perzeptionstraining 132
Phonasken 182
Phonasthenie, professionelle 139
„Phonationsstreß" 142
Phoniater 5
Phoniatrie 3, 4

Phoniatrie-Logopädie 3
Phonendoskop 41, 42
Pneumotachographie 130
Poltern 75
Postikuslähmung 144
Praxiskosten 192
Preßphonation 129, 131
Privatsprache 119
Progenie 30
Prognathie 30
Prosodie 104, 112
Protrusion, frontale 30
Pseudobulbärparalyse 114
Pseudoflüsterstimme 149
Pseudoglottis 150
Pseudophonasthenie 125
Psittazismus 119
Psychologe 4, 6
Psychomotorik, mimische 51
Psychosyndrom, frühkindlich exogenes 66
Psychotherapie 137 f.
–, wissenschaftliche 79
Puberphonie 120 f.
Pubertät 120
Pubertas praecox 122
Pyramidenbahn 49

Räusperzwang 146
Randkantenverschiebung 163
Rational-emotive Therapie (RET) 86 f.
Rechtskunde 190, 195 f.
recurring utterances 103
Redeflußstörung 8
Rehabilitation 5 f., 203, 204
– bei Kehlkopflosen 154
Rehabilitationsberater 6
Rehabilitationsrecht 198
Reinke-Ödem 142, 164
Rekurrenslähmung 199
Rekurrensparese 143
Relaxation 145
Reliabilität 8
Rheseasthenie 139
Rhinolalia, aperta, clausa, mixta 40
Rhinophonia, mixta 40
Rhinophonie 40
Rhythmisch akzentuiertes Sprechen 88
Risikokinder 34
Rollenspiel 33, 79, 165
Rosenbach-Semon-Gesetz 144
Rückbiß 30
Rülpslaut 152
Ruktus 151

Sängerknötchen 142
Screening 34

Selbstexploration 84
Servox-Sprechhilfe 152
Seufzerübung 136
SEV 17 ff.
Sicherung, soziale 194
Sigmatismus, interdentalis 25
–, lateralis 30
Sonagraphie 164
Sozialarbeiter 6
Sozialhilferecht 198
Sozialrecht 195
Spätentwickler 18
Spasmophemie 8
Spastische Dysphonie 145 f.
Spastik 49
Speiseröhrenstimme 148 ff.
Spirometrie 130
Sprachautomatismen 103
Sprachanbahnung 52
Sprachbarrieren 9
Sprachbehindertenpädagogik 4
Sprachentwicklung 22
Sprachentwicklungsstörung 17 ff.
Sprachentwicklungsverzögerung 17 ff.
Sprachheillehrer 5
Sprachheilpädagogik 3
Sprachheilschule 93
Sprachkrankheit, Begriff der 157
Sprachschwächetyp 18
Sprachtherapeut 5
Sprach- und Sprechspiele 92
Sprechangst 119
Sprechangstdesensibilisierung 95
Sprechangsthierarchie 81, 91 f.
Sprechapparat 113
Sprechapraxie 112, 115 f.
Sprechhilfen 79
–, apparative 152 f.
Sprechstimmlage, mittlere 130
–, überhöhte 124
Sprechtechniken 88 f.
Sprechtraining 87 f.
Suktionsmethode 151 f.
Symptomfreiheit 79
Symptomwahrnehmung 79, 96 f.
Symptomwandel 130
Symptomzentrierte Therapie 78
Syndrom der kongenitalen Velumverkürzung 41
Syndrom, thyreovokales 125
Schadenersatzforderung 195
Schilling-Schäfer-Test 11
Schizophrenie 119

Schlaganfall 99
Schlaganfallpatienten 6
Schluckmethode 151 f.
Schmerzensgeld 193
Schreiknötchen 142
Schule für Sprachbehinderte 166
Schwelltonvermögen 130
Schwerbehindertenrecht 197
Stammelfehler, motorische, sensorische 25
Stammlerbehandlung 28 f.
Stammeln 7, 24 ff.
–, konstantes 26
–, inkonstantes 26
–, konsequentes 26
–, inkonsequentes 26
–, mechanisches 26
–, enzephalopathisches 26
–, otogen bedingtes 25
–, physiologisches 25
–, zentrales 26
Stillstand, phonatorischer 163
Stimmbandknötchen, weiche, feste 143
Stimmbildung 176 f.
Stimmdiagnostik 130
Stimmentwicklung 124 f.
Stimmermüdungsschwäche 129
Stimmersatz 148
Stimme und Stimmung 124
Stimmheilkur 141
Stimmhygiene 146
Stimm-Jogging 146
Stimmknötchen 142
Stimmlippenknötchen 164
Stimmlippenlähmungen, Behandlung von 144 f.
Stimmstatus 128
Stimmstörungen
–, funktionelle 199
–, hormonelle 122 ff.
–, organisch bedingte 141 ff.
–, psychogene 144
„Stimmstottern" 145
Stimmübungsprogramm 138
Stimm- und Sprechhygiene 138
Stimmwechselgeschichten 11
Stomatologe 4
Stoppen 88
Stoßübungen 144
Stotterer 6
Stottern 7, 75 ff., 199
Stottererselbsthilfe 91
Stotterrate 81
Strafrecht 195
Stroboskopie 163 f.
Strukturalismus 174

Tapping 57
Tauglichkeit für den Flugsicherungsdienst 200
– für den militärischen Dienst 199
Tauglichkeitsuntersuchung 219
Teflon 144
Teilexstirpation des Larynx 148
Teilleistungsschwäche 11, 66
Telegrammstil 104
Telemikrostroboskopie 163
Terminologie 7 ff.
Thalidomid 37
Therapie, sprachvorbereitende 52
Therapiemüdigkeit 61
Therapiepause 61, 107, 160
Thyreotomie 148
Tiefenbiß 30
Token-Test 104
Tonband- und Videotechnik 134
Tonsillektomie 30
Totalexstirpation des Larynx 148
Transsexualität 126
Trisomie 21 66, 70
„trockener Hals" 146
Tympanometrie 34

„Überanstrengungslaryngitis" 142
Überanstrengungssyndrom 139
Übertragung 9
Umschulungsmaßnahmen, berufliche 143
Umstrukturierung, kognitive 79
Unschärfe-Symptom 163
Untersuchungstechniken 162 ff.

Vagusneurolyse 144
Validität 9
Vegetationen, adenoide 42
Ventiltönchen 116
Vergütung von Logopäden 191
Verschluß, velopharynger 42, 112, 129
Verschwiegenheitsgebot 193
Videomethode 31
Virilisierung 123
Vitalimpulse 116
„voice lifting"
Vojta-Methode 64
Vorsorge 6
vox senium 146

Wahrnehmung 11 ff.
–, auditive 11
–, kinästhetische
–, motorische
Werbung 192
Werner-Syndrom 126
Wernicke-Aphasie 103
Wilson-Erkrankung 115, 117

Wortblindheit 171
Worttaubheit 26

Zahnprothesen 4
Zahnstellungsanomalien 29 f.
Zentralverband für Logopädie 182

Zeugnisverweigerungsrecht 193 f.
Zulassung zum Beruf 190
– zu den Krankenkassen 192
Zungenmotorik 51
Zusammenarbeit mit anderen Fachgebieten 4 ff.
– mit Ärzten 191

Rehabilitation und Prävention

1. Band: S. Klein-Vogelbach
Funktionelle Bewegungslehre
2., korrigierte Auflage. 1977. 147 Abbildungen,
1 Ausklapptafel. XV, 172 Seiten
DM 36,– ISBN 3-540-08303-0

2. Band:
Rehabilitation. Praxis und Forschung
Mit einem Geleitwort von W. Boll
Von W. Augsburger, W. Herrmann, F. Knapp,
H.-J. Küppers, H. P. Tews, E. Wiedemann
1977. 23 Abbildungen. XI, 100 Seiten
DM 32,– ISBN 3-540-08311-1

3. Band: H. J. Fichtner
Berufliche Rehabilitation bei Erkrankungen des Haltungs- und Bewegungsapparates
1977. 5 Abbildungen, 64 Tabellen. VIII, 65 Seiten
DM 32,– ISBN 3-540-08233-6

4. Band: S. Klein-Vogelbach
Therapeutische Übungen zur funktionellen Bewegungslehre
Analysen und Rezepte
Mit einem Geleitwort von W. M. Zinn
1978. 172 Abbildungen, 1 Ausklapptafel.
XV, 192 Seiten
DM 38,– ISBN 3-540-08422-3

5. Band: H. Strohkendl
Funktionelle Klassifizierung über den Rollstuhlsport
Mit einem Geleitwort von K.-A. Jochheim,
H. Rieder
1978. 42 Abbildungen, 28 Tabellen. XIII, 103 Seiten
DM 38,– ISBN 3-540-08793-1

6. Band: A. J. Ayres
Lernstörungen
Sensorisch-integrative Dysfunktionen
Übersetzt aus dem Amerikanischen von C. Rasokat
1979. 12 Abbildungen. IX, 215 Seiten
DM 48,– ISBN 3-540-09006-1

7. Band: D. C. Burke, D. D. Murray
Die Behandlung Rückenmarkverletzter
Ein kurzer Leitfaden
Übersetzt aus dem Englischen von F.-W. Meinecke
1979. 8 Abbildungen. XII, 70 Seiten
DM 24,– ISBN 3-540-09047-9

8. Band: B. Pfenninger
Ergotherapie bei Erkrankungen und Verletzungen der Hand
Leitfaden für Ergotherapeuten
Geleitwort: H. Nigst
1979. 49 Abbildungen, 6 Tabellen. XII, 73 Seiten
DM 39,– ISBN 3-540-09134-3

9. Band: V. Paeslack, H. Schlüter
Physiotherapie in der Rehabilitation Querschnittgelähmter
Unter Mitarbeit von W. Grosse, H. Schöler,
L. Schöler, B. Schwartz, G. Tschochner
Für den physiotherapeutischen Teil verantwortlich
H. Schlüter
1980. 99 Abbildungen in 160 Einzeldarstellungen.
XI, 185 Seiten
DM 48,– ISBN 3-540-09135-1

10. Band:
Rehabilitation als Schlüssel zum Dauerarbeitsplatz
Rehabilitationskongress Heidelberg 1978
Herausgeber: J. F. Scholz
Geleitwort von A. Seifritz
1979. 116 Abbildungen, 88 Tabellen.
XXXIII, 712 Seiten
DM 86,– ISBN 3-540-09136-X

11. Band:
Technische Hilfe bei der Rehabilitation Hörgeschädigter
Von V. J. Geers, F. Keller, A. Löwe, P. Plath
Geleitwort von W. Pistor
2., völlig neubearbeitete Auflage. 1980. 74 Abbildungen in 140 Einzeldarstellungen, 11 Tabellen.
XI, 197 Seiten
DM 48,– ISBN 3-540-09801-1

12. Band: S. Klein-Vogelbach
Ballgymnastik zur funktionellen Bewegungslehre
Analysen und Rezepte
1981. 567 Abbildungen, 1 Ausklapptafel.
XVIII, 228 Seiten
DM 49,80 ISBN 3-540-09809-7

13. Band: C. Halhuber
Rehabilitation in ambulanten Koronargruppen
Ein humanökologischer Ansatz
Mit einem Beitrag von N. Wrana
1980. 10 Abbildungen, 13 Tabellen. XVI, 203 Seiten
DM 34,– ISBN 3-540-09870-4

Mengenpreis: Ab 20 Exemplare 20% Nachlaß pro Exemplar

Stiftung Rehabilitation Heidelberg

Springer-Verlag
Berlin
Heidelberg
New York

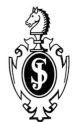

J. Berendes, H. Ganz
Lehrbuch der Hals-, Nasen-, Ohrenheilkunde
3., erweiterte und verbesserte Auflage. 1970.
76 Abbildungen, 2 Farbtafeln, 230 Seiten
Gebunden DM 42,–
ISBN 3-540-79752-1

J. Berendes, W. Niemeyer
Audiometrie, Schwerhörigkeit und Hörgerätewirkung
Schallplatte 17 cm mit 12 Demonstrationen, Leitfaden mit 36 Seiten und 27 Abbildungen. 1960. Unverbindliche Preisempfehlung: DM 20,–
München: J. F. Bergmann Verlag
ISBN 3-8070-0101-8

J. Berendes, A. Schilling
Stimm- und Sprachstörungen
Schallplatte 17 cm, Leitfaden mit 16 Seiten und 2 Tabellen. 1962. Unverbindliche Preisempfehlung: DM 16,80
München: J. F. Bergmann Verlag
ISBN 3-8070-0100-X

H. A. Drost
Das Sprechen nach Entfernung des Kehlkopfes
Schallplatte 17 cm mit 15 akustischen Beispielen, Leitfaden mit 12 Seiten, 10 Fotos und 3 Abbildungen. 1965. Unverbindliche Preisempfehlung: DM 16,–
München: J. F. Bergmann Verlag
ISBN 3-8070-0107-7

G. Eberlein
Autogenes Training
2 Langspielplatten je 30 cm
Platte 1: Übungsplatte 1. 1974. Unverbindliche Preisempfehlung: DM 24,–
München: J. F. Bergmann Verlag
ISBN 3-8070-0108-5
Platte 2: Übungsplatte 2 (Praxis der Selbsthypnose und Schlafhilfe). 1974. Unverbindliche Preisempfehlung: DM 24,–
München: J. F. Bergmann Verlag
ISBN 3-8070-0109-3

E. Flackus, S. Fink
Meditationen
Vier musikalische Interpretationen
Einführung: E. Wiesenhütter.
Langspielplatte 30 cm, Begleitheft mit 8 Seiten und 6 Fotos. Text in Deutsch, Englisch, Französisch. 1974. Unverbindliche Preisempfehlung: DM 26,–
München: J. F. Bergmann Verlag
ISBN 3-8070-0110-7

R. Luchsinger, G. E. Arnold
Handbuch der Stimm- und Sprachheilkunde
2 Bände. 3. völlig umgearbeitete und wesentlich erweiterte Auflage. 1970.
1. Band: **R. Luchsinger: Die Stimme und ihre Störungen.** Mit Beiträgen von F. Winckel, F. Wustrow. 1970. 181 Abbildungen.
XVII, 482 Seiten
Gebunden DM 158,–
Wien-New York: Springer-Verlag
ISBN 3-211-80983-X

2. Band: G. E. Arnold: **Die Sprache und ihre Störungen.** 1970. 165 Abbildungen.
XVII, 896 Seiten
Gebunden DM 248,–
Wien-New York: Springer-Verlag
ISBN 3-211-80984-X

Springer-Verlag
Berlin
Heidelberg
New York

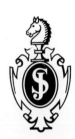